全国高等医学院校规划教材精讲与习题

医学遗传学

Medical Genetics

宋涛　甘滔　主编

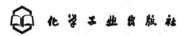

·北京·

本书共 20 章，章节编排与规划教材基本一致。每章先列出学习目标，强调本章需要重点掌握、熟悉和了解的内容；内容精讲对本章的学习内容和知识点进行了提炼、归纳和总结，突出重点、要点和核心内容；章后设同步练习和参考答案。书后附两套模拟试卷，以供学习者检查自己对知识的掌握程度。

本书适用于全国高等院校基础、临床、预防、口腔等医学类专业本科学生使用，也可作为报考研究生的专业课复习用书，以及教师教学、临床医师的参考用书。

图书在版编目（CIP）数据

医学遗传学/宋涛，甘滔主编. —北京：化学工业出版社，2020.1
（全国高等医学院校规划教材精讲与习题）
ISBN 978-7-122-35519-5

Ⅰ.①医⋯ Ⅱ.①宋⋯ ②甘⋯ Ⅲ.①医学遗传学-医学院校-教学参考资料 Ⅳ.①R394

中国版本图书馆 CIP 数据核字（2019）第 238628 号

责任编辑：邱飞婵　满孝涵	加工编辑：吴开亮
责任校对：王素芹	装帧设计：刘丽华

出版发行：化学工业出版社（北京市东城区青年湖南街 13 号　邮政编码 100011）
印　　装：三河市延风印装有限公司
787mm×1092mm　1/16　印张 10¾　字数 294 千字　2020 年 2 月北京第 1 版第 1 次印刷

购书咨询：010-64518888　　　　售后服务：010-64518899
网　　址：http://www.cip.com.cn

凡购买本书，如有缺损质量问题，本社销售中心负责调换。

定　价：32.00 元　　　　　　　　　　　　　　　　　　　　　　版权所有　违者必究

全国高等医学院校规划教材精讲与习题丛书编委会

总 主 编 孙庆伟
副总主编 何 蔚　李良东　谢水祥　陈懿建
编　　委（按姓氏笔画为序）

王小农	王建忠	甘　滔	叶　军	叶和杨
朱亚飞	刘　铮	刘先发	许春鹃	孙庆伟
李良东	李启华	杨庆春	何　珏	何　蔚
宋　涛	张文平	陈水亲	陈同强	陈学洪
陈懿建	罗开源	罗晓婷	周爱琴	钟小明
钟有添	钟善全	袁　娲	徐小琴	黄　樱
黄彬红	蒋绍祖	温二生	谢水祥	谢晓英
谢富华	谢新华	赖燕蔚	廖红群	缪作华

编写人员名单

主　　编　宋　涛　甘　滔

副主编　郭添福　黄彬红　周　娟

编　　者　（以姓氏汉语拼音为序）

　　　　　甘　滔　郭添福　黄彬红

　　　　　宁慧婷　宋　涛　叶桂林

　　　　　钟佳宁　周　娟

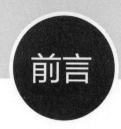

前言

医学遗传学是推动生命科学发展的前沿学科之一，是一门仍在迅速发展的学科。医学遗传学将遗传学理论应用于临床医学实践，是研究人类疾病与遗传关系的新兴学科，也是现代生物医学的重要组成。本课程是一门理论联系实际的科学。通过本课程的学习，不仅要掌握遗传学基本的原理和规律，还要培养学生对临床上常见遗传病的诊断、检验、预防、治疗及遗传咨询的实际应用能力。通过学习基因的结构、功能与突变、正常人类染色体基础知识，临床常见的单基因病与多基因病、线粒体疾病、染色体疾病、遗传与肿瘤的关系、表观遗传等，为医学生了解临床常见遗传病的表现和机制，利用遗传学知识为遗传病患者提供临床服务打下良好的基础。

为了帮助学生克服学习上的困难，激发学习兴趣，减轻学习负担，用较少时间掌握和记住教材的基本内容，轻松学好《医学遗传学》，读薄课本，编写了该书。

本书有以下特点：①根据教学大纲和国家卫生健康委员会"十三五"规划教材《医学遗传学》（第7版）编写，编写时尽量将知识提炼；②抓住医学遗传学的重点、要点和核心内容，单刀直入系统而简要介绍课程的基本概念、基本知识和基本理论；③每章附有同步练习和参考答案，另设有综合模拟试卷，帮助学生理解课本精华并自我评价学习效果。

由于遗传学的发展日新月异，教学改革不断深入，且编者学识水平和经验有限，本书难免有疏漏和不足之处，真诚希望使用本书的读者提出宝贵的意见和建议。

编者

2019年7月

目录

绪论
- 第一节　医学遗传学的任务和范畴 ⋯ 001
- 第二节　医学遗传学发展简史 ⋯⋯⋯ 001
- 第三节　人类基因组 ⋯⋯⋯⋯⋯⋯⋯ 001
- 第四节　遗传病概述 ⋯⋯⋯⋯⋯⋯⋯ 003
- 第五节　医学遗传学的发展方向 ⋯⋯ 004
- 同步练习 ⋯⋯⋯⋯⋯⋯⋯⋯⋯⋯⋯⋯ 004
- 参考答案 ⋯⋯⋯⋯⋯⋯⋯⋯⋯⋯⋯⋯ 006

第一章　基于疾病的遗传学数据分析
- 第一节　人类基因组与遗传数据库 ⋯ 007
- 第二节　疾病的病因分析 ⋯⋯⋯⋯⋯ 008
- 同步练习 ⋯⋯⋯⋯⋯⋯⋯⋯⋯⋯⋯⋯ 009
- 参考答案 ⋯⋯⋯⋯⋯⋯⋯⋯⋯⋯⋯⋯ 009

第二章　基因突变与遗传多态性
- 第一节　基因突变的本质及其特性 ⋯ 011
- 第二节　基因突变的诱发因素 ⋯⋯⋯ 011
- 第三节　基因突变的形式 ⋯⋯⋯⋯⋯ 012
- 第四节　DNA损伤的修复 ⋯⋯⋯⋯⋯ 013
- 第五节　遗传多态性 ⋯⋯⋯⋯⋯⋯⋯ 013
- 同步练习 ⋯⋯⋯⋯⋯⋯⋯⋯⋯⋯⋯⋯ 014
- 参考答案 ⋯⋯⋯⋯⋯⋯⋯⋯⋯⋯⋯⋯ 015

第三章　基因突变的细胞分子生物学效应
- 第一节　基因突变导致蛋白质功能异常 ⋯⋯⋯⋯⋯⋯⋯⋯⋯⋯⋯⋯⋯ 016
- 第二节　基因突变引起性状改变的分子生物学机制 ⋯⋯⋯⋯⋯⋯⋯ 017
- 同步练习 ⋯⋯⋯⋯⋯⋯⋯⋯⋯⋯⋯⋯ 018
- 参考答案 ⋯⋯⋯⋯⋯⋯⋯⋯⋯⋯⋯⋯ 019

第四章　单基因疾病的遗传
- 第一节　系谱与系谱分析 ⋯⋯⋯⋯⋯ 020
- 第二节　常染色体显性遗传病的遗传 ⋯⋯⋯⋯⋯⋯⋯⋯⋯⋯⋯⋯⋯ 020
- 第三节　常染色体隐性遗传病的遗传 ⋯⋯⋯⋯⋯⋯⋯⋯⋯⋯⋯⋯⋯ 021
- 第四节　X连锁显性遗传病的遗传 ⋯ 022
- 第五节　X连锁隐性遗传病的遗传 ⋯ 022
- 第六节　Y连锁遗传病的遗传 ⋯⋯⋯ 023
- 第七节　影响单基因遗传病分析的因素 ⋯⋯⋯⋯⋯⋯⋯⋯⋯⋯⋯⋯ 023
- 同步练习 ⋯⋯⋯⋯⋯⋯⋯⋯⋯⋯⋯⋯ 025
- 参考答案 ⋯⋯⋯⋯⋯⋯⋯⋯⋯⋯⋯⋯ 028

第五章　多基因遗传
- 第一节　数量性状的多基因遗传 ⋯⋯ 029
- 第二节　疾病的多基因遗传 ⋯⋯⋯⋯ 030
- 同步练习 ⋯⋯⋯⋯⋯⋯⋯⋯⋯⋯⋯⋯ 031
- 参考答案 ⋯⋯⋯⋯⋯⋯⋯⋯⋯⋯⋯⋯ 036

第六章　群体遗传
- 第一节　群体的遗传平衡 ⋯⋯⋯⋯⋯ 037
- 第二节　影响遗传平衡的因素 ⋯⋯⋯ 038
- 第三节　遗传负荷 ⋯⋯⋯⋯⋯⋯⋯⋯ 040
- 第四节　连锁不平衡及其应用 ⋯⋯⋯ 040
- 同步练习 ⋯⋯⋯⋯⋯⋯⋯⋯⋯⋯⋯⋯ 041
- 参考答案 ⋯⋯⋯⋯⋯⋯⋯⋯⋯⋯⋯⋯ 043

第七章　线粒体的遗传
- 第一节　人类线粒体基因组 ⋯⋯⋯⋯ 045
- 第二节　线粒体基因突变与相关

　　　　疾病……………………………… 046
　第三节　线粒体疾病的遗传特点…… 047
　同步练习……………………………… 047
　参考答案……………………………… 050

第八章　人类染色体
　第一节　人类染色体的基本特征…… 051
　第二节　染色体分组、核型与显带
　　　　技术…………………………… 053
　同步练习……………………………… 055
　参考答案……………………………… 057

第九章　染色体畸变
　第一节　染色体畸变发生的原因…… 058
　第二节　染色体数目异常及其产生
　　　　机制…………………………… 059
　第三节　染色体结构畸变及其产生
　　　　机制…………………………… 060
　第四节　染色体畸变的分子细胞
　　　　生物学效应…………………… 061
　同步练习……………………………… 062
　参考答案……………………………… 064

第十章　单基因病
　第一节　分子病……………………… 065
　第二节　先天性代谢病……………… 070
　同步练习……………………………… 074
　参考答案……………………………… 076

第十一章　多基因病
　第一节　精神分裂症………………… 078
　第二节　糖尿病……………………… 079
　第三节　原发性高血压……………… 080
　第四节　神经退行性疾病…………… 081
　同步练习……………………………… 081
　参考答案……………………………… 083

第十二章　线粒体病
　第一节　疾病过程中的线粒体变化… 085
　第二节　线粒体病的分类…………… 085
　第三节　mtDNA突变引起的疾病…… 086
　第四节　nDNA突变引起的线粒
　　　　体病…………………………… 089
　同步练习……………………………… 090
　参考答案……………………………… 091

第十三章　染色体病
　第一节　染色体病发病概况………… 093
　第二节　常染色体病………………… 094
　第三节　Down综合征………………… 095
　第四节　性染色体病………………… 097
　第五节　染色体异常携带者………… 099
　同步练习……………………………… 100
　参考答案……………………………… 102

第十四章　遗传性免疫缺陷
　第一节　T细胞免疫缺陷…………… 103
　第二节　B细胞免疫缺陷…………… 104
　第三节　吞噬细胞缺陷……………… 104
　第四节　补体蛋白免疫缺陷………… 105
　同步练习……………………………… 105
　参考答案……………………………… 107

第十五章　出生缺陷
　第一节　出生缺陷的发病率………… 108
　第二节　出生缺陷的临床特征……… 108
　第三节　常见的出生缺陷…………… 109
　第四节　出生缺陷的发病机制……… 110
　同步练习……………………………… 111
　参考答案……………………………… 113

第十六章　肿瘤与遗传
　第一节　肿瘤发生的遗传因素……… 114
　第二节　基因组不稳定性与肿瘤
　　　　发生…………………………… 115
　第三节　肿瘤遗传基础与细胞增
　　　　殖和凋亡……………………… 116
　第四节　肿瘤发生的遗传理论……… 118
　第五节　肿瘤的分子诊断与靶向
　　　　治疗…………………………… 118
　同步练习……………………………… 119

参考答案 ……………………… 121

第十七章 表观遗传病
第一节　表观遗传机制 …………… 122
第二节　表观遗传病 ……………… 124
同步练习 ………………………… 127
参考答案 ………………………… 127

第十八章 遗传病的诊断
第一节　临症诊断和症状前诊断 … 129
第二节　产前诊断 ………………… 130
同步练习 ………………………… 131
参考答案 ………………………… 132

第十九章 遗传病的治疗
第一节　遗传病治疗的原则 ……… 133
第二节　手术治疗 ………………… 133
第三节　药物和饮食治疗 ………… 134

第四节　基因治疗 ………………… 134
同步练习 ………………………… 136
参考答案 ………………………… 138

第二十章 遗传咨询
第一节　遗传咨询的基本内容 …… 140
第二节　遗传病再发风险率的估计 … 141
第三节　遗传病的群体筛查 ……… 142
第四节　遗传伦理 ………………… 142
同步练习 ………………………… 143
参考答案 ………………………… 146

模拟试卷
模拟试卷（一） …………………… 148
模拟试卷（一）参考答案 ………… 155
模拟试卷（二） …………………… 156
模拟试卷（二）参考答案 ………… 163

绪 论

学习目标

1. **掌握** 医学遗传学的基本概念；遗传病的概念、特点与分类；医学遗传学发展简史。
2. **熟悉** 基因、基因组的基本概念；基因表达及调控。
3. **了解** 医学遗传学的发展方向；精准医学；系统医学。

第一节 医学遗传学的任务和范畴

传统上把遗传因素作为唯一或主要病因的疾病称为遗传病。**医学遗传学**（medical genetics）是用人类遗传学的理论和方法来研究这些"遗传病"从亲代传至子代的特点和规律、起源和发生、病理机制、病变过程及其与临床关系（包括诊断、治疗和预防）的一门综合性学科，现代医学遗传学更侧重于从综合的角度比较全面地探讨和分析遗传因素在疾病发生、发展和转归过程中的作用。

第二节 医学遗传学发展简史

1865 年，Gregor Mendel 发表《植物杂交实验》，揭示了生物遗传性状的分离和自由组合规律。1902 年，Archibald Garrod 发现先天性代谢缺陷病。1944 年，Oswald Avery 通过肺炎链球菌转化实验提出遗传物质的本质是 DNA。1953 年，Watson 和 Crick 提出 DNA 双螺旋模型。1978 年，Kan Yuet-Wai 首次实现 DNA 诊断。1990 年，人类基因组计划（human genome project，HGP）启动。2000 年 6 月，人类基因组工作草图完成。

第三节 人类基因组

基因（gene）是细胞内遗传物质的结构和功能单位，以脱氧核糖核酸（DNA）的化学形式存在于染色体上。**人类基因组**（human genome）是人体所有遗传信息的总和，包括**核基因组**（nuclear genome）与**线粒体基因组**（mitochondrial genome）。

一、人类基因

基因是具有特定"遗传效应"的 DNA 片段，决定细胞内 RNA 和蛋白质等的合成，从而决定生物的性状。大部分生物基因的化学本质是 DNA。某些仅含有 RNA 和蛋白质的病毒中，RNA 是遗传物质。

1. 化学本质 组成 DNA 分子的基本单位是脱氧核苷酸。

2. 结构 真核生物的结构基因是割裂基因，由**编码序列**（外显子）和**非编码序列**（内含子）组成，两者相间排列。

每个割裂基因中第一个外显子的上游和最末一个外显子的下游，有一段不被转录的非编码区，称为侧翼序列，包括启动子、增强子及终止子等对 DNA 转录起调控作用的 DNA 序列。外显子-内含子的接头形式为 GT-AG 法则。

二、人类基因组

已知人类基因组约有 20000～22000 个基因。

（一）单拷贝序列（single copy）

在基因组中，仅有单一拷贝或少数拷贝的序列，又称非重复序列，长度在 800～10000bp 之间，多为结构基因。

（二）重复序列（repetitive DNA）

1. 串联重复（tandem repeats） 序列以 5bp、10bp、20bp 或 200bp 为一个重复单位，串联重复多次，约占整个基因组的 10%，又称为卫星 DNA（satellite DNA）。由 15～100bp 组成的重复单位，重复 20～50 次形成的 0.1～20kb 的短 DNA 称为小卫星 DNA（minisatellite DNA）。又叫作可变数目串联重复（variable number of tandem repeat，VNTR）。非编码区内由 1～6bp 组成的重复单位（长度<100bp），称为微卫星 DNA 序列（microsatellite DNA）。

2. 散在重复 DNA 序列和其他可动 DNA 因子 散在重复（interspersed repeats）DNA 是以分散方式分布于整个基因组内的重复序列，约占整个基因组的 45%。长散在重复元件（long interspersed nuclear element，LINES）长度可达 6000～7000bp；短散在重复元件（short interspersed nuclear element，SINES）长度可短至 100～400bp。

三、基因表达与调控

（一）基因表达（gene expression）

基因表达一般是指所储存的遗传信息转变为由特定的氨基酸种类和序列构成的多肽链，再由多肽链构成蛋白质或酶分子，从而决定生物各种性状（表型）的过程，包括转录和翻译两个步骤。

1. 转录（transcription） 是在 RNA 聚合酶催化下，以 DNA 为模板，按照碱基互补配对原则，以三磷酸核苷酸为原料合成 RNA 的过程。转录过程分为起始、延伸和终止三个连续步骤。由 RNA 聚合酶Ⅱ催化生成的初始转录产物经过加工和修饰才能成为有功能的 mRNA，包括戴帽、加尾和剪接。

2. 翻译（translation） 是以 mRNA 为模板指导蛋白质合成的过程，分为起始、延长和终止三个阶段。初级翻译产物需要通过加工才能成为有功能的成熟的蛋白质。mRNA 只能决定多肽链中的氨基酸顺序，而成熟的有功能的蛋白质分子的空间结构是由翻译后修饰所决定的。

（二）基因表达调控

基因表达调控的特点是能在特定时间和特定细胞中激活特定的基因，从而实现"预定"的有序的分化发育过程。只在一种细胞或组织中特异表达的优势蛋白的基因称为奢侈基因，几乎在一切体细胞中均被表达的基因称为持家基因。真核生物基因表达的调控可以分为转录调控、转录后调控、翻译、翻译后调控和表观遗传学调控五个层次。

1. 转录水平调控

（1）顺式作用元件（cis-acting element） 真核基因的转录调控区含有的特异的 DNA 序列，包括启动子（promoter）、增强子（enhancer）和沉默子（silencer）。

（2）反式作用因子（trans-acting factor） 在真核生物中与顺式作用元件特异性结合，并参与调节 RNA 转录的蛋白质，称为转录因子（transcription factor）。在 DNA 上能够与转录因子相结合的 DNA 序列即为转录因子结合位点（transcription factor binding site，TFBS）。转录因子能够与转录因子结合位点结合，通过调控 RNA 聚合酶与 DNA 模板的结合，起到激活或者抑制基因表达的作用。

（3）组蛋白修饰和染色质重构　组蛋白乙酰化，使组蛋白与 DNA 的结合力降低。染色质重构指染色质重构复合体，通过 ATP 水解暂时改变核小体的结构，从而使各种蛋白质易于与 DNA 接近，有利于转录。

2. 转录后水平调控

（1）选择性剪接（alternative splicing）　是指在 RNA 剪接过程中，同一基因的转录产物，经过不同的剪接方式产生不同的 mRNA，进而表达出多个不同的相关蛋白产物，行使不同的生理功能。

（2）RNA 编辑（RNA editing）　是导致形成的 mRNA 分子在编码区的核苷酸序列不同于它的 DNA 模板相应序列的过程。

3. 翻译水平的调控

（1）翻译起始的调控　许多蛋白质因子及 mRNA 的序列都参与了此过程。

（2）microRNA（miRNA）的调控作用　包括①miRNA 对靶 mRNA 翻译起始的抑制；②miRNA 对靶 mRNA 翻译起始后的抑制；③miRNA 诱导 mRNA 转录衰减；④miRNA 的正调控与去抑制。

4. 翻译后水平的调控

（1）常见的蛋白质翻译后修饰　包括磷酸化、糖基化、泛素化、乙酰化和甲基化等修饰方式。

（2）翻译后修饰的协同作用　多种修饰方式协同发挥作用，形成调控网络。

5. 表观调控　基因的结构除了编码特定功能产物的 DNA 序列，还包括对特定产物表达所需的邻接 DNA 序列。若邻接 DNA 的单个碱基替换，可导致功能产物不能表达，以及基因的核苷酸序列不发生突变的情况下，基因的修饰也可能导致基因的活性改变。

第四节　遗传病概述

一、遗传病的特点

1. 遗传病的传播方式　垂直方式。

2. 遗传病的数量分布　患者与正常成员间有一定的数量关系。通过特定的数量关系可以了解疾病的遗传特点和发病规律，并预防再发风险等。

3. 遗传病的先天性　先天性是生来具有的特性。遗传病往往有先天性特点，但并非所有遗传病都是先天的。

4. 遗传病的家族性　家族性是疾病的发生具有家族聚集性。遗传病往往有家族性特点，但不是所有的家族性疾病都是遗传的。

5. 遗传病的传染性　人类朊粒蛋白病是一种既遗传又传染的疾病。

二、人类遗传病的分类

1. 单基因病　由单基因突变所致，包括常染色体或性染色体的显性或隐性遗传。

2. 多基因病　有一定家族史，但没有单基因遗传中所见到的系谱特征的一类疾病。环境因素在疾病的发生中起不同程度的作用。多基因病是最常见、最多发的遗传病。

3. 染色体病　是染色体结构或数目异常引起的一类疾病。

4. 体细胞遗传病　累积突变只在特定的体细胞中发生，体细胞基因突变是此类疾病发生的基础。

5. 线粒体遗传病　线粒体 DNA 缺陷引起的疾病。

三、在线人类孟德尔遗传

Online Mendelian Inheritance in Man（OMIM）源自美国 Victor A. Mckusick 教授主编的《人类孟德尔遗传》。OMIM 网址是 http：//www.omim.org。

四、疾病的发生与遗传因素和环境因素的关系

（1）完全由遗传因素决定发病　如白化病、血友病 A 等。

（2）基本上由遗传决定，但需要环境中一定诱因的作用　如蚕豆病、苯丙酮尿症。

（3）遗传因素和环境因素对发病都有作用，在不同的疾病中，其遗传率各不相同　遗传因素对发病作用的大小是不同的。

（4）发病完全取决于环境因素，与遗传基本上无关　疾病的发生与遗传因素无关，但损伤的修复与个体的遗传类型可能有关。

五、遗传病在医学实践中的一些问题

（1）医生如何确定患者所患疾病是否有遗传性。

（2）再现风险（recurrence risk）　是患者罹患的遗传性疾病在家系亲属中再发生的风险率。

（3）遗传性疾病的群体负荷　遗传病在群体中的严重程度，通常用发生率来表示。发生率越高，负荷也越大。

（4）遗传病与医学伦理　①遗传性疾病的产前诊断问题；②遗传病的症状前诊断问题；③基因诊断和基因治疗问题。

第五节　医学遗传学的发展方向

一、基于基因组学的精准医学

精准医学（precision medicine）是随着基因组学、功能基因组学、生物信息库和计算机技术的迅速发展的个体化治疗的延伸，是根据每个个体的疾病特征（发病原因、可能机制等）制定出有针对性的治疗方案。其实质是根据不同个体对特定疾病遗传基础的不同，将患者分为不同的亚群，进而给予相应的治疗。

二、基于传统遗传学的系统医学

系统医学（systems medicine）是建立在传统遗传学的基础上，从系统的观点出发，建立一个从分子、细胞到器官、生物整体的研究和应用体系，是以系统论的方法和原理为指导，整合和分析复杂的医学数据、资源和信息，并进行充分的拓展和合理应用的一种新的医学思维模式。

同步练习

一、单项选择题

1. 微卫星 DNA 一般出现在下列哪个序列中（　　）。
   A. 编码 DNA　　　　　　　B. 非编码 DNA　　　　　　　C. 外显子
   D. 假基因　　　　　　　　E. 所有

2. 下列哪个是普遍存在于真核基因中 RNA 剪接的识别信号（　　）。
   A. GC-AT 法则　　　　　　B. AG-GT 法则　　　　　　　C. GT-AG 法则
   D. GT-AC 法则　　　　　　E. GT-AT 法则

3. 基因表达时，遗传信息的基本流动方向是（　　）。
   A. RNA→DNA→蛋白质　　　　　　　　　　B. hnRNA→mRNA→蛋白质
   C. DNA→mRNA→蛋白质　　　　　　　　　D. DNA→tRNA→蛋白质

  E. DNA→rRNA→蛋白质
4. 割裂基因转录的过程是（ ）。
  A. 基因→hnRNA→剪接、加尾→mRNA
  B. 基因→hnRNA→剪接、戴帽→mRNA
  C. 基因→hnRNA→戴帽、加尾→mRNA
  D. 基因→mRNA
  E. 基因→hnRNA→剪接、戴帽、加尾→mRNA
5. 维生素C缺乏引起的坏血病的发生（ ）。
  A. 完全由遗传因素决定发病
  B. 大部分遗传因素和小部分环境因素决定发病
  C. 遗传因素和环境因素对发病都有作用
  D. 由遗传因素决定发病，但需要环境因素诱发
  E. 发病完全取决于环境因素
6. 以下不属于启动子结构的是（ ）。
  A. TATA 框   B. GC 框   C. 增强子
  D. polyA 尾   E. CAAT 框
7. 真核生物基因表达调控的精髓为（ ）。
  A. 瞬时调控   B. 发育调控   C. 分化调控
  D. 生长调控   E. 分裂调控
8. 启动子、增强子以及终止子等构成了结构基因的侧翼序列，属于人类基因组的一些特殊序列，称为（ ）。
  A. 编码序列   B. 非编码序列   C. 调控序列
  D. 保守序列   E. 中度重复序列
9. 结构基因序列中的增强子的作用特点为（ ）。
  A. 有明显的方向性，从 5′→3′方向   B. 有明显的方向性，从 3′→5′方向
  C. 只能在转录基因的上游发生作用   D. 只能在转录基因的下游发生作用
  E. 具有组织特异性
10. snRNA 由（ ）合成。
  A. RNA 聚合酶Ⅰ   B. RNA 聚合酶Ⅲ   C. RNA 聚合酶Ⅱ
  D. DNA 聚合酶Ⅰ   E. DNA 聚合酶Ⅱ
11. 与蛋白质合成有关的基因序列只占整个基因组序列的（ ）左右。
  A. 80%   B. 50%   C. 20%
  D. 10%   E. 1%
12. 遗传病特指（ ）。
  A. 先天性疾病   B. 家族性疾病   C. 遗传物质改变引起的疾病
  D. 不可医治的疾病   E. 既是先天的，也是家族性的疾病
13. （ ）于 1953 年提出 DNA 双螺旋结构，标志分子遗传学的开始。
  A. Jacob 和 Momod   B. Watson 和 Crick   C. Khorana 和 Holley
  D. Avery 和 McLeod   E. Schwann 和 Schneider
14. 由环境因素诱导发病的单基因病是（ ）。
  A. Huntington 舞蹈病   B. 蚕豆病   C. 白化病
  D. 血友病 A   E. 镰状细胞贫血症
15. 发病率最高的遗传病是（ ）。

A. 单基因病 B. 多基因病 C. 染色体病
D. 体细胞遗传病 E. 线粒体病

16. 有些遗传病家系看不到垂直遗传的现象，这是因为（　　）。
    A. 该遗传病是体细胞遗传病
    B. 该遗传病是线粒体病
    C. 该遗传病是性连锁遗传病
    D. 该遗传病的患者活不到生育年龄或不育
    E. 以上都不是

17. 人类基因组中存在着重复单位为1~6bp的重复序列，称为（　　）。
    A. tRNA B. rRNA C. 微卫星DNA
    D. 线粒体DNA E. 核DNA

18. RNA聚合酶Ⅱ主要合成哪一种RNA（　　）。
    A. tRNA B. mRNA前体 C. rRNA
    D. snRNA E. mRNA

二、名词解释
1. 割裂基因
2. 基因表达

三、问答题
1. 遗传病有什么特点？
2. 基因表达调控包括哪些层次的调控？

参考答案

一、单项选择题
1. B 2. C 3. C 4. E 5. E 6. D 7. B 8. C
9. E 10. B 11. E 12. C 13. B 14. B 15. B
16. D 17. C 18. B

二、名词解释
1. 割裂基因：真核生物的结构基因由编码序列（外显子）和非编码序列（内含子）相间排列而成，称为割裂基因。

2. 基因表达：一般是指所储存的遗传信息转变为由特定的氨基酸种类和序列构成的多肽链，再由多肽链构成蛋白质或酶分子，从而决定生物各种性状（表型）的过程。包括转录和翻译这两个步骤。

三、问答题
1. 答：①以垂直方式传递。②患者与正常成员之间有一定数量关系。③先天性，许多遗传病的病症是生来就有的，如白化病是一种常染色体隐性遗传病。④家族性：许多遗传病具有家族聚集性，如Hutington舞蹈病。⑤具有传染性，如人类朊粒蛋白病。

2. 答：①转录水平调控，这是最主要的调控方式。②转录后水平调控。③翻译水平的调控。④翻译后水平的调控。⑤表观调控。

(周娟)

第一章　基于疾病的遗传学数据分析

> **学习目标**
>
> 1. **掌握**　常用的医学遗传学数据库（尤其是 OMIM 和 Gene Tests）的应用范围和使用技巧。
> 2. **熟悉**　遗传病数据的解读方法及其临床意义。
> 3. **了解**　各种遗传病的数据库网站，以及相关的储存文件类型。

 内容精讲

生物信息学是应用先进的计算机技术管理和分析生物数据的一门交叉学科。既然基因的基本语言仅仅是"A、T、C、G"四个字母，那么生命在"本质"上就是数字的（life is digital）。通过对患者和健康人的遗传大数据进行生物信息学分析，可全方位地阐明基因与环境的相互作用，并量化其作用的深度和广度，实现精准医学的目标。

第一节　人类基因组与遗传数据库

一、遗传数据库的基本概念

数据库（database）是按照数据结构来组织、存储和管理数据的仓库，是一切生物信息学工作的出发点，是生物信息学的重要内容之一。

依据**数据的类型**，数据库可分为基因组数据库、核酸一级结构序列数据库、蛋白质一级结构序列数据库、生物大分子（主要是蛋白质）三维空间结构数据库等；若按照**数据的层次**，分为基本数据库、复合数据库和二次数据库等；若依据**数据的来源**，分为原始数据库、衍生数据库、集成数据库和知识数据库等。

遗传数据库（genetic database）是储存在计算机内的、有组织的、可共享的遗传数据的集合。例如目前最具影响力的三大核酸序列数据库，包括美国国家生物技术信息中心（National Center for Biotechnology Information，NCBI）维护的 **GenBank**、欧洲分子生物学研究室（European Molecular Biology Laboratory，EMBL）下属的欧洲生物信息学研究所（European Bioinformation Institute，EBI）维护的 **EMBL-EBI**，以及日本国立遗传学研究所维护的 **DDBJ**（DNA Data Bank of Japan）。

牛津大学出版社编辑发行的著名学术期刊 *Nucleic Acids Research* 自 2004 年起，每年单独发行一期 *Database Issue* 专辑，重点介绍和探讨生物信息学数据库的研究发展现状，极具专业性和权威性，参考价值很大。

二、常用的人类基因组与遗传数据库

（一）OMIM

OMIM 遗传数据库的诞生是现代遗传医学迅猛发展、数字化技术渗透到各个学科知识体系的真实写照。随着科学研究逐步进入数字化年代，适应科学和社会发展潮流的联机版本形式的"在线人类孟德尔遗传（Online Mendelian Inheritance in Man，OMIM）"于 1987 年应运而生，

免费供大家浏览、下载。

OMIM 包括所有已知的遗传病、遗传决定的性状及其基因，除简略描述各种疾病的临床特征、诊断、鉴别诊断、治疗与预防外，还提供已知有关致病基因的连锁关系、染色体定位、基因的组成结构和功能、表型-基因型相关性（phenotype-genotype relation）、表型的系列信息（phenotype series）、国际疾病分类号（International Classification of Disease，ICD）、动物模型等资料，并附有经过缜密筛选的相关参考文献。OMIM 制定的各种遗传病、性状、基因的编号共 6 位数字，为全世界所公认。

（二）GeneTests

GeneTests（www.genetests.org）是最权威、最常用的有关遗传病基因检测和基因诊断的数据库，由西雅图华盛顿大学医学院于 1992 年创建和维护。GeneTests 囊括了全球经标准化资质审核之后准许进行基因检测和基因诊断的所有遗传病、基因、医院、独立医学检验所、高校实验室、基因诊断公司等信息。

GeneTests 数据库另一大亮点是其"GeneReviews（基因综述）"栏目，该栏目提供所描述的遗传病的概况、致病基因信息、突变检测手段、疾病的诊治方法和遗传咨询等应用的最新且权威的信息。在 NCBI 网站上，GeneReviews 的免费链接地址为：www.ncbi.nlm.nih.gov/books/NBK1116/。

（三）HGMD

HGMD（Human Gene Mutation Database）（www.hgmd.cf.ac.uk）即"人类基因突变数据库"，是由英国威尔士 Cardiff 大学医学遗传学研究所创建和维护的著名通用型数据库，全面收录了导致人类遗传病或与人类遗传病相关的核基因突变。HGMD 收录了最新的、完整的有关人类疾病基因突变谱的参考数据，包括单碱基置换、微小缺失（micro deletion）、微小插入（micro insertion）、插缺（indel）、重复序列扩增、大的基因损伤、复杂性基因重组等，具有很高的权威性。

（四）GeneCards

GeneCards 数据库由著名的以色列魏斯曼科学研究所（Weizmann Institute of Science in Israel）于 1997 年创建和维护。GeneCards（www.genecards.org）是信息量非常丰富、完整、强大的人类基因综合数据库，提供简明的基因组、蛋白质组、转录组、遗传和功能上所有已知和预测的人类基因等数据。GeneCards 中的功能信息包括指向疾病的关系，突变和多态性，基因表达，基因功能，信号通路，蛋白与蛋白的相互作用，相关药物及化合物和切割等研究抗体的试剂和工具，重组蛋白、克隆、表达分析和 RNAi 试剂等。

第二节 疾病的病因分析

病因（cause of disease）是指能引起疾病发生并决定疾病特异性的体内外因素。致病因素一般包括：①生物性因素；②理化因素；③营养性因素；④先天性因素；⑤免疫因素；⑥精神、心理、社会因素；⑦遗传性因素等。

一、疾病发生机制的遗传学基础

遗传病包括染色体病、单基因病、复杂疾病（多基因病）、体细胞遗传病和线粒体基因病。这些疾病发生的遗传学基础包括染色体畸变（chromosome aberration）、基因突变（gene mutation）、表观遗传变异（epigenetic variation）、遗传易感性（genetic susceptibility）等。

染色体畸变即染色体发生数目或结构上的改变，可导致染色体病。

基因突变即由于基因的组成或结构变化而导致个体的遗传特性发生可遗传改变的过程。基因突变既可导致单基因病，也可造成遗传性肿瘤综合征、某些遗传性多基因病。

表观遗传变异是指在基因的核苷酸序列不发生改变的情况下，由于基因的修饰（如DNA甲基化、组蛋白的乙酰化、非编码RNA的调控作用等）导致基因的活性（即基因表达的频率度或表达量）发生改变，使得基因决定的表型出现变化，且可通过细胞分裂传递给子代。目前愈来愈多的研究发现，表观遗传变异引起的基因表达调控失误或减弱，是造成细胞或机体老化、患病和癌变等的重要原因之一。

遗传易感性是指在相同的环境条件下，遗传基础决定不同个体罹患多基因病的风险。因此，易感性完全是由基因决定的。

二、遗传数据分析在遗传病诊治中的应用

临床遗传学就是遗传医学的知识体系在遗传病诊断、治疗和预防中的实际应用过程。目前，可完成全基因组测序、全外显子组测序、靶向目标序列测序、转录组测序、甲基化测序等的高通量DNA测序技术包括第二代测序技术（next-generation sequencing，NGS），或称大规模并行测序（massively parallel sequencing，MPS）技术，已广泛用于临床基因诊断；同时，检测基因拷贝数变异（copy number variations，CNV）的染色体芯片分析（chromosome microarray analysis，CMA）技术既可覆盖到全基因组，又可提供染色体变异位点的精确定位，同样具有极高的诊断率和准确性。只有明确了遗传病的病因（致病基因或易感基因），以及药物的精确靶点和代谢规律，才可能实施疾病的精准治疗。因此，对包括NGS和CMA检测在内的临床遗传数据分析进行精准的解读至关重要。

高通量测序技术的出现给基因组学的研究带来了更多的新方法和新方案。高通量测序可检测整个基因组存在的点突变、小插入、小缺失、小插缺等，单次运行产出序列数据量大，在孟德尔病和复杂疾病的研究以及疾病的基因诊断中发挥重要作用。但是，随着遗传病患者样本中所检测的基因数目的快速增加，考虑到表型与基因型关系的复杂性，必须对某个检测到的DNA序列变异的临床意义进行分级解读。

美国医学遗传学会联合美国分子病理学协会和美国病理学家协会于2015年推出了《遗传变异的分类标准与指南》。建议将**孟德尔病相关的基因变异划分为5个等级**：①临床致病性变异；②临床可能致病性变异；③临床意义不明确的变异；④可能良性的变异；⑤良性变异。

需要指出的是，不同种族与地区存在基因库的差异。不同于国外各大数据库，针对中国人正常人群和患者人群的基因数据库尚不完整。以黄色人种为主的汉族人与以白色人种为主的欧美等国家在基因组变异体上存在差异，进行遗传数据的分析时需谨慎使用国外数据库。

同步练习

问答题

1. 什么是数据库？有哪些类型？
2. 什么是遗传数据库？国际上有哪些著名的遗传数据库？建立一个全球共享的遗传数据库的必备条件有哪些？
3. 什么是OMIM？OMIM上包括哪些信息？有哪些特点？
4. 遗传数据分析对遗传病的精准诊治有何实际意义？
5. 将遗传变异的致病性进行分类对临床工作有何意义？

参考答案

问答题

1. 答：数据库（database）是按照数据结构来组织、存储和管理数据的仓库，是一切生物信息学工作的出发点，是生物信息学的重要内容之一。

依据数据的类型，数据库可分为基因组数据库、核酸一级结构序列数据库、蛋白质一级结构序列数据库、生物大分子（主要是蛋白质）三维空间结构数据库等；若按照数据的层次，分为基本数据库、复合数据库和二次数据库等；若依据数据的来源，分为原始数据库、衍生数据库、集成数据库和知识数据库等。

2. 答：遗传数据库是储存在计算机内的、有组织的、可共享的遗传数据的集合。

国际上的遗传数据库有 OMIM、GeneTests、GeneCards、Ensemble、Clin Var、Detabase of Genomic Variants 等。三大核酸序列数据库有 GeneBank、EMBL-EBL、DDBJ；遗传病数据库有 OMIM、GeneTests、HGMD、GeneCards 等。

建立全球共享的遗传数据库必须要有完善的网络体系、先进的计算机技术管理、生物信息学知识等。

3. 答：OMIM 是在线人类孟德尔遗传（Online Mendelian Inheritance in Man）的英文简称。OMIM 包括所有已知的遗传病、遗传决定的性状及其基因，除简略描述各种疾病的临床特征、诊断、鉴别诊断、治疗与预防外，还提供已知有关致病基因的连锁关系、染色体定位、基因的组成结构和功能、表型-基因型相关性、表型的系列信息、国际疾病分类号（ICD）、动物模型等资料，并附有经过缜密筛选的相关参考文献。其特点和价值就在于其权威性、严谨性、及时性、全面性和实用性。

4. 答：只有明确了遗传病的病因（致病基因或易感基因），以及药物的精确靶点和代谢规律，才有可能实施疾病的精准治疗。因此，对包括 NGS 和 CMA 检测在内的临床遗传数据分析进行精准的解读显得至关重要。临床医生需要储备高度专业的遗传学知识，具备快速、准确的文献查阅能力，熟练掌握相关数据库的查询和使用技巧，才能够从容应对所面临的个性化医学时代的挑战。

5. 答：随着遗传病患者样本中所检测到的基因数目的快速增加，临床分子实验室检测到愈来愈多的新的 DNA 序列变异体。如何判断这些变异体的致病性十分棘手。虽然某些表型仅与单个基因的变异相关，但多数表型可能与多个基因的变异相关。因此，必须对某个检测到的 DNA 序列变异的临床意义进行分级解读。所以，将遗传变异的致病性进行分类对临床工作尤为重要，既便于专业学术界能方便准确地交流，又能避免因诊断标准不同导致学术交流困难。

（叶桂林）

第二章 基因突变与遗传多态性

> **学习目标**
>
> 1. **掌握** 基因突变的特性，基因突变的类型和分子机制。
> 2. **熟悉** 诱发基因突变的因素和基因突变的修复机制；遗传多态性的基本概念与主要类型。
> 3. **了解** 遗传多态性研究的科学意义及应用价值。

内容精讲

突变是指在一定内外环境因素的作用下，遗传物质发生的某些变化。广义的突变包括发生在细胞水平上的染色体数目组成及结构异常和发生在分子水平上的 DNA 碱基对组成与序列结构的变化，前者被称为**染色体畸变**（chromosome aberration），后者即为狭义的**基因突变**（gene mutation）。**遗传多态性**（genetic polymorphism）亦称基因多态性（gene polymorphism），是指在同一种群（population）中某种遗传性状同时具有两种以上不连续的变异型（variants），或同一基因座（locus）上两种以上等位基因（allele）共存的遗传现象。

遗传多态性既可呈现为种群中个体水平上表型性状遗传的多态性，也可呈现为细胞水平上染色体遗传的多态性和分子水平上基因组 DNA 的多态性。

第一节 基因突变的本质及其特性

基因是具有特定遗传效应的 DNA 片段。**基因突变**是指构成基因的 DNA 碱基组成与序列结构所发生的可遗传的变异，生殖细胞和体细胞均可发生，具有一定共同特性。

1. 多向性 任何基因座上的基因，都有可能独立地发生多次不同的突变而形成新的等位基因，这就是基因突变的多向性。群体中存在于同一基因座上，决定同一类相对性状，由突变而来，且具有两种以上不同形式的等位基因互称为复等位基因（multiple alleles）。

2. 重复性 指在一定条件下，已发生突变的基因可能再次独立地发生突变而形成另外一种新的等位基因形式。

3. 随机性 突变的发生是随机的。突变率指基因的一种等位形式在某一世代突变成其另外等位形式的概率，一般用每世代每个生殖配子中每个基因座的突变数目表示。

4. 可逆性 基因突变是可逆的。正向突变指任何一种野生型基因都能突变形成其等位的突变型基因；回复突变指突变型基因突变为其相应的野生型基因。

5. 有害性 指对生物遗传性状具有决定性意义的基因一旦发生突变，通常都会对生物的生存产生消极或不利的影响。基因突变的有害性往往是相对的、有条件的。

第二节 基因突变的诱发因素

诱发突变是指在人为的干涉下，经过特殊的人工处理所产生的突变。凡是能够诱发基因突变的各种内外环境因素，均被称为**诱变剂**。主要包括物理因素、化学因素和生物因素。

1. 物理因素 ①紫外线造成细胞内遗传物质的损伤，主要表现为 DNA 分子多核苷酸链碱基序列中相邻嘧啶碱基的二聚体化。②电离和电磁辐射会导致染色体和 DNA 分子多核苷酸链的断裂性损伤。断裂的染色体或 DNA 序列片段发生重排，引起染色体结构的畸变。

2. 化学因素 ①羟胺类物质会引起 DNA 分子中胞嘧啶（C）发生化学组分的改变；②亚硝酸类化合物可引起碱基的脱氨基作用；③碱基类似物可以掺入 DNA 分子取代正常碱基引起突变发生；④芳香族化合物能够嵌入 DNA 的核苷酸组成序列中，造成碱基的插入和丢失，导致移码突变；⑤烷化剂类物质能将烷基基团引入多核苷酸链上的任一位置，造成被烷基化的核苷酸发生配对错误。

3. 生物因素 特定种类的病毒具有诱发基因突变的作用。细菌和真菌所产生的毒素或者代谢产物往往具有强烈的诱变作用。

第三节　基因突变的形式

一、静态突变（static mutation）

静态突变指生物各世代中基因突变总是以一定的频率发生，并且能够使之随着世代的繁衍交替而得以相对稳定地传递。

1. 点突变（point mutation） 是 DNA 多核苷酸链中，单个碱基或碱基对的改变。

（1）**碱基替换**（base substitution）　是 DNA 分子多核苷酸链中原有的某一特定碱基或碱基对被其他碱基或碱基对置换、替代的突变形式。这种突变会造成不同的遗传学效应，包括**转换**和**颠换**两种类型。同类碱基之间的替换称为转换；不同类碱基之间的替换称为颠换。

碱基替换可能引起的遗传学效应：

① **同义突变**（same sense mutation）：由于存在遗传密码子的兼并现象，因此替换的发生尽管改变了原有三联遗传密码子的碱基组成，但是，新旧密码子所编码的氨基酸种类却依然保持不变。

② **无义突变**（non-sense mutation）：由于碱基替换，使得编码某一种氨基酸的三联体遗传密码子变成不编码任何氨基酸的终止密码的突变形式，称为无义突变。

③ **终止密码突变**（terminator codon mutation）：因为碱基替换的发生，而使得 DNA 分子中某一终止密码变成了具有氨基酸编码功能的遗传密码子。

④ **错义突变**（missense mutation）：编码某种氨基酸的密码子经碱基替换后变成了另外一种氨基酸的密码子，从而在翻译时改变了多肽链中氨基酸的组成种类。

（2）**移码突变**（frame-shift mutation）　是一种由于基因组 DNA 多核苷酸链中碱基对的插入或缺失，导致部分的或所有的三联体遗传密码子组合发生改变的基因突变形式。

2. 小片段的缺失、插入与重排

（1）**微小缺失**（micro-deletion）　由于在 DNA 复制或损伤的修复过程中，某一小片段没有被正常复制或未能得到修复所致。

（2）**微小插入**（micro-insertion）　在 DNA 的复制过程或损伤过程中，某一小片段插入 DNA 链中，造成新链中相应小片段的微小插入。

（3）**重排**（rearrangement）　DNA 分子发生两处以上的断裂后，所形成的断裂小片段两端颠倒重接，或者不同的断裂片段改变原来的结构顺序重新连接。

二、动态突变（dynamic mutation）

动态突变是指 DNA 分子中某些短串联重复序列或三核苷酸重复序列的重复次数，可随着世代交替的传递而呈现逐代递增的累加突变效应。由动态突变所引起的疾病称为**三核苷酸重复扩增病**（trinucleotide repeat expansion diseases，TREDs）。

第四节　DNA 损伤的修复

一、紫外线引起的 DNA 损伤修复

1. 光复活修（photoreactivation repair）　光复活酶在可见光的作用下被激活，特异识别并结合嘧啶二聚体使其解聚。

2. 切除修复（excision repair）**或暗修复**（dark repair）　切除修复是最普遍的一种 DNA 损伤修复方式。通过此修复方式，可将不正常的碱基或核苷酸除去并替换。

3. 重组修复（recombination repair）　通过重组修复使新合成的两个 DNA 分子中，其中一个具有完全正常的结构，而原有损伤依然存在于另一个 DNA 分子中。

二、电离辐射引起的 DNA 损伤修复

1. 超快修复　断裂损伤后的一种修复现象，在适宜条件下大约 2min 即可完成修复。

2. 快修复　一般在 X 射线照射后数分钟之内，能够使经超快修复后所遗留的断裂单链 90% 被修复。

3. 慢修复　这是一种由重组修复系统对快修复未能予以修复的断裂单链加以修复的过程，所用时间相对较长。

三、修复缺陷与错误修复

如果修复系统发生缺陷，修复就不能正常进行。由遗传物质损伤引起的基因突变将传递下去，引发疾病，如着色性干皮病等。此类疾病患者易罹患各种肿瘤。

第五节　遗传多态性

一、遗传多态性的概念

遗传多态性是指在同一种群中的某种遗传性状同时存在两种以上不连续的变异型，或同一基因座上两个以上等位基因共存的遗传现象。

遗传多态型是指群体中出现频率大于 1% 的变异体。**稀有变异型**是指群体中出现频率小于 1% 的变异体。

二、遗传多态性的表现形式

1. 个体水平上的表型性状遗传多态性　种群不同个体之间同一遗传性状的表型差异，决定于一组相应的复等位基因的作用。

2. 细胞水平上的染色体遗传多态性　种群中经常可见的各种染色体形态的变异。

3. 分子水平上的 DNA 遗传多态性　①单核苷酸多态性（single nucleotide polymorphism，SNP）指由基因组 DNA 序列中单个碱基的转换或颠换所形成的变异，常被用于复杂性状与疾病的遗传分析和族群的基因识别以及遗传结构的研究；②短串联重复序列多态性（short tandem repeat，STR）是一类以 1~6bp 为重复单元，串联重复一到数十次，形成序列长度小于 100bp 的 DNA 结构片段。常以此作为个体识别及亲权鉴定的遗传学依据。

三、DNA 遗传多态性研究的意义及应用

① 作为遗传标记，进行基因的染色体定位和遗传作图。
② 作为研制基因芯片的重要依据。
③ 将 DNA 指纹图谱应用于法医学的个体识别和亲权鉴定。
④ 用于遗传性疾病的研究与临床诊断。

同步练习

一、单项选择题

1. 关于基因突变的叙述错误的是（　　）。
   A. 基因突变是指 DNA 分子上碱基的改变
   B. 基因突变的原因有自发突变和诱变
   C. 基因突变总是对物种的繁衍生存不利
   D. 会引起遗传信息的改变
   E. 基因突变可引起生物体内某些功能丧失

2. 下列碱基替换中属于颠换的是（　　）。
   A. G→A   B. C→T   C. U→C
   D. T→U   E. A→C

3. 基因突变的形式不包括（　　）。
   A. 基因表达异常   B. 移码突变   C. 基因重排
   D. 点突变   E. 微小插入

4. 最普遍的 DNA 损伤修复方式是（　　）。
   A. 切除修复   B. 光修复   C. 重组修复
   D. 快修复   E. 慢修复

5. 下列哪一项不是基因突变的特性（　　）。
   A. 随机性   B. 重复性   C. 有害性
   D. 可逆性   E. 单向性

6. 与 DNA 修复过程缺陷有关的疾病是（　　）。
   A. 夜盲症   B. 着色性干皮病   C. 癞皮病
   D. 痛风   E. 黄疸

7. DNA 分子经过诱变，某位点上的一个正常碱基（设为 P）变成了尿嘧啶。该 DNA 连续复制两次，得到的 4 个子代 DNA 分子相应位点上的碱基对分别为 U-A、A-T、C-G、G-C，推测"P"可能是（　　）。
   A. 胞嘧啶   B. 胸腺嘧啶   C. 腺嘌呤
   D. 胸腺嘧啶或者腺嘌呤   E. 以上都不是

8. 以下诱变因素属于生物因素的是（　　）。
   A. 焦宁类化合物   B. 羟胺   C. 风疹病毒
   D. 甲醛   E. 亚硝酸盐

9. 下列哪种突变不产生相应的遗传表型突变效应（　　）。
   A. 同义突变   B. 无义突变   C. 终止密码突变
   D. 错义突变   E. 移码突变

10. 关于复等位基因的概念，以下描述正确的是（　　）。
    A. 一对染色体上有 3 种以上的基因
    B. 一对染色体上有 2 个相同的基因
    C. 同源染色体的不同位点有 3 个以上的基因
    D. 同一基因座上具有 3 种或 3 种以上不同形式的等位基因
    E. 非同源染色体的相同位点上不同形式的基因

11. 基因突变的（　　）是复等位基因产生的基础。

A. 多向性　　　　　　B. 随机性　　　　　　C. 可逆性
D. 时间差异　　　　　E. 后果不同

二、名词解释
1. 复等位基因
2. 移码突变

三、问答题
1. 什么是碱基替换？包括哪两种类型？其主要的遗传学效应有哪些？
2. 什么是遗传多态性？有哪些表现形式？研究遗传多态性有什么生物学和医学意义？
3. 何谓基因突变？它可分为哪些类型？
4. 举例说明化学物致突变的原理。
5. 为什么个体基因突变修复机制异常时易导致肿瘤的发生？

参考答案

一、单项选择题
1. C　2. E　3. A　4. A　5. E　6. B　7. A　8. C
9. A　10. D　11. A

二、名词解释
1. 复等位基因：遗传学上把群体中存在于同一基因座上，决定同一类相对性状，由突变而来，且具有两种以上不同形式的等位基因互称为复等位基因。

2. 移码突变：一种由于基因组 DNA 多核苷酸链中碱基对的插入或缺失，导致部分的或所有的三联体遗传密码子组合发生改变的基因突变形式。

三、问答题
1. 答：碱基替换是 DNA 分子多核苷酸链中原有的某一特定碱基或碱基对被其他碱基或碱基对置换、替代的突变形式。包括转换和颠换两种类型。碱基替换可能引起的遗传学效应：同义突变、无义突变、终止密码突变、错义突变。

2. 答：遗传多态性是指同一种群中的某种遗传性状同时存在两种以上不连续的变异型，或同一基因座上两个以上等位基因共存的遗传现象。表现形式有个体水平上的表型性状遗传多态性、细胞水平上的染色体遗传多态性、分子水平上的 DNA 遗传多态性。

遗传多态性是人类在对自然遗传现象的研究过程中所取得的重要科学成果，可应用于：①遗传标记，通过连锁分析或等位基因关联，进行基因的染色体定位和遗传作图。②基因芯片，DNA 遗传多态性能够从分子水平上揭示基因组中基因的不同传递形式或不同 DNA 片段的组成结构特点，是研制基因芯片的重要依据。③法医学鉴定，DNA 多态性遗传数据库以其高度的稳定性、稳定的遗传性和体细胞稳定性而被成功地应用于法医学的个体识别及亲权鉴定。④遗传病研究，DNA 多态性对于遗传病研究具有双重的意义。一方面，任何基因的变异均可能导致遗传病的发生和发展；另一方面，有可能作为特异性的遗传标记被应用于遗传性疾病的研究与临床诊断。

3. 答：基因突变是指构成基因的 DNA 碱基组成与序列结构所发生的可遗传的变异。分为静态突变与动态突变。静态突变又包括点突变（又分为碱基替换和移码突变）、小片段的缺失、插入与重排。

4. 答：可致基因突变的化学物质有很多，包括羟胺类、亚硝酸类化合物、碱基类似物、芳香族化合物、烷化剂类物质等，不同化合物致突变的机制不同。

以羟胺类为例，羟胺是一种还原性化合物，其作用于遗传物质，可引起 DNA 分子中胞嘧啶（C）发生化学组分的改变，并因此不能与其互补碱基鸟嘌呤（G）正常配对，转而与腺嘌呤（A）配对结合，经过两次复制后，原本的 C-G 碱基配对即变成突变的 T-A 碱基对。

5. 答：如果修复系统发生缺陷，修复就不能正常进行，遗传物质所引起的突变，仍然会以各种形式存在并传递下去；如果修复系统错误修复，将导致永久性的突变，给机体带来危害。因此，修复缺陷与修复错误的个体易患肿瘤。

（周娟）

第三章　基因突变的细胞分子生物学效应

学习目标

1. **掌握**　遗传性酶病和分子病等基本概念；基因突变导致蛋白质功能改变的机制；基因突变引起性状改变的分子机制。
2. **熟悉**　常见先天性代谢病发病的分子机制和主要临床表现。
3. **了解**　无义介导的 mRNA 降解（NMD）机制。

内容精讲

基因突变的直接细胞分子生物学效应就是改变了由其所编码的多肽链中氨基酸的组成和顺序，导致蛋白质的结构和功能的异常。

第一节　基因突变导致蛋白质功能异常

一、基因突变导致异常蛋白质的生成

（一）基因突变影响功能蛋白质的正常生物合成

① 通过原发性损害（primary abnormalities）机制，导致蛋白质合成的异常增加或减少。

② 通过继发性损害（secondary abnormalities）机制，影响蛋白质的合成，突变改变了 mRNA 和蛋白质的合成速率。

（二）基因突变引起功能蛋白质正常结构的改变

（1）基因突变对蛋白质结构的原发性损害　基因突变使蛋白质结构发生改变，导致蛋白质正常功能的异常或损害。多发生于直接为蛋白质编码的结构基因上，20%以上的血红蛋白病属于这一类突变。

（2）基因突变对蛋白质结构的继发性损害　由于蛋白质的修饰、加工过程缺陷，继发性地改变和损害了蛋白质的正常结构。

（三）基因突变影响蛋白质的正常亚细胞定位

① 影响蛋白质在细胞内转运的原发性缺陷，如甲基丙二酸尿症。

② 影响蛋白质在细胞内转运的继发性缺陷，如包涵体细胞病。

（四）基因突变影响功能性辅基或辅助因子与蛋白质结合或解离

许多蛋白质生物学功能的获得，依赖于某些非蛋白辅基或辅助因子的结合或解离。因此，凡影响到多肽链与辅基或辅助因子结合/解离的原发性或继发性突变，或使辅基与辅助因子的形成、转运过程发生缺陷的突变，可成为遗传病发生的分子病理学机制。

（五）基因突变影响蛋白质分子与其功能性亚基及其他因子之间的结构组成

① 影响蛋白质各组成亚单位之间相互组装的原发性突变，如成骨不全症 I 型。

② 导致组装后复合蛋白功能结构异常的继发性突变，如 Zellweger 综合征。

二、基因突变导致蛋白质功能异常

基因突变导致蛋白质功能异常的表现形式主要有以下几种。

1. 丢失功能（loss of function） 是最常见的基因突变或基因缺失改变蛋白质功能的表现形式。基因缺失包括杂合缺失和纯合缺失，前者导致基因编码的蛋白质减少一半，后者导致基因编码的蛋白质完全缺失。

2. 获得功能（gain of function） 对于特定的基因功能而言，并非越强越好。如果破坏了机体的平衡，获得功能也会造成细胞生理功能的紊乱，并最终导致疾病的发生。

3. 获得新性状（gain of novel property） 有的基因突变会使突变蛋白获得新性状，并赋予突变蛋白致病性。

4. 显性负效应（dominant negative effect） 在一对等位基因中其中一个基因突变，另一个基因正常。突变蛋白不仅自身没有生理功能，还影响另一个正常蛋白质发挥生理功能，这种由蛋白质相互作用产生的干涉现象称为显性负效应。通常通过蛋白质亚单位形成多聚体的形式实现。

5. 异时或异地基因表达（heterochronic or ectopic gene expression） 有的基因突变影响基因调节区的序列，导致该基因在不适当的时间或在不适当的细胞中表达。

三、突变导致组织细胞蛋白表达类型的改变

1. 奢侈蛋白突变 奢侈蛋白仅表达、存在于某些特定的组织细胞类型，是特异组织细胞类型分化及特殊生理功能的标志；奢侈蛋白突变不仅可引起其原发细胞组织内部的结构及生理功能异常，而且也会累及其他细胞组织的正常结构或生理功能，如苯丙酮尿症。

2. 持家蛋白突变 持家蛋白几乎存在于所有的组织细胞类型中，为细胞正常结构和最基本的生命活动维系所必需；常见的持家蛋白突变往往只引发局限的临床效应。

四、突变蛋白的分子细胞病理学效应与相应临床表型之间的关系

① 同一基因的不同突变产生不同的临床表型，这种现象又称为等位基因异质性。

② 同一基因的不同位置的突变可改变疾病的遗传方式。

③ 基因突变引发无法预测的临床效应，如很多情况下无法估计基因突变引起的生理生化异常以及与之相应的临床表现效应。

第二节 基因突变引起性状改变的分子生物学机制

一、基因突变引起酶分子的异常

由结构基因突变所引起的酶分子组成与结构的改变，或由调节基因突变导致的酶合成异常，都有可能造成相关代谢过程的障碍或代谢程序的紊乱，从而产生相应的先天性代谢缺陷或遗传性酶病。

1. 结构基因突变引起的酶蛋白结构异常 表现为以下几种形式：①酶的功能活性完全丧失；②尚具有一定的功能活性，但其稳定性降低，极易被降解而失去活性；③酶与其作用底物的亲和性降低，以致不能迅速、有效地与之结合，造成代谢反应的延滞；④酶蛋白与辅助因子的亲和性下降，影响酶的正常活性。

2. 调节基因突变引起的酶蛋白合成异常 调控序列突变，或者使基因转录的启动发生障碍，不能进行 mRNA 的合成；或者造成转录速率下降，影响 mRNA 合成的产量。

二、酶分子异常引起的代谢缺陷

1. 酶与代谢反应的关系 在一定条件下，酶能够决定体内代谢反应的类型、反应的途径及去向。

2. 酶缺陷对代谢反应的影响（表 3-1）

表 3-1　酶缺陷对代谢反应的影响及病例

对代谢反应的影响	病例
代谢底物缺乏	色氨酸加氧酶缺乏症（OMIM * 191070）
代谢产物堆积	
（1）堆积产物直接危害	半乳糖血症（OMIM # 230400）
（2）堆积底物或产物激发代谢旁路开放	苯丙酮尿症（OMIM # 261600）
代谢终产物缺乏	白化病
酶缺失导致反馈调节异常	先天性肾上腺皮质增生（OMIM # 201910）

三、非酶蛋白分子缺陷导致的分子病

基因突变通过影响非酶蛋白分子的结构和数量，从而改变机体细胞的生物学性状，最终导致机体遗传性状的异常。由此所引发的疾病统称为分子病（molecular disease）。

同步练习

一、单项选择题

1. 基因突变对蛋白质所产生的影响不包括（　　）。
   A. 影响蛋白质的生物合成　　B. 影响蛋白质的一级结构　　C. 改变蛋白质的空间结构
   D. 改变蛋白质的活性中心　　E. 改变影响蛋白质分子中肽键的形成

2. 原发性损害是指（　　）。
   A. 突变改变了蛋白质的一级结构，使其失去正常功能
   B. 突变改变了糖原的结构，使糖原利用障碍
   C. 突变改变了脂肪的分子结构，使脂肪动员受阻
   D. 突变改变了核酸的分子结构，使其不能传给下一代
   E. 突变主要使蛋白质的亚基不能聚合

3. 由于基因突变导致酶缺陷，使代谢产物堆积所引起的疾病是（　　）。
   A. 白化病　　　　　　B. 半乳糖血症　　　　　　C. 血友病
   D. DMD　　　　　　　E. Wilson 病

4. 白化病Ⅰ型患者体内缺乏（　　）。
   A. 葡萄糖-6-磷酸脱氢酶　　B. 苯丙氨酸羟化酶　　C. 半乳糖激酶
   D. 酪氨酸酶　　　　　　　　E. 葡萄糖-6-磷酸酶

5. 苯丙酮尿症患者体内异常增高的物质是（　　）。
   A. 黑色素　　　　　　B. 酪氨酸　　　　　　　　C. 苯丙酮酸
   D. 精氨酸　　　　　　E. 肾上腺素

6. 苯丙酮尿症的发病机制是苯丙氨酸羟化酶缺乏导致（　　）。
   A. 代谢底物堆积　　　B. 代谢旁路产物堆积　　　C. 代谢中间产物堆积
   D. 代谢终产物缺乏　　E. 代谢终产物堆积

7. 色氨酸加氧酶缺乏症的发病机制是由于基因突变导致（　　）。
   A. 5-羟色胺增多　　　B. 色氨酸不能被吸收　　　C. 色氨酸吸收过多
   D. 烟酰胺生成过多　　E. 代谢终产物堆积

8. 下列有关基因突变与染色体畸变所引起的分子细胞生物学效应不正确的是（　　）。
   A. 基因突变改变了该基因所编码的多肽链的数量和质量

B. 染色体畸变改变了相应基因所编码的多肽链的数量和质量

C. 基因突变和染色体畸变所引发的分子细胞生物学效应是完全相同的

D. 基因突变所引发的分子细胞生物学效应涉及面小

E. 染色体畸变所引发的分子细胞生物学效应涉及面大

9. 下列有关苯丙酮尿症的描述不符合的是（　　）。

A. 患者智力低下　　　　　　　　　　　　B. 患者毛发和肤色较浅

C. 患者尿液有特殊臭味　　　　　　　　　D. 患者尿液含大量的苯丙氨酸

E. 患者汗液也有特殊臭味

10. 白化病的发病机制是酪氨酸缺乏导致（　　）。

A. 代谢底物堆积　　　B. 代谢旁路产物堆积　　　C. 代谢中间产物堆积

D. 代谢终产物缺乏　　E. 代谢终产物堆积

二、问答题

基因突变导致蛋白质功能异常的表现形式有哪几种？并举例说明。

三、案例思考题

患儿贝贝，男，3岁，因"行为异常、皮肤白皙、鼠尿臭味3年"就诊。患儿自1岁左右出现行为异常，表现为兴奋不安、多动，头发变黄，尿液及汗液有浓烈鼠尿臭味，常伴有皮肤湿疹、癫痫小发作。出生时未见明显异常。查体：T 36.5℃，P 100次/分，R 20次/分，发育正常，体型中等，精神亢奋，检查不配合。全身皮肤白皙，部分皮肤可见少许湿疹，毛发发黄。心、肺、肝、脾等检查未见明显异常。神经系统检查未见明显异常。血液学检查：苯丙氨酸羟化酶缺乏。

问：①根据你所学的知识，患儿最有可能患的疾病是什么？②该病的分子机制是什么？如何解释这些临床表现？

参考答案

一、单项选择题

1. E　2. A　3. B　4. D　5. C　6. B　7. B　8. C

9. D　10. D

二、问答题

答：① 丢失功能，如α珠蛋白基因缺失纯合子可导致血红蛋白 Barts 胎儿水肿综合征。

② 获得功能，如 Down 综合征，多余的21号染色体可导致患者出现智力低下及多种先天畸形。

③ 获得新性状，如镰状细胞贫血，因β珠蛋白基因的错义突变使β珠蛋白肽链第6位谷氨酸被缬氨酸替代，导致溶解度下降，使血红蛋白在释放氧后极易形成凝聚体。

④ 显性负效应，如Ⅰ型胶原蛋白基因突变导致重型成骨不全。

⑤ 异时或异地基因表达，如非α珠蛋白基因族调节区的基因突变，则使γ在出生后持续高表达，导致遗传性胎儿血红蛋白持续症的发生。

三、案例思考题

答：① 该患儿最可能患的疾病是苯丙酮尿症。

② 该病的发生主要是由于患儿体内苯丙氨酸羟化酶缺乏，使得苯丙氨酸不能转化为酪氨酸，因而黑色素生成减少，导致患儿头发变黄；同时其代谢旁路开放，转而形成了苯丙酮酸，苯丙酮酸堆积对神经系统有毒性作用，影响患儿智力发育，因而表现为神经系统亢奋，癫痫发作，可影响患儿智力。苯丙氨酸及其酮酸蓄积，并从尿中及汗液中大量排出，因而可有浓烈鼠尿臭味，并伴发湿疹。

（周娟）

第四章 单基因疾病的遗传

学习目标

1. **掌握** 系谱、系谱符号及系谱分析；各种单基因遗传病的系谱特征。
2. **熟悉** 近亲婚配；影响单基因遗传病分析的各种因素。
3. **了解** 不完全确认；Y连锁遗传。

内容精讲

单基因遗传病（monogenic disease，single-gene disorder），简称**单基因病**，是指由一对等位基因控制而发生的遗传性疾病，这对等位基因称为**主基因**（major gene）。

单基因遗传病的遗传可分为核基因的遗传和线粒体基因的遗传两种，后者属于细胞质遗传。核基因遗传的单基因遗传病在上下代之间的传递遵循孟德尔定律，因此也称为孟德尔遗传病。根据致病主基因所在染色体和等位基因间显隐关系的不同，包括五种遗传方式：①常染色体显性遗传；②常染色体隐性遗传；③X连锁显性遗传；④X连锁隐性遗传；⑤Y连锁遗传。

第一节 系谱与系谱分析

研究人类性状的遗传规律一般采用系谱分析的方法。

系谱是从先证者（proband）或索引病例（index case）开始，追溯调查其家族各个成员的亲缘关系和某种遗传病的发病（或某种性状的分布）情况等资料，用特定的系谱符号按一定方式绘制而成的图解。

先证者指家族中第一个就诊或被发现的患病（或具有某种性状的）成员。

系谱分析：对具有某种性状的家系成员进行观察，并分析该性状在家系后代中分离或传递的方式。一个完整的系谱至少要包括三代以上家族成员的相关信息，既包括家族中患有某种疾病（或具有某种性状）的个体，也包括家族中的正常成员。

第二节 常染色体显性遗传病的遗传

如果一种遗传病的致病基因位于1~22号常染色体上，在杂合子的情况下可导致个体发病，即致病基因决定的是显性性状，这种遗传病就称为**常染色体显性**（autosomal dominant，AD）**遗传病**。如短指（趾）症A1型（brachydactyly，type A1，BDA1）（OMIM♯112500），这也是第一种有记录的孟德尔显性遗传病。

1. 婚配类型与子代风险 最常见的婚配类型为患者（Aa）与一个正常人（aa）婚配，子代表型基因型为Aa或aa，故约有1/2患者（Aa）。

2. 常染色体完全显性遗传的特征 ①由于致病基因位于常染色体上，因而致病基因的遗传与性别无关，即男女患病的机会均等。②患者双亲中必有一个为患者，致病基因由患病的亲代传来，此时患者的同胞有1/2的发病可能；双亲无病时，子女一般不会患病（除非发生新的基因突变）。③患者的子代有 1/2 的发病可能。④系谱中通常连续几代都可以看到患者，即存在连续传递的现象。

第三节　常染色体隐性遗传病的遗传

一种遗传病的致病基因位于常染色体上，其遗传方式是隐性的，只有隐性致病基因的纯合子才会发病，称为**常染色体隐性**（autosomal recessive，AR）**遗传病**，如眼皮肤白化病ⅠA型（oculocutaneous albinism，type IA；OCA1A）（OMIM ♯203100）。带有隐性致病基因的杂合子本身不发病，但可将隐性致病基因遗传给后代，称为**携带者**（carrier）。广义地说，携带者是指携带某种致病基因或异常染色体，但并不表现出临床症状的个体。

1. 婚配类型与子代风险

（1）**家系中**常见的是两个杂合携带者（Aa×Aa）之间的婚配，每次生育的发病风险是 1/4。

（2）**人群中**常见的婚配类型是杂合携带者与正常人婚配（Aa×AA），子代表型全部正常，但其中有 1/2 为携带者。

（3）某些**高发**的常染色体隐性遗传病，可见常染色体隐性遗传病患者与杂合子（携带者）婚配（aa×Aa），子代将有一半为患者，一半为携带者。

2. 常染色体隐性遗传的特征　①由于致病基因位于常染色体上，因而致病基因的遗传与性别无关，即男女患病的机会均等。②患者的双亲表型往往正常，但都是致病基因的携带者。③患者的同胞有 1/4 的发病风险，患者表型正常的同胞中有 2/3 的可能为携带者；患者的子女一般不发病，但肯定都是携带者。④系谱中患者的分布往往是散发的，通常看不到连续传递现象，有时在整个系谱中甚至只有先证者一个患者。⑤**近亲婚配**（consanguineous marriage）时，后代的发病风险比随机婚配明显增高。这是由于他们有共同的祖先，可能会遗传到同一个隐性致病基因。

3. 常染色体隐性遗传病分析时应注意的两个问题

（1）临床上对患者同胞发病风险的统计常常高于预期的 1/4

① **完全确认**（complete ascertainment）：常染色体显性遗传病家系中，每一个携带有显性致病基因的个体都会因发病而被确认，所得数据完整，接近于 1∶1 的比例。

② **不完全确认**（incomplete ascertainment）：常染色体隐性遗传病家系中，一对夫妇都是携带者，只有子女中有 1 个以上患病者的家庭才会被确认，而无患病子女的家庭将被漏检，也称截短确认（truncate ascertainment）。因而患者人数占其同胞人数的比例高于理论上的 1/4 的现象，是由于选择偏倚（selection deviation）所致。因此在计算常染色体隐性遗传病患者同胞的发病比例时，常采用 Weinberg 先证者法进行校正，校正公式为 $C = \dfrac{\sum a(r-1)}{\sum a(s-1)}$，（$C$ 为校正比例；a 为先证者人数；r 为同胞中的受累人数；s 为同胞人数）。

（2）近亲婚配明显提高常染色体隐性遗传病的发病风险

① **近亲**（close relatives）：指在 3～4 代以内有共同祖先的个体间的关系，他们之间的通婚称为近亲婚配。

② **亲缘系数**（coefficient of relationship）：两个近亲个体在某一基因座上具有相同基因的概率称为亲缘系数。

③ **一级亲属**：包括亲子关系和同胞关系，他们之间的亲缘系数为 1/2，即他们之间基因相同的可能性为 1/2。与亲子关系不同，同胞之间 1/2 的亲缘系数只是一种概率估计，实际情况可能大于或小于 1/2。

④ **二级亲属**：包括一个个体的祖父母、外祖父母、双亲的同胞、同胞的子女和子女的子女

等，他们之间的亲缘系数为 1/4。

⑤ **三级亲属**：泛指亲缘系数为 1/8 的近亲之间的关系。

⑥ 其他亲属级别依此类推，亲属级别每远一级，基因相同的可能性减少 1/2。

第四节　X 连锁显性遗传病的遗传

由性染色体上的基因所决定的性状在群体分布上存在着明显的性别差异。如果决定一种遗传病的致病基因位于 X 染色体上，带有致病基因的女性杂合子即可发病，称为 **X 连锁显性**（X-linked dominant，XD）遗传病，如低磷酸盐血症性佝偻病（hypophosphatemic rickets）（OMIM #307800）。

男性只有一条 X 染色体，其 X 染色体上的基因不是成对存在的，在 Y 染色体上缺少相对应的等位基因，故称为**半合子**（hemizygote），其 X 染色体上的基因都可表现出相应的性状或疾病。

男性的 X 染色体及其连锁的基因只能从母亲传来，将来又只能传递给女儿，一般不存在男性→男性的传递，这种传递方式称为**交叉遗传**（criss-cross inheritance）。

对于 X 连锁显性遗传病来说，女性有两条 X 染色体，其中任何一条 X 染色体上存在致病基因都会发病，而男性只有一条 X 染色体，所以女性发病率约为男性的 2 倍。男性患者病情较重，而女性患者由于 X 染色体的随机失活，病情较轻且常有变化。

1. 婚配类型和子代发病风险

（1）X 连锁显性遗传病**男性半合子患者**（X^AY）**与正常女性**（X^aX^a）**婚配**，由于交叉遗传，男性患者的致病基因一定传给女儿，而不会传给儿子，所以女儿都将是患者（X^AX^a），儿子全部为正常（X^aY）。

（2）X 连锁显性遗传病**女性杂合子患者**（X^AX^a）**与正常男性**（X^aY）**婚配**，子女中各有 50% 的可能性发病。

2. X 连锁显性遗传的特征　①人群中女性患者数目多于男性患者，在罕见的 XD 遗传病中，女性患者的数目约为男性患者的 2 倍，但女性患者病情通常较轻。②患者双亲中一方患病；如果双亲无病，则来源于新生突变。③由于交叉遗传，男性患者的女儿全部都为患者，儿子全部正常；女性杂合子患者的子女中各有 50% 的可能性发病。④系谱中常可看到连续传递现象，这点与常染色体显性遗传一致。

第五节　X 连锁隐性遗传病的遗传

如果决定一种遗传病的致病基因位于 X 染色体上，且为隐性基因，即带有致病基因的女性杂合子不发病，称为 **X 连锁隐性**（X-linked recessive，XR）遗传病，如血友病 A（hemophilia A）（OMIM #306700）。

1. 婚配类型和子代发病风险

（1）家系中，最常见的婚配类型是**女性杂合子携带者**（X^AX^a）**与正常男性**（X^AY）**婚配**，子代中儿子将有 50% 受累；女儿不发病，但 50% 为携带者。

（2）**男性半合子患者**（X^aY）**与正常女性**（X^AX^A）**婚配**，所有的子女表型都正常，但由于交叉遗传，父亲的 X^a 一定传给女儿，因此所有女儿均为杂合子携带者（X^AX^a）。

（3）偶尔可见**男性半合子患者**（X^aY）**与女性杂合子**（X^AX^a）**婚配**，子女有 1/2 会发病，且由于交叉遗传，表型正常的女儿均为杂合子携带者（X^AX^a）。

2. X 连锁隐性遗传的特征　①人群中男性患者远多于女性患者，在一些罕见的 XR 遗传病中，往往只能看到男性患者。②双亲无病时，儿子有 1/2 的可能发病，女儿则不会发病，表明致病基因是从母亲传来的；如果母亲不是携带者，则来源于新生突变。③由于交叉遗传，男性患者的兄弟、舅父、姨表兄弟、外甥、外孙等也有可能是患者；患者的外祖父也可能是患者，这种情况下，患者的舅父一般不发病。④系谱中常看到几代经过女性携带者传递、男性发病的现象；如果存在女性患者，其父亲一定是患者，母亲一定是携带者。

第六节　Y 连锁遗传病的遗传

如果决定某种性状或疾病的基因位于 Y 染色体，随 Y 染色体而在上下代之间进行传递，称为 **Y 连锁遗传**（Y-linked inheritance），如外耳道多毛症（hypenrichosis of external anditory meatus）（OMIM♯425500）。

Y 连锁遗传的传递规律比较简单，具有 Y 连锁基因者均为男性，这些基因将随 Y 染色体进行父→子、子→孙的传递，又称为**全男性遗传**（holandric inheritance）。

第七节　影响单基因遗传病分析的因素

理论上，各种单基因遗传的性状在群体中呈现出各自不同的传递规律。但实际工作中，受到遗传背景或环境因素的影响，某些突变基因性状的遗传存在着许多例外情况。

一、拟常染色体遗传

一般来说，X 连锁基因在减数分裂 I 时发生的重组仅限于女性的两条同源的 X 染色体之间。在人类 X 和 Y 染色体的长臂和短臂末端存在部分高度同源的 DNA 序列，这一区域内的染色体片段在减数分裂 I 时可发生类似常染色体的联会和染色体互换，称为**拟常染色体区**。

男性精子发生的减数分裂过程中，位于 X 和 Y 染色体拟常染色体区的基因若发生重组，可致 X 染色体的基因交换到 Y 染色体的同源区段上，并传递给男性后代，出现类似于常染色体显性的男-男传递现象，这种遗传方式就称为**拟常染色体遗传**。如 Léri-Weill 软骨骨生成障碍的致病基因是位于拟常染色体区 Xp22.33 的 *SHOX* 基因和 Yp11.2 的 *SHOXY* 基因，因而使男-男遗传的存在成为可能。

二、亲代印记的遗传学效应

亲代印记（parental imprinting）：来自双亲的某些同源染色体或等位基因却存在着功能上的差异，即不同性别的亲代传给子代的同一染色体或等位基因发生改变时，可以引起不同的表型形成，也称为**基因组印记**（genomic imprinting）。基因组印记可引起异常的遗传方式，使得某种遗传病看起来为显性遗传，但仅从某一特定性别的亲代遗传，而与另一性别的亲代无关。如 Prader-Willi 综合征和 Angelman 综合征都是由印记异常引发的遗传病。

三、基因型-表型相关性

基因型是指一个个体的遗传结构或组成，一般指特定基因座上等位基因的组成。**表型**是指生物体在基因型及其与环境相互作用下所产生的从分子到形态的各个层次上的性状表现。

（一）遗传异质性

遗传异质性指一种遗传性状可以由多个不同的遗传改变所引起，分为基因座异质性和等位基因异质性。**基因座异质性**是指同一遗传病是由不同基因座的基因突变引起的。**等位基因异质性**是指某一遗传病是由同一基因座上的不同突变引起的。

（二）基因多效性

基因多效性指一个基因可以决定或影响多个性状。在个体的发育过程中，很多生理生化过程都是互相联系、互相依赖的。基因的作用是通过控制新陈代谢的一系列生化反应而影响到个体发育的方式，从而决定性状的形成。一个基因的改变可能直接影响到其他生化过程的正常进行，从而引起其他性状发生相应改变。

(三) 外显率和表现度

外显率 (penetrance) 指在一定环境条件下，群体中某一基因型个体表现出相应表型的百分率。外显率等于100%时称为完全外显，低于100%则为不完全外显或外显不全。**表现度** (expressivity) 是指在不同遗传背景和环境因素的影响下，相同基因型的个体在性状或疾病的表现程度上产生的差异。

外显率与表现度是两个不同的概念，其根本的区别在于外显率阐明了基因表达与否，是"质"的问题；而表现度说明的是在基因表达前提下的表现程度，是"量"的问题。

(四) 共显性

共显性指一对等位基因之间没有显性和隐性的区别，在杂合子个体中两种基因的作用都能表现出来。如 ABO 血型中的 A、B 基因在杂合状态下共同表达为 AB 血型。

(五) 延迟显性

延迟显性指一些带有显性致病基因的杂合子 (Aa) 在生命的早期，致病基因不表达或表达不足没有引起明显的临床表现，当达到一定的年龄后才表现出相应的疾病临床症状。

(六) 从性遗传和限性遗传

从性遗传是指位于常染色体上的基因，由于受到性别的影响而显示出男女表型分布比例的差异或基因表达程度的差异。**限性遗传**是指位于常染色体上的基因，由于基因表达的性别限制，只在一种性别表现，而在另一种性别则完全不能表现，但这些基因均可传给下一代。限性遗传可能主要是由于男女性在解剖学结构上的差异所致，也可能受性激素分泌方面的性别差异限制，故只在某一性别中发病。

(七) 拟表型

拟表型是由于环境因素的作用使个体产生的表型恰好与某一特定基因所产生的表型相同或相似，也称表型模拟。

四、生殖腺嵌合

生殖腺嵌合 (gonadal/germline mosaicism) 是指一个个体的生殖腺细胞不是纯合的而是由遗传组成不同的细胞系嵌合而成的。

异源嵌合体 (allogenetic chimera) 指两个精子分别与两个卵细胞受精后发生了融合，结果导致该个体的生殖腺成为由两种不同基因型的细胞群组成的嵌合体。

同源嵌合体 (isologous chimera) 指在胚胎发育过程中，某个未来的生殖腺细胞的遗传物质发生突变，结果导致该个体的生殖腺细胞成为嵌合体。

五、遗传早现

遗传早现是指一些遗传病（通常为显性遗传病）在连续几代的遗传过程中，患者发病年龄逐代提前和（或）病情程度逐代加重的现象。**动态突变**是遗传早现的分子基础。

六、X 染色体失活

X 染色体失活 (X-chromosome inactivation)：Lyon 假说认为女性的两条 X 染色体在胚胎发育早期就有一条随机失活，或称为 **Lyon 化** (Lyonization)，因此女性体细胞的两条 X 染色体只有一条在遗传上是有活性的。

同步练习

一、单项选择题

1. 属于常染色体显性遗传病的是（　　）。
   A. 镰状细胞贫血症　　　　B. 先天性聋哑　　　　C. 短指症
   D. 红绿色盲　　　　　　　E. 血友病 A

2. 王先生是一个视网膜母细胞瘤（AD）患者，如果该病外显率为 90%，问王先生与一表型正常女性结婚，后代患该病的概率约为（　　）。
   A. 50%　　　　　　　B. 45%　　　　　　　C. 75%
   D. 100%　　　　　　E. 10%

3. 存在交叉遗传和隔代遗传的遗传病为（　　）。
   A. 染色体显性遗传　　　B. 常染色体隐性遗传　　　C. X 连锁显性遗传
   D. X 连锁隐性遗传　　　E. Y 连锁遗传

4. 小明和他的爷爷是多指患者，但他的父母均表型正常，最可能是因为（　　）。
   A. 多指是常染色体隐性遗传病　　　　　B. 多指是伴 X 染色体隐性遗传病
   C. 小明的父亲是顿挫型个体　　　　　　D. 小明的父母不携带致病基因
   E. 小明是多指基因突变所导致

5. 在一定环境条件下，群体中筛查出 Aa 基因型个体 320 人，其中只有 240 人表现出显性基因 A 的表型，这种现象称为（　　）。
   A. 完全外显　　　　B. 不完全外显　　　　C. 完全确认
   D. 不完全确认　　　E. 选择偏倚

6. 在调查一群体多趾症中，推测具有该致病基因的个数为 25，实际具有该表型的为 20，则下列说法不正确的是（　　）。
   A. 外显率约 80%　　　　　　　　　　B. 表现度较低
   C. 未发现该病的 5 人称为顿挫型　　　D. 该现象称为外显不全
   E. 是不规则显性遗传

7. 杂合子（Aa）在不同条件下，可以表现为显性，即表达出相应的表型；也可以表现为隐性，即不表达出相应的性状。这种情况叫做（　　）。
   A. 延迟显性　　　B. 共显性　　　C. 不规则显性
   D. 不完全显性　　E. 限性遗传

8. 某种常染色体显性遗传病杂合子个体的病情轻，这是因为该遗传病是（　　）。
   A. 隐性遗传　　B. 共显性遗传　　C. 不完全显性遗传
   D. 外显不全　　E. 性连锁遗传

9. 属于不完全显性的遗传病为（　　）。
   A. 软骨发育不全　　B. 短指症　　C. 多指症
   D. Huntington 舞蹈病　　E. 早秃

10. 遗传性舞蹈病是一种延迟显性遗传病，一个男人的母亲（40 岁）患此病，他未发病，按分离律计算，其与正常女性婚配后所生子女的发病风险为（　　）。
    A. 1/2　　　　B. 1/4　　　　C. 1/8
    D. 1/16　　　E. 0

11. 从性遗传是指（　　）。
    A. X 连锁的显性遗传　　　　　　　　B. X 连锁的隐性遗传

C. Y 连锁的显性遗传 　　　　　　　　　　D. Y 连锁的隐性遗传
E. 性别作为修饰因子的常染色体显性遗传

12. 当基因为杂合子时，两个基因所控制的性状都完全表现出来，这叫（　　）。
    A. 完全显性　　　　　　B. 不完全显性　　　　　　C. 共显性
    D. 不规则显性　　　　　E. 遗传印记

13. 父母一方为 AB 血型、另一方为 O 血型，他们的儿女中应有的血型是（　　）。
    A. 全为 AB 型　　　　　B. 全为 O 型　　　　　　C. 全为 A 型
    D. A 型、B 型各半　　　E. 全为 B 型

14. 双亲的血型分别为 A 型和 B 型，子女中可能出现的血型是（　　）。
    A. A 型和 O 型　　　　　B. B 型和 O 型　　　　　C. AB 型和 O 型
    D. A 型和 B 型　　　　　E. A 型、B 型、AB 型和 O 型

15. 父亲为 A 血型，生育了 1 个 B 血型的儿子和 1 个 O 血型的儿子，母亲可能的血型为（　　）。
    A. O 型和 B 型　　　　　B. B 型和 AB 型　　　　C. 只能为 O 型
    D. A 型和 AB 型　　　　E. 只能为 B 型

16. 遗传早现的分子基础是（　　）。
    A. 同义突变　　　　　　B. 静态突变　　　　　　C. 动态突变
    D. 碱基置换　　　　　　E. 移码突变

17. 患者正常同胞有 2/3 可能为携带者的遗传病为（　　）。
    A. 常染色体显性遗传　　B. 常染色体隐性遗传　　C. X 连锁显性遗传
    D. X 连锁隐性遗传　　　E. Y 连锁遗传

18. 一对正常夫妻，婚后生了一个苯丙酮尿症男孩子和一个正常女孩，这个女孩子为携带者的可能性是（　　）。
    A. 0　　　　　　　　　　B. 1/4　　　　　　　　　C. 1/2
    D. 2/3　　　　　　　　　E. 100%

19. 一个表型正常的人，其舅舅患某苯丙酮尿症（AR），他如果和表型正常的姨表妹婚配，后代中患该病的风险是（　　）。
    A. 1/32　　　　　　　　B. 1/36　　　　　　　　　C. 1/48
    D. 1/64　　　　　　　　E. 1/96

20. 一对夫妇表型正常，妻子的弟弟为白化病（AR）患者，假设白化病基因在人群中为携带者的频率为 1/60，这对夫妇生育白化病患儿的概率为（　　）。
    A. 1/4　　　　　　　　　B. 1/360　　　　　　　　C. 1/240
    D. 1/120　　　　　　　　E. 1/480

21. 苯丙酮尿症（AR）群体发病率为 1/10000，一个男人的外甥患此病，他与正常女性结婚，其所生子女的患此病的风险是（　　）。
    A. 1/50　　　　　　　　B. 1/100　　　　　　　　C. 1/200
    D. 1/400　　　　　　　　E. 1/800

22. 一个男性患先天性聋哑（AR），与其姨表妹结婚后，生下两个女儿未患病，按分离律计算，再生子女患此病的风险是（　　）。
    A. 1/4　　　　　　　　　B. 1/8　　　　　　　　　C. 1/16
    D. 1/56　　　　　　　　E. 1/72

23. 白化病（AR）群体发病率为 1/10000，一个人的叔叔患此病，他与无血亲关系的正常女性婚配所生子女发病风险是（　　）。
    A. 1/100　　　　　　　　B. 1/10000　　　　　　　C. 1/36

  D. 1/600   E. 1/800

24. 两个聋哑人（AR）有时所生子女为正常的个体，这可能是一种（　　）的表现。
  A. 遗传印记   B. 遗传异质性   C. 早现遗传
  D. DNA甲基化   E. 不完全显性遗传

25. 父亲并指患者（AD），母亲表型正常，婚后生了一个白化病（AR）孩子，这对夫妇再生这两种病都不患的孩子的可能性为（　　）。
  A. 1/2   B. 3/4   C. 1/8
  D. 3/8   E. 1/4

26. 交叉遗传的主要特点是（　　）。
  A. 女患者的致病基因一定由父亲传来，将来一定传给女儿
  B. 女性患者的致病基因一定由母亲传来，将来一定传给儿子
  C. 男性患者的致病基因一定由父亲传来，将来一定传给女儿
  D. 男性患者的致病基因一定由父亲传来，将来一定传给儿子
  E. 男性患者的致病基因一定从母亲传来，将来一定传给女儿

27. X连锁显性遗传病女性患者的病情往往较男性患者更轻，这是因为（　　）。
  A. 男性是半合子
  B. 女性携带了两个致病基因
  C. 女性患者多为杂合子，且存在X染色体失活
  D. 男性个体中致病基因表达量更高
  E. 发病的阈值存在性别差异

28. 对于XR遗传病的男性患者来说，其兄弟、舅父、姨表兄弟和外孙都有发病风险是因为（　　）。
  A. 垂直遗传   B. 水平遗传   C. 交叉遗传
  D. 反向遗传   E. 扩散遗传

29. 男性患者所有女儿都患病的遗传病为（　　）。
  A. AD   B. AR   C. XD
  D. XR   E. Y连锁遗传

30. 已知某伴X隐性遗传病的男性发病率为1/20，女性携带者的频率为（　　）。
  A. 4.25%   B. 9.5%   C. 19%
  D. 0.25%   E. 50%

31. 一女性的两个弟弟患血友病（XR），双亲正常，与正常男性结婚，所生男孩的发病风险是（　　）。
  A. 1/2   B. 1/4   C. 1/8
  D. 1/16   E. 1/32

32. 家族中所有有血缘关系的男性都发病的遗传病为（　　）。
  A. 外耳道多毛症   B. BMD   C. 白化病
  D. 软骨发育不全   E. 地中海贫血

33. 母亲是红绿色盲患者，父亲正常，他们的四个儿子中患色盲的有（　　）。
  A. 0个   B. 1个   C. 2个
  D. 4个   E. 3个

34. 血友病A（XR）男性发病率为1/10000，女性发病率是（　　）。
  A. $1×1/10000$ B. $2×1/10000$ C. $4×1/10000$
  D. $8×1/10000$ E. $1/10000^2$

35. 关于遗传异质性，下述表述准确的是（　　）。

A. 表型与基因型一致的个体
B. 表型与基因型不一致的个体
C. 表型一致的个体，但基因型不同
D. 基因型一致的个体，但表型不同
E. 以上说法都对

二、问答题

1. 一对表型正常的夫妇生出了一个Ⅰ型先天聋哑（常染色体隐性遗传病，其致病基因位于多个基因座位）的女儿，此聋哑女儿长大后与先天聋哑男子结婚并生育了一个表型正常的儿子，试分析其可能的原因。

2. 一对表型正常的夫妇，婚后生出了一个患有白化病（AR）的女儿和一个红绿色盲（XR）的儿子，请分析其原因。

参考答案

一、单项选择题

1. C 2. B 3. D 4. C 5. B 6. B 7. C 8. C
9. A 10. B 11. E 12. C 13. D 14. E 15. E
16. C 17. B 18. D 19. B 20. B 21. D 22. B
23. D 24. B 25. D 26. E 27. C 28. C 29. C
30. B 31. B 32. A 33. D 34. E 35. C

二、问答题

1. 答：Ⅰ型先天聋哑为常染色体隐性遗传病，其致病基因有多个基因座位（遗传异质性），因此任何一个基因座位的纯合子均可导致同一表型，因此，父母正常而女儿发病，说明这对夫妇均为同一基因座位的杂合子（Aa），而女儿为此基因座位的纯合子（aa），同理，外孙正常说明其父（聋哑男子 AAbb）母（聋哑女儿 aaBB）并不是同一基因座位的纯合子。

2. 答：（以 a 代表白化病的致病基因，b 代表红绿色盲的致病基因）红绿色盲为伴X隐性遗传病，白化病是常染色体隐性遗传病，也就是说男方的基因型是 AaX^BY，女方是 AaX^BX^b，女儿的基因型是 aaX^BX^B 或 aaX^BX^b，儿子的基因型是 AAX^bY 或 AaX^bY。

（宋涛）

第五章 多基因遗传

学习目标

1. 掌握 多基因遗传、质量性状、数量性状、易感性、易患性、发病阈值、遗传率等的概念；质量性状与数量性状遗传的特点；遗传率的意义及其适用范围。

2. 熟悉 多基因遗传病的遗传率估算方法及其适用人群；Falconer 和 Holzinger 公式；再发风险评估的 Edwards 公式及其适用范围。

3. 了解 影响多基因遗传病的再发风险因素。

内容精讲

人类绝大多数表型性状是由环境因素和遗传因素共同决定的，包括血压、血脂、肤色、头围、身高、体重和 IQ 等。同样，人类绝大多数常见病，如糖尿病、肥胖症、高血压、冠心病、肿瘤等，也是由环境因素和遗传因素决定的。这些性状和常见病往往受多个基因调控。因此，我们将这些受多个基因调控的疾病称为**多基因病**或**多基因遗传病**（polygenic hereditary diseases），其遗传方式为**多基因遗传**（polygenic inheritance）或**多因子遗传**（multifactorial inheritance，MF）。不同基因对疾病的表型贡献有大有小，因此可分为**主效基因**（major effect gene）和**微效基因**（minor effect gene）。主效基因可能存在显隐性关系，但微效基因相互之间显隐之分并不明确，多互为共显性。多对微效基因的作用积累之后可以形成一个明显的效应，这种现象称为**累加效应**（additive effect），因而这些基因也被称作**累加基因**（additive gene）。

第一节 数量性状的多基因遗传

一、数量性状与质量性状

在单基因遗传中，基因和表型之间的对应关系较为明显，因此由基因改变而引起的性状的变异在群体中的分布往往是不连续的，可以明显地分为 2~3 群，基本与其基因型相对应，且性状不易受环境影响，所以单基因遗传的性状也称为**质量性状**（qualitative character）。

多基因遗传性状的变异在群体中的分布是连续的，只有一个峰，因此会有一个平均值。不同个体间的差异只是量的变异，临近的两个个体之间的差异很小，因此这类性状称为**数量性状**（quantitative character）。这些性状在人群中呈正态分布，而非"有或无"的遗传方式。

二、数量性状形成的遗传机制

以人的身高性状为例来分析数量性状形成的遗传机制。假设有三对**非连锁**的基因控制人类的身高，它们分别是 AA′、BB′、CC′。这三对基因中 A、B、C 较 A′、B′、C′对身高有增强作用，各可在平均身高（165cm）基础上增加 5cm，故基因型 AABBCC 个体为高身材个体（195cm）；而它们的等位基因 A′、B′、C′则各在身高平均值的基础上减低 5cm，故基因型 A′A′B′B′C′C′个体为矮身材个体（135cm），介于这两者之间的基因取决于 A、B、C 和 A′、B′、C′之间的组合。假如高身材（195cm）个体（AABBCC）与矮身材（135cm）个体（A′A′B′B′C′C′）婚配，则子 1 代基因型为 AA′BB′CC′，呈中等身材（165cm）。假设相同基因型的子 1 代个体间进行婚配，则这三对非连锁基因按分离律和自由组合律，可产生8种精子或卵子，精卵随机结合可产生64种基因型。将各基因型按高矮数目分组可以归并成7组，即6'0（表示有6个均带'的身高降低基因，0个不带'的身高增高基因）、5'1、4'2、3'3、2'4、1'5、0'6，它们的频数分布分别为1、6、15、20、15、6、1。再将这7组基因组合的频数分布做成柱形图，以横坐标为组合类型，纵坐标为频数，各柱形顶端连接成线，可得到近似于正态分布的曲线。

从上述身高的例子可以看出，数量性状之所以呈现**单峰分布**，主要取决于两点：①**多对微效基因**；②**基因随机组合**。虽然微效基因没有显隐性之分，但其作用存在"正向"和"负向"的可能。此外，多基因遗传中，虽然性状的遗传规律不符合孟德尔定律，但每一对基因的遗传方式仍符合孟德尔定律，即分离和自由组合。

需说明的是，上述例子忽略了环境因素对人身高产生的影响，还假设了所有影响身高的基因贡献率相同。事实上，一般来说决定数量性状的基因远不止3对，而且每个基因的作用也并非相等。这些基因在巨大的基因网络中相互作用，任何一个基因的改变都有可能改变整个基因网络。再加上环境因素的影响，数量性状的遗传其实是非常复杂的。

英国科学家Galton提出的"**平均值的回归**"理论。数量性状在遗传过程中表现为子代向群体的平均值靠拢，即子代的平均值与亲代的平均值相比将更接近群体平均值。

第二节 疾病的多基因遗传

一、易患性与发病阈值

在多基因遗传中，由遗传基础决定一个个体患病的风险称为**易感性**（susceptibility），而由遗传因素和环境因素共同作用决定个体患某种遗传病的风险称为**易患性**（liability）。群体中的易患性变异也呈正态分布。当一个个体易患性高到一定限度时，就可能发病。这种由易患性所导致的多基因遗传病发病的最低限度称为**发病阈值**（threshold）。

利用正态分布平均值（或均值 μ）与标准差（δ）之间的已知关系，可由患病率估计群体的发病阈值与易患性平均值之间的距离，该距离是以正态分布的标准差作为衡量单位。一种多基因病的易患性的平均值与阈值越近，表明易患性高、阈值低、群体患病率高；相反，易患性的平均值与阈值越远，表明易患性低、阈值高、群体患病率低。

二、遗传率及其估算

遗传率（heritability）又称**遗传度**，是指在多基因疾病形成过程中，遗传因素的贡献大小。如果一种疾病完全由遗传因素所决定，遗传率就是100%；如果完全由环境所决定，遗传率就是0，这两种极端情况是极少见的。一般来说，遗传率越低的性状或疾病，家族聚集现象越不明显。计算人类多基因遗传病遗传率的传统计算方法有两种，即 Falconer 公式和 Holzinger 公式。

（一）Falconer 公式

根据**先证者亲属的患病率与遗传率有关**而建立，可通过调查先证者亲属患病率和一般人群的患病率来算出遗传率。

$$h^2 = b/r \tag{5-1}$$

式中，h^2 为遗传率；b 为亲属易患性对先证者易患性的回归系数；r 为亲缘系数。

当已知一般人群的患病率时，用式（5-2）计算回归系数：

$$b = (X_g - X_r)/a_g \tag{5-2}$$

当缺乏一般人群的患病率时，可设立对照组调查对照组亲属的患病率，用式（5-3）计算回归系数：

$$b = p_c(X_c - X_r)/a_c \tag{5-3}$$

在式（5-2）和式（5-3）中，X_g 为一般群体易患性平均值与阈值之间的标准差数。X_c 为对照组亲属中的易患性平均值与阈值之间的标准差数；X_r 为先证者亲属易患性平均值与阈值之间的标准差数；a_g 为一般群体易患性平均值与一般群体中患者易患性平均值之间的标准差数；a_c 为对照亲属易患性平均值与对照亲属中患者易患性平均值之间的标准差数。q_g 为一般群体患病率；q_c 为对照亲属患病率，$p_c=1-q_c$；q_r 为先证者亲属患病率。

X_g、X_r、a_g 和 a_c 均可由一般群体患病率、对照亲属患病率和先证者亲属患病率查 Falconer 表得到。

（二）Holzinger 公式

根据遗传率越高的疾病，单卵双生的患病一致率与二卵双生患病一致率相差越大而建立的。所谓患病一致率是指双生子中一个患某种疾病，另一个也患同样疾病的频率。其中 C_{MZ} 为单卵双生子的同病率；C_{DZ} 为二卵双生子的同病率。

$$h^2=(C_{MZ}-C_{DZ})/(100-C_{DZ}) \tag{5-4}$$

关于遗传率的概念和计算应注意下列问题：
① 遗传率是特定人群的估计值；
② 遗传率是群体统量，用到个体毫无意义；
③ 遗传率的估算仅适合于没有遗传异质性而且也没有主基因效应的疾病。

三、影响多基因遗传病再发风险估计的因素

（一）患病率与亲属级别有关

多基因遗传病发病有明显的家族聚集倾向，患者亲属患病率高于群体患病率，而且随着与患者亲缘关系级别变远（或亲缘系数减小），患病率剧减，向群体患病率靠拢。

Edwards 公式：当群体患病率（q）在 $0.1\%\sim1\%$，遗传率为 $70\%\sim80\%$，患者一级亲属再发风险 q_r 是群体患病率 q_g 的平方根。

在群体患病率不变的情况下，患者一级亲属患病率随遗传率的增高而增高；在遗传率不变的情况下，患者一级亲属患病率随群体发病率的增高而增高。

（二）患病亲属再发风险与亲属中受累人数有关

在多基因遗传病中，当一个家庭中患病人数越多，亲属再发风险越高。

（三）患者亲属再发风险与患者畸形或疾病严重程度有关

患者病情越严重，其亲属再发风险就越高。这是因为多基因遗传病发病的遗传基础是微效基因，存在共显累加效应。如果患者病情严重，证明其易患性远远超过发病阈值而带有更多的易感性基因，与病情较轻的患者相比，其父母所带有的易感基因也多，易患性更接近阈值。因此，再次生育时其后代再发风险也相应增高。

（四）多基因遗传病的群体患病率存在性别差异时，亲属再发风险与性别有关

群体中患病率低但阈值较高性别的先证者，其亲属再发风险相对增高；相反，群体中患病率相对高但阈值较低性别的先证者，其亲属再发风险相对较低。这种情况称为卡特效应（Carter effect）。

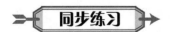
同步练习

一、单项选择题

1. 以下不属于多基因疾病的是（   ）。
   A. 冠心病   B. 哮喘   C. 白化病

D. 阿尔茨海默病　　　　　　E. 糖尿病
2. 多基因疾病的特点不包括（　　）。
   A. 患病率较高　　　　　　　　　　　　B. 有家族聚集现象
   C. 与环境因素有关　　　　　　　　　　D. 疾病性状的遗传符合孟德尔定律
   E. 不同基因对疾病的表型贡献有大有小
3. 对某多基因遗传病的调查表明，在50对一卵双生中，共同发病的有30对；在40对异卵双生中，共同发病的有10对，那么此病的遗传率是（　　）。
   A. 47%　　　　　　B. 65%　　　　　　C. 78%
   D. 85%　　　　　　E. 35%
4. 多基因遗传病中先天性幽门狭窄的发病率，男性比女性高5倍，则（　　）。
   A. 男性患者的儿子发病率高于女性患者的儿子
   B. 男性患者的女儿发病率高于女性患者的儿子
   C. 男性患者的儿子发病率低于女性患者的儿子
   D. 男性患者的儿子发病率低于男性患者的女儿
   E. 女性患者的儿子发病率低于女性患者的女儿
5. 关于遗传率的描述不正确的是（　　）。
   A. 针对特定人群，不适用于其他人群　　B. 是群体统计量，不适用于个体
   C. 适用于遗传异质性的疾病　　　　　　D. 有多种计算方法
   E. 不适用于有主基因效应的疾病
6. 某多基因遗传病的群体发病率是0.25%，遗传率为75%，则患者一级亲属发病率约为（　　）。
   A. 10%　　　　　　B. 5%　　　　　　　C. 1%
   D. 0.5%　　　　　　E. 0.1%
7. 如果某种遗传性状的变异在群体中的分布只有一个峰，这种性状称（　　）。
   A. 显性性状　　　　B. 隐性性状　　　　C. 数量性状
   D. 质量性状　　　　E. 共显性性状
8. 下列哪种患者的后代发病风险相对高？（　　）。
   A. 单侧唇裂　　　　B. 腭裂　　　　　　C. 双侧唇裂
   D. 双侧唇裂＋腭裂　E. 无法判断
9. 遗传病中发病率最高的类型是（　　）。
   A. 染色体病　　　　B. 单基因病　　　　C. 多基因病
   D. 线粒体病　　　　E. 体细胞病
10. 多基因遗传的特点不包括（　　）。
    A. 极端表型的纯种个体杂交后，子一代大部分为中间型
    B. 两个中间型子一代杂交后，子二代变异范围会比子一代更广泛
    C. 在随机杂交的群体中，受环境与遗传因素影响，变异范围广
    D. 在随机杂交的群体中，中间类型少，极端个体多
    E. 在遗传过程中，子代性状会出现向群体的平均值靠拢的回归现象
11. 关于糖尿病描述正确是（　　）。
    A. 在家系中的遗传遵循孟德尔定律　　　B. 由多对基因控制
    C. 不受环境因素的影响　　　　　　　　D. 发病不具有家族聚集性
    E. 发病率非常低
12. 关于易患性描述不正确的是（　　）。
    A. 由遗传和环境因素共同决定　　　　　B. 等于易感性＋环境因素

C. 大多数人的易患性接近平均值 D. 每个个体的易患性可以被准确测出
E. 群体中全部个体的易患性变异呈正态分布

13. 小明是一名唇腭裂患者,那么以下选项中患唇腭裂风险最高的是( )。
    A. 小明同卵双生的弟弟 B. 小明的儿子 C. 小明的侄子
    D. 小明的表兄弟 E. 小明的外甥女

14. 小明和他的妹妹小红都是先天性幽门狭窄患者,已知此病男性发病率高于女性,那么发病风险最高的是( )。
    A. 小明的儿子 B. 小明的女儿 C. 小红的儿子
    D. 小红的女儿 E. 无法判断

15. 以下属于质量性状的是( )。
    A. 苯硫脲尝味能力 B. 血压的高低 C. 智力的高低
    D. 肤色的深浅 E. 体重的高低

16. 关于遗传率描述正确的是( )。
    A. 对于不同人群来说同一疾病的遗传率是相同的
    B. 精神分裂症的遗传率为80%,说明20%的精神分裂症患者发病是由环境因素决定
    C. 遗传率只适用于没有遗传异质性也没有主基因效应的多基因疾病
    D. 所有遗传病都有其对应的遗传率
    E. 以上描述都正确

17. 无脑儿的群体发病率为0.2%,某表型正常夫妇婚后生育第一胎为无脑儿患儿,那么他们再生一胎仍然为患儿的风险最有可能是( )。
    A. 0 B. 0.125% C. 0.15%
    D. 0.2% E. 2%

18. 某多基因病,男性发病率0.5%,女性发病率为0.1%,下列说法对的是( )。
    A. 男性患者阈值高,则其子女的复发风险相对女性较高
    B. 男性患者阈值低,其生儿子患该病的风险高于女儿
    C. 女性患者阈值高,则其子女的复发风险相对男性较低
    D. 女性患者阈值低,其子女的复发风险相对男性较高
    E. 女性患者阈值低,其生儿子患该病的风险高于女儿

19. 某种多基因疾病的群体发病率为0.36%,遗传率为72%,某表型正常夫妇婚后生育第一胎为患儿,那么他们再生一胎仍然为患儿的风险是( )。
    A. 0 B. 0.125% C. 0.36%
    D. 60% E. 6%

20. 对多基因遗传病使用Edward公式的前提条件是( )。
    A. 群体发病率1%~10%,遗传率为70%~80%
    B. 群体发病率0.1%~1%,遗传率为70%~80%
    C. 群体发病率0.1%~1%,遗传率为30%~50%
    D. 群体发病率1%~10%,遗传率为30%~50%
    E. 没有前提条件,任何情况适用

21. 多基因病的遗传学基础是( )。
    A. 多个相关基因的共同作用 B. 生殖细胞中等位基因的突变
    C. 染色体结构畸变 D. 染色体数目的改变
    E. 线粒体基因组的突变

22. 单基因病和多基因病的共同点是( )。

A. 由一对等位基因控制　　　B. 受环境的影响很小
C. 发病率高　　　　　　　　D. 受遗传因素的影响可以通过计算遗传率来衡量
E. 发病有家族集聚性

23. 数量性状之所以呈现单峰分布，是由（　　）决定的。
    A. 多对微效基因的随机组合　　　　　B. 环境因素作用大小
    C. 基因突变　　　　　　　　　　　　D. 个体差异明显
    E. 遗传因素作用大小

24. 在公式 $b=p_c(X_c-X_r)/a_c$ 中，X_r 代表的是（　　）。
    A. 一般群体易患性平均值与阈值之间的标准差数
    B. 对照组亲属中的易患性平均值与阈值之间的标准差数
    C. 先证者亲属易患性平均值与阈值之间的标准差数
    D. 一般群体易患性平均值与一般群体中患者易患性平均值之间的标准差数
    E. 先证者亲属易患性平均值与先证者亲属中易患性平均值之间的标准差数

25. 发病阈值指的是（　　）。
    A. 由易患性所导致的多基因遗传病发病最低限度
    B. 患病所必需的、最低的易患基因的数量
    C. 患病所必需的、最高的易患基因的数量
    D. 患病所必需的、最低的主基因的数量
    E. 患病所必需的、最高的微效基因的数量

26. 精神分裂症的一般人群发病率为1%，在患者一级亲属768人中，有80人发病，精神分裂症的遗传率约为（　　）。
    A. 1%　　　　　　B. 10.4%　　　　　　C. 40%
    D. 60%　　　　　　E. 80%

27. 对多基因遗传病，后代发病风险的估计与下列（　　）因素无关。
    A. 群体发病率　　　B. 患者年龄　　　C. 家庭患病人数
    D. 病情严重程度　　E. 遗传率

28. 据调查，糖尿病的单卵双生同病率为84%，双卵双生同病率为37%，根据遗传病研究的双生子法，可以计算出糖尿病的遗传率接近（　　）。
    A. 100%　　　　　　B. 75%　　　　　　C. 50%
    D. 25%　　　　　　E. 47%

二、多项选择题

1. 以下描述符合多基因遗传的是（　　）。
   A. 涵盖了人类绝大多数性状　　　　B. 受遗传和环境的影响各占一半
   C. 涵盖了大多数的人类常见病　　　D. 受一对等位基因控制
   E. 取决于相关的多个基因共同作用

2. 人群中血压的变异分布应当是（　　）。
   A. 呈单峰分布　　　　　　　　　　B. 临近两个个体之间差异很小
   C. 呈2~3个峰分布　　　　　　　　D. 呈正态分布
   E. 分布不受环境影响

3. 关于控制多基因遗传的基因描述正确的是（　　）。
   A. 存在多个基因　　　　　　　　　B. 不同基因对疾病或性状的贡献不同
   C. 可分为主效基因和微效基因　　　D. 微效基因之间存在显隐性关系
   E. 主效基因之间互为共显性

4. 多基因遗传中平均值的回归现象指的是（　　）。
   A. 双亲身高平均值高于群体平均值，子女平均值就会高于其双亲平均值
   B. 双亲身高平均值低于群体平均值，子女平均值就会高于其双亲平均值
   C. 双亲身高平均值高于群体平均值，子女平均值就会低于其双亲平均值
   D. 双亲身高平均值低于群体平均值，子女平均值就会低于其双亲平均值
   E. 双亲身高平均值高于群体平均值，子女平均值就会等于其双亲平均值
5. 易患性平均值与群体患病率之间的关系（　　）。
   A. 平均值与阈值越近，表明易患性越高，阈值越低，群体患病率高
   B. 平均值与阈值越近，表明易患性越低，阈值越低，群体患病率高
   C. 平均值与阈值越近，表明易患性越高，阈值越高，群体患病率高
   D. 平均值与阈值越远，表明易患性越低，阈值越高，群体患病率低
   E. 平均值与阈值越远，表明易患性越高，阈值越高，群体患病率低
6. 关于遗传率的描述正确的是（　　）。
   A. 一种疾病如果完全由遗传因素决定，则遗传率为100%
   B. 一种疾病如果完全由环境因素决定，则遗传率为100%
   C. 遗传率越低的疾病，家族聚集现象越明显
   D. 遗传率为80%的疾病与遗传率为30%的疾病比，受环境的影响更大
   E. 遗传率为80%的疾病与遗传率为30%的疾病比，受环境的影响更小
7. 对于多基因遗传病的再发风险估计正确的是（　　）。
   A. 与患者亲缘关系越远，患病风险越低
   B. 与患者之间的亲缘系数增大，则患病风险越低
   C. 家庭中患病人数越多，再发风险就越高
   D. 患者的病情严重程度对再发风险没有影响
   E. 群体患病率存在性别差异时，亲属再发风险也与性别有关
8. 某多基因病的遗传率越高，则（　　）。
   A. 单卵双生发病一致性与二卵双生发病一致性差异越大
   B. 单卵双生发病一致性与二卵双生发病一致性差异越小
   C. 患者亲属的发病率超出群体发病率越明显
   D. 患者亲属的发病率超出群体发病率越不明显
   E. 患者亲属的发病率超出对照组亲属的发病率越明显

三、名词解释
1. 平均值的回归　2. 易感性　3. 卡特效应

四、问答题
1. 哮喘患者一级亲属6000人，有522人发病，对照组中无病者的一级亲属共有5000人，其中发病25人，请计算哮喘的遗传率并写出计算过程。

   正态分布的 X 和 a 值表如下：

q%	X	a	q%	X	a	q%	X	a	q%	X	a	q%	X	a	q%	X	a
0.40	2.652	2.962	0.90	2.366	2.701	1.40	2.197	2.549	1.60	2.144	2.502	3.0	1.881	2.268	8.0	1.405	1.858
0.41	2.644	2.954	0.91	2.361	2.697	1.41	2.194	2.547	1.61	2.142	2.499	3.1	1.866	2.255	8.1	1.398	1.853
0.42	2.636	2.947	0.92	2.357	2.693	1.42	2.192	2.544	1.62	2.139	2.497	3.2	1.852	2.243	8.2	1.392	1.847
0.43	2.628	2.939	0.93	2.353	2.690	1.43	2.189	2.542	1.63	2.137	2.495	3.3	1.838	2.231	8.3	1.385	1.842
0.44	2.620	2.932	0.94	2.349	2.686	1.44	2.186	2.539	1.64	2.135	2.493	3.4	1.825	2.219	8.4	1.379	1.836
0.45	2.612	2.925	0.95	2.346	2.683	1.45	2.183	2.537	1.65	2.132	2.491	3.5	1.812	2.208	8.5	1.372	1.831
0.46	2.605	2.918	0.96	2.342	2.679	1.46	2.181	2.534	1.66	2.130	2.489	3.6	1.799	2.197	8.6	1.366	1.825
0.47	2.597	2.911	0.97	2.338	2.676	1.47	2.178	2.532	1.67	2.127	2.486	3.7	1.787	2.186	8.7	1.359	1.820
0.48	2.590	2.905	0.98	2.334	2.672	1.48	2.175	2.529	1.68	2.125	2.484	3.8	1.774	2.175	8.8	1.353	1.815
0.49	2.583	2.898	0.99	2.330	2.669	1.49	2.173	2.527	1.69	2.122	2.482	3.9	1.762	2.165	8.9	1.347	1.810
0.50	2.576	2.892	1.00	2.326	2.665	1.50	2.175	2.525	1.70	2.120	2.480	4.0	1.751	2.154	9.0	1.341	1.804
⋮	⋮	⋮	⋮	⋮	⋮	⋮	⋮	⋮	⋮	⋮	⋮	⋮	⋮	⋮	⋮	⋮	⋮

2.请简述影响多基因遗传病再发风险估计的因素。
3.疾病的遗传率为何不能用到个体上？在疾病遗传率的运用中，我们应当注意什么？

参考答案

一、单项选择题

1. C 2. D 3. A 4. C 5. C 6. B 7. C 8. D
9. C 10. D 11. B 12. D 13. A 14. C 15. A
16. C 17. E 18. B 19. E 20. B 21. A 22. E
23. A 24. C 25. A 26. E 27. B 28. B

二、多项选择题

1. ACE 2. ABD 3. ABC 4. BC 5. AD 6. ACE
7. ACE 8. ACE

三、名词解释

1. 平均值的回归：指的是数量性状在遗传过程中子代向群体的平均值靠拢的现象。

2. 易感性：在多基因遗传中，遗传基础是由多基因构成的，它部分决定了个体发病的风险。这种由遗传基础决定一个个体患病的风险称为易感性。

3. 卡特效应：在某种多基因遗传病的发病上存在性别差异时，表明不同性别的发病阈值是不同的。群体中患病率较低但阈值较高性别的先证者，其亲属再发风险相对增高；相反，群体中患病率相对高但阈值较低性别的先证者，其亲属再发风险相对较低。这种情况称为卡特效应。

四、问答题

1. 答：由题目所提供信息可知应采用 Falconer 公式来计算遗传率。

患病者亲属的患病率 $q_r = 522/6000 = 8.7\%$，查表得 $X_r = 1.359$，$a_r = 1.820$

对照者亲属的患病率 $q_c = 25/5000 = 0.5\%$，$p_c = 1 - q_c = 0.995$，查表得 $X_c = 2.576$，$a_c = 2.892$

代入公式得

$b = 0.995 \times (2.576 - 1.359)/2.892 = 0.42$

调查的对象为患者的一级亲属，$r = 0.5$

则哮喘的遗传率为 $h^2 = b/r = 0.42/0.5 = 84\%$

2. 答：影响多基因遗传病再发风险估计的因素主要有四点：①患病率与亲属级别有关；②患者亲属再发风险与亲属中受累人数有关；③患者亲属再发风险与患者畸形或疾病严重程度有关；④多基因遗传病的群体患病率存在性别差异时，亲属再发风险与性别有关。

3. 答：遗传率是群体统计量，用到个体毫无意义。在运用中，应注意：①遗传率是特定人群的估计值，不宜推到其他人群和其他环境；②遗传率是群体统计量；③遗传率的估算仅适合于没有遗传异质性也没有主基因效应的疾病。

（甘滔）

第六章 群体遗传

学习目标

1. **掌握** 基因频率、基因型频率的概念；遗传平衡定律（Hardy-Weinberg定律）；影响遗传平衡的因素。
2. **熟悉** 遗传平衡定律的应用；遗传负荷的概念。
3. **了解** 群体遗传学概念及范围。

内容精讲

群体（population）又称种群，是属于一个物种，生活在同一地区，并且能够相互杂交的个体群。一个群体中所包含的所有遗传物质信息，含有特定位点的全部等位基因称为**基因库**（gene pool）。

群体遗传学（population genetics）研究群体的遗传变异分布，特别是等位基因频率和基因型频率在人群中的维持、变化及其规律。

第一节 群体的遗传平衡

一、Hardy-Weinberg 平衡定律

基因频率（allele frequency）是指某一基因在群体中出现的频率，即一种等位基因占全部等位基因的比率。同一位点的全部等位基因的频率之和为1。**基因型频率**（genotype frequency）指特定基因型的个体在群体中所占的比率。

群体遗传学的核心概念是 Hardy-Weinberg 平衡定律。该定律揭示了等位基因频率与基因型频率的关系，并在一定条件下，群体的等位基因频率和基因型频率在向子代传递的过程中保持不变。其内涵表现为：一对等位基因 A 和 a，其等位基因频率分别为 p 和 q，$p+q=1$，则群体的基因型频率为 $(p+q)^2=p^2+2pq+q^2=1$，其中，p^2、$2pq$ 和 q^2 分别为基因型 AA、Aa 和 aa 的频率。

Hardy-Weinberg 平衡的成立必须满足以下几个条件：①群体无限大；②群体内的个体随机交配；③没有自然或人工选择；④没有突变；⑤群体内没有大规模的个体迁移。

可以说没有完全满足 Hardy-Weinberg 平衡成立条件的群体，但一个足够大的群体在一定时间内应该近似地被看作一个遗传平衡群体。

对于复等位基因，Hardy-Weinberg 平衡依然成立。任何纯合子的频率等于等位基因频率的平方，而杂合子频率等于 2×等位基因频率之积。如 3 个等位基因（p、q、r）的位点，$(p+q+r)^2=p^2+q^2+r^2+2pq+2pr+2qr=1$。

由于男性只有一个 X 染色体，X 连锁是一个特例。男性的基因型频率=等位基因频率，而女性的基因型和等位基因频率与常染色体等位基因相同。

二、Hardy-Weinberg 定律的应用

（一）遗传平衡群体的判定

针对一个群体的某特定位点，可从基因型频率来判断该群体是否在该位点达到遗传平衡。

首先通过基因型频率（p^2：$2pq$：q^2）的观察值（O）计算出等位基因频率（p、q）；再由等位基因频率（p、q）按照 p^2：$2pq$：q^2 计算出基因型期望值（E），再进行卡方检验：

$$\chi^2 = \sum \frac{(O-E)^2}{E}$$

式中，O 和 E 分别为基因型频率的观察值和期望值。例如，在一个 730 个个体的人群中，对一个 A/G 进行基因分型，得到 AA、AG 和 GG 基因型的人数分别是 22、216 和 492 例。根据以上数据可算得卡方值 χ^2 为 10.99，以自由度 $n=1$，查卡方值表得 $p=0.00049<0.05$，因此此群体的等位基因频率和基因型频率分布不符合 Hardy-Weinberg 平衡。

一般来说，在一个正常的大群体中，人类基因组的任何位点都应该达到 Hardy-Weinberg 平衡。

（二）基因频率的计算

对于单基因病，当已知一个性状在某群体中的频率，根据 Hardy-Weinberg 平衡的等位基因频率和基因型频率的关系，即可确定等位基因频率和杂合子频率。例如，某常染色体隐性遗传病在某群体的发病率为 1/10000，该群体的致病基因携带者的频率是多少？

由 $q^2 = 10^{-4}$，得出 $q = 1/100$；$p = 1 - 1/100 = 99/100$。故致病基因携带者的频率为 $2pq = 2 \times 99/100 \times 1/100 \approx 1/50$。

对于罕见的隐性遗传病（$q^2 \leq 0.0001$），p 近似于 1，故杂合子频率（$2pq$）约为 $2q$，即杂合子频率是致病等位基因频率（q）的 2 倍。因此，群体中致病基因携带者的人数（$2q$）远高于患者（q^2）。随着隐性遗传病发病率（q^2）的下降，携带者和患者的比率明显升高，这对于制定隐性遗传病的筛查计划具有重要意义。

X 连锁基因频率的估计不同于常染色体基因。因为男性为半合子，男性发病率等于致病等位基因频率 q。对于一种相对罕见的 X 连锁隐性遗传病（如血友病 A），其男性发病率为 1/5000；女性携带者频率 $2q = 1/2500$，女性发病率为 q^2，因而男性患者远高于女性患者的发病率。相反，对于 X 连锁显性遗传病，男性发病率是女性发病率（$2q$）的 1/2。

第二节　影响遗传平衡的因素

一、非随机婚配

在 4 代之内有共同的祖先者均属近亲，如果他们之间进行婚配就成为**近亲婚配**（consanguineous marriage）。如果发生近亲结婚，夫妇双方均有可能从共同祖先遗传到同一等位基因，并把该等位基因传递给他们的子女，使子女成为该基因的纯合子。有亲缘关系的配偶，从他们共同的祖先遗传得到同一等位基因，又将该等位基因同时传递给他们子女而使之成为纯合子的概率称为**近婚系数**（inbreeding coefficient，F）。

（一）常染色体基因的近婚系数

图 6-1 是表兄妹结婚的简化系谱。祖父的基因型为 A1A2，祖母的基因型为 A3A4，根据近婚系数的定义，需要计算表兄妹结婚的孩子 S 的基因型为 A1A1、A2A2、A3A3 和 A4A4 四种之一的概率。从图 6-1 可以看出，A1 传递到 S 有两条途径：①从 P1 到 B1 到 C1 到 S；②P1 到 B2 到 C2 到 S。这其中每一步传递的概率都是 1/2，则每条途径使 S 获得 A1 基因型的概率为 $(1/2)^3$，S 获得 A1A1 基因型的频率为 $(1/2)^3 \times (1/2)^3 = (1/2)^6$。同理，S 获得 A2A2、A3A3 或 A4A4 基因型的概率也为 $(1/2)^6$。这样，S 的近婚系数为 $4 \times (1/2)^6 = 1/16$。

同理可知，常染色体基因一级亲属的近婚系数为 1/4，二级亲属的近婚系数为 1/8，三级亲属的近婚系数为 1/16。

(二) X连锁基因的近婚系数

对于 X 连锁基因，男性传给女儿的概率为 1，传给儿子的概率为 0。因为男性只有 1 条 X 染色体，不可能出现纯合的 X 连锁基因。根据近婚系数的定义，父母近亲结婚时，儿子 X 连锁基因的近婚系数为 0。

在姨表兄妹婚配中（图 6-2），等位基因 X1 由 P1 经 B1、C1 传至 S，只需计为传递 1 步（B1 转至 C1）；基因 X1 经 B2、C2 传至 S 则传递 2 步（B2 传至 C2 和 C2 传至 S）。因此，S 为 X1X1 的概率为 $(1/2)^3$。等位基因 X2 由 P2 经 B1、C1 传至 S，需计为传递 2 步（P2 传至 B1 和 B1 传至 C1）；基因 X2 经 B2、C2 传至 S，需计为 3 步。因此，S 为 X2X2 的概率为 $(1/2)^5$。同理，S 为 X3X3 的概率也为 $(1/2)^5$。故对于 X 连锁基因，姨表兄妹婚配的近婚系数 F 为 $(1/2)^3 + 2 \times (1/2)^5 = 3/16$。

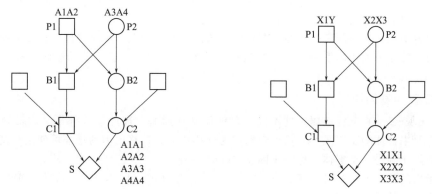

图 6-1 表兄妹婚配中等位基因的传递图解　　图 6-2 姨表兄妹婚配中 X 连锁基因的传递图解

同理可知，舅表兄妹婚配的近婚系数 F 为 $2 \times (1/2)^4 = 1/8$，姑表兄妹婚配的近婚系数 $F = 0$，堂兄妹婚配的近婚系数 $F = 0$。因此，仅就 X 连锁基因来看，姨表兄妹婚配或舅表兄妹婚配比姑表兄妹或堂表兄妹危害大。

(三) 近亲婚配的危害

近亲婚配的危害主要表现在**增加隐性纯合子的频率**，以表兄妹婚配为例，他们所生的子女为隐性纯合子（aa）的总概率为：$(1/16)q + (15/16)q^2 = pq/16 + q^2$。

在随机婚配中，所生子女的纯合子（aa）频率为 q^2。近亲结婚和随机婚配产生隐性纯合子的概率之比为 $(pq/16 + q^2) : q^2$。由此可见，隐性遗传病愈罕见，患儿来自表亲婚配的概率愈大。

二、突变和选择

突变是群体发生变异的根源。突变和选择的交互作用，构成了生物进化的遗传学基础。**选择**主要是通过增加和减少个体的适合度来影响基因平衡。**适合度**（fitness，f）是指一个个体能够生存并把他的基因传给下一代的能力，用相对生育率来表示。例如，调查了 108 例软骨发育不全的侏儒，共有子代 27 例；而他们的 457 个正常的同胞共生育了 582 例子代。因此，侏儒的相对生育率为 $(27/108)/(582/457) = 0.1963$，这个相对生育率即代表适合度。

选择系数（selection coefficient，s）指在选择作用下适合度降低的程度。s 反映了某基因型在群体中不利于存在的程度，因此，$s = 1 - f$。

对于显性有害基因而言，携带显性基因的纯合子和杂合子都面临选择，因而选择对显性基因的作用比较有效。然而，对于常染色体隐性有害基因，选择作用很慢。因为有害基因杂合子携带者不被选择，其频率又高于受累纯合子的频率。X 连锁隐性有害基因有 1/3 分布在男性半合子中，将面临直接选择。如果提高受累男性的适合度，将会明显增加有害基因的频率。

选择还可以通过增加适合度而呈正性作用；对于某些常染色体隐性遗传病，杂合子比正常纯合子具有更高的适合度，称为**杂合子优势**（heterozygote advantage）。典型例子如镰状细胞贫血症致病基因的杂合子因为对疟疾具有相对的"免疫力"，而适合度增高。

三、遗传漂变

小群体或隔离人群中基因频率的随机波动称为**遗传漂变**（genetic drift）。遗传漂变的速率取决于群体的大小。群体越小、漂变的速率越快，常常在几代甚至一代后即可出现基因的固定和丢失。

在一个大群体中，如果没有突变发生，则根据Hardy-Weinberg平衡定律，不同基因型的频率将会维持平衡状态。但在一个小群体中由于与其他群体相隔离，不能够充分地随机交配；故小群体内的基因不能达到完全分离和自由组合，这容易造成基因频率偏差，但这种偏差不是由于突变、选择等因素引起的。

群体遗传学意义上的隔离是指在小群体（隔离群）的基础上，影响群体的遗传平衡。一个群体由最初的少数几个人逐渐发展起来，则最初的人群对后代存在着显著的影响，称为**建立者效应**（founder effect）。

四、迁移和基因流

迁移（migration）又称**移居**，即不同人群的流动和通婚，彼此渗入外来基因，导致基因流动，可改变原来群体的基因频率。这种影响称为迁移压力。迁移压力的增强可使某些基因从一个群体有效地散布到另一个群体，称为**基因流**（gene flow）。

应当指出的是：影响遗传平衡的因素并不是独立存在的，群体越小，突变、选择、遗传漂变、非随机婚配的影响就越明显。

第三节 遗传负荷

遗传负荷（genetic load）由群体中导致适合度下降的所有有害基因构成，主要包括突变负荷和分离负荷。群体中遗传负荷的大小，一般以每个人携带**有害基因的平均数量**进行表示。

一、突变负荷

突变负荷（mutation load）是遗传负荷的主要部分，由于基因的有害或致死突变而降低了适合度，给群体带来负荷。突变负荷的大小取决于突变率（μ）和突变基因的选择系数（s）。

二、分离负荷

分离负荷（segregation load）是指由于杂合子（Aa）与杂合子（Aa）之间的婚配，后代中有1/4为纯合子（aa），其适合度降低因而导致群体遗传负荷增加；纯合子（aa）的选择系数愈大，适合度降低愈明显，则群体遗传负荷的增加愈显著。

三、影响遗传负荷的因素

1. 近亲婚配对遗传负荷的影响　近亲婚配可以增加罕见的隐性有害基因的纯合子频率，因而增加了群体的分离负荷。

2. 环境对遗传负荷的影响　环境中存在的有害因素，可诱发基因突变、畸形和癌的发生，增加群体的突变负荷。主要包括电离辐射和化学诱变剂。

第四节 连锁不平衡及其应用

人类基因组中存在着大量的序列变异，其中在群体中能够以孟德尔遗传的方式传递到子代的变异称为 DNA 多态。**连锁不平衡**（linkage disequilibrium）是指不同位点上各等位基因在群体中的非随机组合，即不同基因座上的各等位基因一起遗传到子代的频率明显高于其随机传递的频率。例如，两个相邻的 SNP 位点，分别为 A/G 和 G/T 多态。由于这两个位点之间存在连锁不平衡，单倍型（haplotype）A-G 总在一起被传递到子代。

一般来说，存在连锁不平衡的区域总是比较小的，在 100kb 以内。在特定人群中，一段存在连锁不平衡的区域源于同一祖先。利用这一特点，可以进行针对某种疾病或性状的**关联分析**（association study）。**全基因组关联分析**（genome wide association study，GWAS）即是利用高通量的基因分型手段获得覆盖基因组的 SNP 基因型，从而进行基因型-表型的关联分析。

不同种族或民族在基因组的同一区域的进化历程不同，造成基因位点间的连锁不平衡在不同种族或民族之间存在差异。彼此之间存在连锁不平衡的多态性位点构成**单倍型模块**（haplotype block）。

同步练习

一、单项选择题

1. 判断一个群体在某一性状上是否为遗传平衡的群体所使用到的统计方法是（　　）。
   A. t 检验　　　　　　　B. χ^2 检测　　　　　　C. q 检测
   D. μ 检测　　　　　　E. f 检验

2. 对于常染色体上的基因，二级亲属的近婚系数是（　　）。
   A. 1/2　　　　　　　　B. 1/4　　　　　　　　　C. 1/8
   D. 1/16　　　　　　　 E. 1/32

3. 小明来自一个血友病 B 家系，那么他与自己姑姑的女儿在血友病 B 致病基因位点上的近婚系数是（　　）。
   A. 0　　　　　　　　　B. 1/16　　　　　　　　 C. 1/8
   D. 3/16　　　　　　　 E. 1/32

4. 影响遗传平衡的因素不包括（　　）。
   A. 随机婚配　　　　　　B. 选择　　　　　　　　C. 突变
   D. 基因流　　　　　　　E. 遗传漂变

5. 对苯硫脲的尝味缺乏在欧洲人群和汉族人群中所占比例差异巨大，这是由（　　）造成的。
   A. 近亲婚配　　　　　　B. 选择　　　　　　　　C. 突变
   D. 基因流　　　　　　　E. 遗传漂变

6. 当一种疾病会导致遗传性致死时，其适合度为（　　）。
   A. 1　　　　　　　　　B. 1/2　　　　　　　　　C. 1/4
   D. 0　　　　　　　　　E. 1/8

7. 已知某 X 连锁隐性遗传病的男性发病率为 1/12，请问女性患者的频率为（　　）。
   A. 4.25%　　　　　　　B. 9.5%　　　　　　　　C. 19%
   D. 0.7%　　　　　　　 E. 30%

8. 基因频率在小群体中的随机增减现象称为（　　）。
   A. 基因的迁移　　　　　B. 突变负荷　　　　　　C. 分离负荷
   D. 遗传漂变　　　　　　E. 基因流

9. 在远离大陆的海岛上常出现大陆上所没有的物种是（　　）的典型例子。
   A. 非随机婚配　　　　　B. 自然选择　　　　　　C. 遗传漂变
   D. 基因流　　　　　　　E. 突变

10. 216名软骨发育不全侏儒育有54个孩子,患者的914名正常同胞育有1164个孩子,此病的适合度为(   )。
    A. 0   B. 0.2   C. 0.4
    D. 0.8   E. 1

11. 假设黑尿病的群体发病率是1:2500,那群体中携带者频率为(   )。
    A. 1/10   B. 1/25   C. 1/50
    D. 1/100   E. 1/1000

12. 小明的家族有遗传性的白化病,如果小明与他的表妹结婚则近婚系数为(   )。
    A. 1/2   B. 1/4   C. 1/8
    D. 1/16   E. 1/32

13. 某个群体中M血型(MM)的人有500个,MN血型(MN)的人有250个,N血型(NN)的人有50个,那么这个群体中M基因的频率是(   )。
    A. 0.45   B. 0.63   C. 0.78
    D. 0.89   E. 0.87

14. 某基因座由三个等位基因A、B、C组成,其对应的等位基因频率分别为p、q、r。那么在遗传平衡的条件下,基因型AC的频率是(   )。
    A. p^2 B. r^2 C. $2pq$
    D. $2pr$ E. $2qr$

15. 某AR疾病的发病率为1/6400,那么人群中致病基因的携带者频率为(   )。
    A. 1/16   B. 1/40   C. 1/60
    D. 1/80   E. 1/100

16. 葡糖-6-磷酸酶缺乏症是一种XR遗传病,其在男性中的发病率可高达1/20,那么这种疾病的女性携带者出现的频率是(   )。
    A. 1/20   B. 1/400   C. 9.5%
    D. 19%   E. 20%

17. 关于选择描述正确的是(   )。
    A. 选择主要通过增加个体的适合度来影响基因平衡
    B. 导致频率变化的主要因素是自然选择
    C. 人工选择不会改变基因频率
    D. 选择系数高的时候,适合度就高
    E. 适合度反映了某一基因型在群体中不利于存在的程度

18. 遗传漂变的速率取决于(   )。
    A. 选择的快慢   B. 突变的频率   C. 种群迁移的速度
    D. 非随机婚配的比例   E. 群体的大小

19. 以下因素能够影响分离负荷的是(   )。
    A. 紫外线照射   B. γ射线辐射   C. 黄曲霉素
    D. 亚硝酸盐   E. 近亲婚配

20. 关于DNA多态描述不正确的是(   )。
    A. 以孟德尔方式遗传   B. 在基因组中大量存在   C. 以微卫星DNA序列多态性最常见
    D. 不影响个体表型   E. 多态性位点的等位基因频率一般大于1%

二、多项选择题
1. 遗传中的群体必须满足(   )。
    A. 属于一个物种   B. 只有一种性别   C. 生活在同一地区

D. 能够相互杂交　　　　　　E. 杂交的后代可育

2. Hardy-Weinberg 平衡定律的内涵包括（　　）。

　　A. $p+q=1$　　　　B. $p^2+2pq+q^2=1$　　　　C. AA 的频率为 $2pq$

　　D. Aa 的频率为 q^2　　　　E. aa 的频率为 q^2

3. Hardy-Weinberg 平衡成立需要满足的条件是（　　）。

　　A. 群体无限大　　　　　　B. 只有自然选择，没有人工选择

　　C. 没有突变　　　　　　　D. 没有大规模的个体迁移

　　E. 群体足够大

4. 关于近婚系数描述正确的是（　　）。

　　A. 父母近亲婚配时，儿子 X 连锁基因的近婚系数为 0

　　B. 父母近亲婚配时，女儿 X 连锁基因的近婚系数为 0

　　C. 对于常染色体上的基因，二级亲属的近婚系数比三级亲属大

　　D. 对于 X 染色体连锁基因，二级亲属的近婚系数比三级亲属大

　　E. 对于 X 染色体连锁基因，姑表兄妹婚配的近婚系数比堂兄妹婚配大

5. 关于选择描述正确的是（　　）。

　　A. 所有杂合子都不面临选择

　　B. 选择对显性基因的作用比较有效

　　C. 对常染色体隐性有害基因的选择作用很慢

　　D. 对 X 连锁隐性有害基因，提高男性患者的适合度会明显降低有害基因的频率

　　E. 被选择淘汰的有害基因能以突变的形式来进行补偿

三、名词解释

1. 近婚系数
2. 杂合子优势
3. 连锁不平衡

四、问答题

王秀才在 18 岁的时候，家里开始给他安排婚事。为了博个"亲上加亲"的好彩头，家长为王秀才寻找了两位姑娘作为候选，其中红儿是王秀才舅舅的女儿，彩儿是王秀才姑姑的女儿。请问：

（1）如果你是王秀才，从遗传学的角度你会选择哪一位姑娘作为妻子？

（2）请利用你在本章学到的知识分析"亲上加亲"这种中国古代的婚姻习俗是否具有合理性。

参考答案

一、单项选择题

1. B　2. C　3. A　4. A　5. D　6. D　7. D　8. D　9. C　10. B　11. B　12. D　13. C　14. D　15. B　16. C　17. B　18. E　19. E　20. C

二、多项选择题

1. ACDE　2. ABE　3. ACD　4. AC　5. BCE

三、名词解释

1. 近婚系数：有亲缘关系的配偶，从他们共同的祖先遗传得到同一等位基因，又将该等位基因同时传递给他们子女而使之成为纯合子的概率称为近婚系数。

2. 杂合子优势：选择可以通过增加适合度而呈正性作用。对于某些常染体隐性遗传病，杂合子比正常纯合子具有更高的适合度，称为杂合子优势。

3. 连锁不平衡：指不同位点上各等位基因在群体中的非随机组合，即不同基因座上的各等位基因一起遗传到子代的频率明显高于其随机传递的频率。

四、问答题

答：（1）从遗传学角度来说，王秀才与红儿或者是彩儿的婚配都属于三级亲属的近亲婚配。对于常染色体上携带的有害基因来说，与红儿或彩儿婚配，近婚系数都是 1/16。但对于 X 染色体上携带

有害基因而言,王秀才和红儿是舅表兄妹,近婚系数为1/8;而王秀才和彩儿是姑表兄妹,近婚系数为0。综合两方面,从遗传学角度分析,王秀才选择彩儿作为妻子,由近亲婚配生育隐性基因纯合子的风险更低。

(2) 从遗传学角度分析,"亲上加亲"这种习俗会增加群体的遗传负荷,容易促生更多的遗传病患者。近亲婚配的危害主要表现在增加隐性纯合子的频率。对于常染色体上携带的有害隐性基因,以表兄妹婚配为例,他们所生的子女(S)为隐性纯合子(aa)的总概率为 $pq/16 + q^2$。而在随机婚配中,所生子女的纯合子(aa)频率为 q^2。由此可见近亲婚配产生隐性纯合子患者的风险更高,而且一种隐性有害基因的频率越低,其患者就越有可能由近亲婚配造成。

(甘滔)

第七章 线粒体的遗传

> 学习目标
>
> **1. 掌握** 线粒体基因组的结构和组成;线粒体遗传系统的特点;母系遗传、同质性与异质性、复制分离、阈值效应等的概念。
>
> **2. 熟悉** mtDNA 突变的类型;mtDNA 突变与线粒体疾病发生的关系;mtDNA 突变率高的原因;线粒体疾病的遗传特点。
>
> **3. 了解** mtDNA 的复制与转录过程和特点;几种常见线粒体病(LHON、MERRF、MELAS、KSS 等)的主要症状及发病机制。

内容精讲

线粒体是真核细胞的能量代谢中心,其内膜上富含呼吸链-氧化磷酸化的酶复合体,可通过电子传递和氧化磷酸化生成 ATP,为细胞提供生命活动所需要的能量。线粒体是人体细胞中唯一的半自主性细胞器,其基质中含有 DNA 和转录翻译系统,能独立进行复制、转录和翻译。线粒体 DNA(michondrial DNA,mtDNA)的突变是人类许多疾病的基础。

第一节 人类线粒体基因组

一、线粒体基因组的结构

人线粒体基因组全长 16568bp,为裸露的环状双链 DNA 分子,外环为重链(H 链),内环为轻链(L 链)。mtDNA 的组成包括编码区和非编码区。编码区包含 37 个基因:2 个基因编码线粒体核糖体 rRNA(12S、16S);22 个基因编码线粒体中的 tRNA;13 个基因编码与线粒体氧化磷酸化有关的蛋白质亚单位。其中,12 种多肽链、14 种 tRNA、12SrRNA、16SrRNA 由 H 链编码;1 种多肽链、8 种 tRNA 由 L 链编码。

非编码区包含 2 个片段:①控制区(D-loop),又称 D-环区,位于双链 3′端,1122bp,包含 H 链复制的起始点(O_H)、H 链和 L 链转录的启动子(PH_1、PH_2、P_L)以及 4 个保守序列(分别在 213~235bp、299~315bp、346~363bp 和终止区 16147~16172bp);②L 链复制起始区(O_L)。

人线粒体基因组的特点:①编码区序列保守,不同种系间 75% 的核苷酸具同源性;②各基因之间排列极为紧凑,无内含子,非编码区很少,基因间隔区只有 87bp;③部分区域有重叠,前一个基因的最后一段碱基与下一基因的第一段碱基相衔接,利用率极高;④mtDNA 任何区域的突变都可能导致线粒体氧化磷酸化功能的病理性变化。

二、线粒体 DNA 的复制

mtDNA 的复制特点:①D-环复制;②半保留复制;③不对称复制。新合成的线粒体 DNA 是松弛型的,约需 40min 成为超螺旋状态。

三、线粒体基因的转录特点

①两条链均有编码功能,但编码产物不同。②对称转录:两条链从 D-环区的启动子处同时

开始以相同速率转录，L 链按顺时针方向转录，H 链按逆时针方向转录。③mtDNA 的基因之间无终止子，因此两条链各自产生一个巨大的多顺反子初级转录产物。④tRNA 基因通常位于 mRNA 基因和 rRNA 基因之间。⑤mtDNA 的遗传密码与 nDNA 不完全相同：UGA 编码色氨酸而非终止信号，AGA、AGG 是终止信号而非精氨酸，AUA 编码甲硫氨酸兼启动信号，而不是异亮氨酸的密码子。⑥线粒体中的 tRNA 兼用性较强。

四、线粒体遗传系统的特点

（一）半自主性

①mtDNA 遗传信息量少，在线粒体所含 1000 多种蛋白质中，呼吸链氧化磷酸化系统酶复合物的 80 多种蛋白质亚基中，mtDNA 仅编码 13 种，其他大部分蛋白质亚基及维持线粒体结构和功能的其他蛋白质都依赖 nDNA 编码，这些蛋白质在胞质中合成后，经特定转运方式进入线粒体；②mtDNA 基因的表达受 nDNA 的制约，mtDNA 复制、转录和翻译过程中所需要的各种酶及蛋白质因子都是 nDNA 编码的；③线粒体氧化磷酸化系统的组装和维持需要 nDNA 和 mtDNA 的协同作用。

（二）同质性和异质性（homoplasmy and heteroplasmy）

一般每个细胞有数千个 mtDNA 分子，即为 mtDNA 的多质性；如果所有 mtDNA 分子都是相同的，则为同质性；由于 mtDNA 随机突变会产生部分突变型的 mtDNA，导致同一个体不同组织、同一组织不同细胞、同一细胞的不同线粒体、甚至同一线粒体内有不同的 mtDNA 拷贝，称为异质性。

（三）不同的遗传密码

①有 4 个密码子的含义与通用密码不同；②线粒体的 tRNA 兼用性较强。

（四）母系遗传（maternal inheritance）

受精卵中线粒体几乎全部来自母亲的卵子细胞质，即母亲将 mtDNA 传递给她的子女，且只有母亲能将其 mtDNA 传递给下一代，是母系遗传形成的原因。人类的每个卵细胞中大约有 10 万个 mtDNA，但只有随机的一小部分（2~200 个）可以进入成熟的卵细胞传给子代，这种卵细胞形成期 mtDNA 数量巨减的过程称为"**遗传瓶颈效应**"。这种效应可导致子代个体之间异质 mtDNA 的种类水平不同。

（五）复制分离（replicative segregation）

细胞分裂时，突变型和野生型 mtDNA 发生分离，随机地分配到子细胞中，使子细胞拥有不同比例的突变型 mtDNA 分子。

（六）高突变率（high mutation rate）

mtDNA 的结构特点决定了其高突变率，是因为：①mtDNA 中基因排列非常紧凑，任何 mtDNA 的突变都可能会影响到其基因组内的某一重要功能区域。②mtDNA 是裸露的分子，不与组蛋白结合，缺乏组蛋白的保护。③mtDNA 位于线粒体内膜附近，直接暴露于呼吸链代谢产生的超氧粒子和电子传递产生的羟自由基中，易受氧化损伤。④mtDNA 复制频率较高，复制时不对称。亲代 H 链被替换下来后，长时间处于单链状态，直至子代 L 链合成，而单链 DNA 可自发脱氨基，导致点突变。⑤缺乏有效的 DNA 损伤修复能力。

第二节　线粒体基因突变与相关疾病

一、mtDNA 突变的类型

1. 点突变　主要为 mtDNA 序列上碱基替换导致的错义突变。

2. 大片段重组 指缺失了一个或多个以上基因的片段。可导致氧化磷酸化功能下降，ATP合成减少，从而影响组织器官功能。

3. mtDNA 数量减少 mtDNA 的拷贝数大大低于正常细胞。

二、突变导致的功能缺陷

（一）点突变导致的线粒体病

如果突变发生于 tRNA 基因，可使 tRNA 和 rRNA 的结构异常，影响 mtDNA 编码的全部多肽链的翻译过程，导致呼吸链中多种酶合成障碍；如果突变发生于 mRNA 基因，可导致多肽链发生错义突变，进而影响氧化磷酸化相关酶的结构及活性，使细胞氧化磷酸化功能下降。典型疾病为 MERRF 综合征和 LHON 综合征等。

（二）大片段缺失导致的线粒体病

大片段的缺失往往涉及多个基因，可导致线粒体氧化磷酸化功能下降，产生的 ATP 减少，从而影响组织器官的功能。

第三节 线粒体疾病的遗传特点

一、母系遗传（maternal inheritance）

只有母亲的线粒体疾病可遗传给子女，而父亲的线粒体疾病不会遗传给后代。受遗传瓶颈效应及复制分离和遗传漂变现象的影响，女性患者的后代并非全部发病，而且发病年龄也不一致，甚至一些女性患者本身表型正常，但可将本病传给下一代。

二、阈值效应（threshold effects）

通常突变的 mtDNA 达到一定数量时，才引起某种组织或器官的功能异常，这种能引起特定组织器官功能障碍的最小突变 mtDNA 数量称为**阈值**。

阈值是一个相对概念，易受突变类型、组织、细胞核遗传背景、老化程度变化的影响。不同组织器官发病阈值不同；同一组织在不同功能状态发病阈值也不同；不同发育阶段发病阈值不同；不同年龄阶段发病阈值也不同。总的来说，对供能影响越大，阈值越低；能耗越高，阈值越低。

三、核质协同性（nuclear-cytoplasm cooperation）

线粒体疾病受线粒体基因组和 nDNA 组两套遗传系统共同控制，表现出核质协同作用的特点。①线粒体有相对独立的遗传系统，mtDNA 突变可导致线粒体疾病发生。②线粒体遗传系统受 nDNA 制约。③mtDNA 突变的症状表现度与其 nDNA 背景有关。④有些线粒体疾病如 KSS，既有 nDNA 突变，也有 mtDNA 突变。因此线粒体疾病遗传表现形式可为母系遗传、孟德尔遗传、散发性遗传。

同步练习

一、单项选择题

1. 下面关于线粒体的正确描述是（ ）。
   A. 不与组蛋白结合，环状双链 DNA 分子，外环为重链，内环为轻链
   B. 不与组蛋白结合，环状双链 DNA 分子，内环为重链，外环为轻链
   C. 与组蛋白结合，环状双链 DNA 分子，外环为重链，内环为轻链
   D. 不与组蛋白结合，环状单链 DNA 分子，外环为重链，内环为轻链

E. 不与组蛋白结合，环状单链 DNA 分子

2. 以下关于 mtDNA 描述错误的是（　　）。
   A. mtDNA 的基因与基因之间无重叠
   B. 编码区包含 37 个基因，分别编码了 13 种多肽链、22 种 tRNA 和 2 种 rRNA
   C. H 链编码 12 种多肽链、14 种 tRNA、12SrRNA、16SrRNA
   D. L 链编码 1 种多肽链、8 种 tRNA
   E. 编码区编码的 13 种多肽链都是呼吸链中氧化磷酸化酶复合体的亚基

3. 线粒体 DNA 的复制方式（　　）。
   A. 逆转录　　　　　　　B. θ 型复制　　　　　　　C. D-环复制
   D. 滚环复制　　　　　　E. 其他

4. 与 nDNA 转录比较，mtDNA 的转录特点描述正确的有（　　）。
   ① 两条链均有编码功能，但编码产物不同
   ② 两条链从 D-环区的启动子处同时开始以相同速率转录，L 链按逆时针方向转录，H 链按顺时针方向转录
   ③ mtDNA 的基因之间无终止子，因此两条链各自产生一个巨大的多顺反子初级转录
   ④ tRNA 基因通常位于 mRNA 基因和 rRNA 基因之间
   ⑤ mtDNA 的遗传密码与 nDNA 完全不相同
   ⑥ 线粒体中的 tRNA 兼用性较强
   A. ①②③④　　　　　　B. ③④⑤⑥　　　　　　C. ②③④⑤
   D. ①④⑤⑥　　　　　　E. ①③④⑥

5. 关于线粒体的母系遗传方式描述错误的是（　　）。
   A. 母亲将 mtDNA 传递给她的子女，但只有女儿能将其 mtDNA 传递给下一代
   B. 受精过程中线粒体 DNA 几乎全部来自卵细胞是造成线粒体母系遗传的原因
   C. 同一母亲的不同子代个体间的 mtDNA 无差异
   D. 人类卵细胞中的 mtDNA 只有随机的一小部分可以进入成熟的卵细胞传给子代
   E. 一个线粒体病女患者可将不定量的突变 mtDNA 传递给子代

6. mtDNA 突变率高，其原因为（　　）。
   ① mtDNA 中基因排列非常紧凑
   ② mtDNA 是裸露的分子，不与组蛋白结合
   ③ mtDNA 位于线粒体内膜附近，直接暴露于呼吸链代谢产生的超氧粒子和电子传递产生的羟自由基中
   ④ mtDNA 复制频率较高，复制时不对称
   ⑤ 缺乏有效的 DNA 损伤修复能力
   A. ①②③　　　　　　　B. ②④⑤　　　　　　　C. ①③④
   D. ①③④⑤　　　　　　E. ①②③④⑤

7. mtDNA 编码线粒体中（　　）。
   A. 线粒体所含有的全部的蛋白质
   B. 呼吸链氧化磷酸化复合物的 80 多种蛋白质亚基
   C. 呼吸链氧化磷酸化复合物的 13 种蛋白质亚基
   D. mtDNA 复制、转录和翻译过程中所需的各种酶及蛋白质因子
   E. 其他

8. 下列描述错误的是（　　）。
   A. mtDNA 的多质性是区别于 nDNA 的重要特性

B. 一个未受精的卵子中含有数千个 mtDNA 分子

C. 多质性是线粒体 DNA 遗传异质性和同质性的基础

D. 细胞或组织中，如果所有的 mtDNA 都是相同的，称为同质性

E. mtDNA 的随机突变是异质性产生的原因

9. 在 mtDNA 遗传密码中，UGA 编码的是（　　）。
   A. 丝氨酸　　　B. 苏氨酸　　　C. 赖氨酸
   D. 色氨酸　　　　　　　E. 异亮氨酸

10. 关于线粒体的复制分离描述错误的是（　　）。
    A. 突变型 mtDNA 和野生型 mtDNA 随机地分配到子细胞中
    B. 细胞分裂后，子细胞拥有不同比例的突变型 mtDNA 分子
    C. 在连续分裂过程中，子代细胞中突变型 mtDNA 和野生型 mtDNA 的比例会发生漂变
    D. 分裂旺盛的细胞往往有排斥突变 mtDNA 的趋势
    E. 正常 mtDNA 具有复制优势

11. 影响阈值的因素不包括（　　）。
    A. 组织对能量的依赖程度　　B. 组织的功能状态　　C. 发育阶段
    D. 年龄　　　　　　　E. 性别

12. Leber 遗传性视神经病的遗传方式为（　　）。
    A. 散发性遗传　　　B. 孟德尔式遗传　　　C. 母系遗传
    D. 伴性遗传　　　　　E. 其他

13. 下列关于线粒体核质协同性的描述错误的是（　　）。
    A. mtDNA 的突变可以导致线粒体疾病发生
    B. 线粒体遗传系统受 nDNA 制约，nDNA 突变也可导致线粒体疾病
    C. 有些线粒体疾病既有 nDNA 突变，也有 mtDNA 突变
    D. mtDNA 突变的症状表现与其核基因组背景有关
    E. 线粒体疾病均表现为母系遗传

14. 不同组织器官受线粒体阈值效应的影响程度不同，按 ATP 依赖程度由高到低排列为（　　）。
    A. 中枢神经系统＞骨骼肌＞心脏＞胰腺＞肾脏＞肝脏
    B. 肝脏＞心脏＞中枢神经系统＞骨骼肌＞胰腺＞肾脏
    C. 骨骼肌＞肝脏＞心脏＞中枢神经系统＞胰腺＞肾脏
    D. 心脏＞肝脏＞中枢神经系统＞骨骼肌＞胰腺＞肾脏
    E. 心脏＞中枢神经系统＞骨骼肌＞肝脏＞胰腺＞肾脏

15. 下列不属于 mtDNA 突变类型的是（　　）。
    A. 点突变　　　　　B. 缺失　　　　　C. 重复
    D. mtDNA 数量减少　　E. 易位

16. 散发性 KSS 和进行性眼外肌瘫痪患者携带大量同源的缺失型 mtDNA，但临床表现却不同，原因可能是（　　）。
    A. 不同组织器官对能量的依赖程度不同
    B. 同一组织在不同功能状态对氧化磷酸化系统损伤的敏感性不同
    C. mtDNA 缺失发生在胚胎发育不同时期
    D. 突变型 mtDNA 随年龄增加在细胞中逐渐累积
    E. 其他

17. 下列关于 mtDNA 突变描述错误的是（　　）。
    A. 突变发生于 tRNA 上，导致呼吸链中多种酶合成障碍

B. 点突变发生于 mRNA 相关基因上，影响氧化磷酸化相关酶的结构及活性

C. MERRF 综合征和 LHON 综合征为典型的点突变导致的疾病

D. 大片段的缺失导致 ATP 产生减少

E. KSS 为 mtDNA 点突变导致的疾病

二、问答题

线粒体遗传系统有哪些特点？

参考答案

一、单项选择题

1. A 2. A 3. C 4. E 5. C 6. E 7. C 8. B
9. D 10. E 11. E 12. C 13. E 14. A 15. E
16. C 17. E

二、问答题

答：（1）半自主性　①mtDNA 遗传信息量少，在线粒体所含 1000 多种蛋白质中，呼吸链氧化磷酸化系统酶复合物的 80 多种蛋白质亚基中，mtDNA 仅编码 13 种，其他大部分蛋白质亚基及维持线粒体结构和功能的其他蛋白质都依赖 nDNA 编码；②mtDNA 基因的表达受 nDNA 的制约；③线粒体氧化磷酸化系统的组装和维持需要 nDNA 和 mtDNA 的协同作用。

（2）同质性和异质性　①一般每个细胞有数千个 mtDNA，即多质性；②如果所有 mtDNA 分子都是相同的，则为同质性；③由于 mtDNA 随机突变会产生部分突变型的 mtDNA，导致同一个体不同组织、同一组织不同细胞、同一细胞的不同线粒体、甚至同一线粒体内有不同的 mtDNA 拷贝，称为异质性。

（3）不同的遗传密码　①有 4 个密码子 UGA、AUA、AGA、AGG 的含义与通用密码不同；②线粒体的 tRNA 兼用性较强，22 个 tRNA 便可识别线粒体 mRNA 的全部密码子。

（4）母系遗传　受精卵中线粒体几乎全部来自母亲的卵子细胞质，即母亲将 mtDNA 传递给她的子女，且只有母亲能将其 mtDNA 传递给下一代，子代个体之间异质 mtDNA 的种类水平可以不同。

（5）复制分离　细胞分裂时，突变型和野生型 mtDNA 发生分离，随机地分配到子细胞中，使子细胞拥有不同比例的突变型 mtDNA 分子。

（6）高突变率　mtDNA 的突变率比 nDNA 高 10～20 倍。

（宁慧婷）

第八章 人类染色体

> **学习目标**
>
> **1. 掌握** 人类染色体的数目、类型和形态结构特征;核型、染色体组、基因组、染色体多态性的概念;非显带核型特点;显带染色体带纹描述方法。
> **2. 熟悉** 常染色质和异染色质的区别,性染色质特点;莱昂假说;性别决定;G 显带核型特征;染色体多态性常见部位。
> **3. 了解** 人类染色体命名的国际体制(ISCN);人类染色体研究方法和进展。

内容精讲

染色体(chromosome)是遗传物质(基因)的载体。它由 DNA 和蛋白质等构成,具有储存和传递遗传信息的作用。真核细胞的基因大部分存在于细胞核内的染色体上,通过细胞分裂,基因随着染色体的传递而传递,从母细胞传给子细胞、从亲代传给子代。各种不同生物的染色体数目、形态、大小各具特征;而在同种生物中,染色体的形态、数目是恒定的。所以,**染色体数目和形态是物种的标志**。

第一节 人类染色体的基本特征

一、染色质和染色体

染色质(chromatin)和**染色体**实质上是同一物质在不同细胞周期、执行不同生理功能时不同的存在形式。在细胞从间期到分裂期过程中,染色质通过螺旋化凝缩(condensation)成为染色体,而在细胞从分裂期到间期过程中,染色体又解螺旋舒展成为染色质。

(一)染色质

1. 常染色质和异染色质 间期细胞核的染色质可根据其所含核蛋白分子螺旋化程度以及功能状态的不同,分为**常染色质**(euchromatin)和**异染色质**(heterochromatin)(表 8-1)。

表 8-1 常染色质和异染色质的特性比较

特征	常染色质	异染色质
数量和分布	一般占染色体的极大部分	一般占染色体的少部分,位于着丝粒区、端粒、核仁形成区,染色体的中间、末端及整个染色体臂
染色反应	正常染色反应	特有染色反应
DNA 复制	正常复制	晚复制
凝缩程度	折叠疏松	折叠紧密
固缩行为	间期解螺旋,分裂时形成螺旋,分裂中期达到高峰	异固缩
组成特性及功能	含单一和重复序列,能进行转录	结构异染色质含重复和非重复 DNA,不能转录;功能异染色质含有活动基因,有转录活性
化学性质	无差别	无差别

异染色质通常具有三个**特点**：①在细胞间期处于凝缩状态；②是遗传惰性区，只含有不表达的基因；③复制时间晚于其他染色质区域。

异染色质又分为两种：①**结构异染色质**（constitutive heterochromatin）或称**专性异染色质**。结构异染色质是异染色质的主要类型，在各种细胞中总是处于凝缩状态（正异固缩）。一般为高度重复的DNA序列，没有转录活性，常见于染色体的着丝粒区、端粒区、次缢痕以及Y染色体长臂远端2/3区段等。②**功能异染色质**（facultative heterochromatin）或称**兼性异染色质**，这类染色质是在特定细胞或在一定发育阶段由常染色质凝缩转变而形成的。在浓缩时，基因失去了活性，无转录功能；当其处于松散状态时，又能够转变为常染色质，恢复其转录活性（负异固缩）。如X染色质就是一种兼性异染色质。

2. 性染色质

（1）**X染色质** 正常女性的间期细胞核中紧贴核膜内缘有一个染色较深的椭圆形小体，即为X染色质，其数目总是比X染色体数目少1。Mary Frances Lyon提出假说用于解释X染色质在两性之间这一显示性别差异的结构。

X染色体失活假说（Lyon假说） 如下：①失活发生在胚胎发育早期（人类晚期囊胚期——约第16天左右）；②X染色体的失活是随机的，异固缩的X染色体可以来自父亲也可以来自母亲；③失活是完全的，雌性哺乳动物细胞内仅有一条X染色体是有活性的，另一条X染色体在遗传上是失活的；④失活是永久的和克隆式繁殖的。

对X染色体失活假说的补充修正：①尽管X染色体失活通常是随机的，但以下情况例外：有结构异常（如缺失）的X染色体优先失活；在X染色体平衡易位携带者个体中，正常的X染色体优先失活。最终目的是保证两性个体间遗传物质的平衡。②虽然X失活是广泛的，但并不是完全的，约有1/3的基因可能逃避失活。

（2）**Y染色质** 正常男性的间期细胞用荧光染料染色后，在细胞核内出现的强荧光小体，称为**Y染色质**。其数目与Y染色体的数目相同。

（二）染色体

染色质由无数个重复的**核小体**（nucleosome）亚单位构成。核小体则由4种组蛋白（H2A、H2B、H3、H4各2个）组成八聚体核心表面围绕长约146bp的DNA双螺旋所构成，此时的DNA分子被压缩了6倍。组蛋白H1位于相邻的两个核小体的连接区DNA表面，核小体进一步折叠或卷起产生1/40倍压缩的30nm纤维状结构，相当于基本染色质丝。染色质丝进一步螺旋化，形成环状结构，这些环的基部附着于非组蛋白构成的"支架"上，成为染色单体丝。染色单体丝通过围绕中心轴螺旋缠绕和向染色体中心方向的压缩作用形成染色体。

二、人类染色体的数目、结构和形态

（一）人类染色体的数目

不同物种生物的染色体数目各不相同，而同一物种的染色体数目是相对恒定的。在真核生物中，一个正常生殖细胞（配子）中所含的全套染色体称为一个染色体组，其所包含的全部基因称为一个**基因组**（genome）。具有一个染色体组的细胞称为**单倍体**（haploid），以n表示；具有两个染色体组的细胞称为**二倍体**（diploid），以2n表示。人类正常体细胞数目是46，即2n＝46；正常性细胞中染色体数目为23条。

（二）人类染色体的结构、形态

每一中期染色体都具有两条染色单体（chromatid），互称**姐妹染色单体**，它们各含一条DNA双螺旋链。两条单体之间由着丝粒相连，着丝粒处凹陷缩窄，称**主缢痕**。着丝粒将染色体划分为短臂（p）和长臂（q）。短臂和长臂的末端分别有一特化部位，称为端粒。某些染色体的长、短臂上还可见凹陷缩窄的部分，称为**次级缢痕**。人类近端着丝粒染色体的短臂末端有一球状结构，称为**随体**。

染色体上的着丝粒位置是恒定不变的，根据着丝粒的位置可将染色体分为 4 种类型：**中着丝粒染色体、亚中着丝粒染色体、近端着丝粒染色体和端着丝粒染色体**。人类正常染色体只有前三种类型。

三、性别决定及性染色体

人类体细胞中有 23 对染色体，其中 22 对染色体与性别无直接关系，称为**常染色体**（autosome）。常染色体每对同源染色体的形态、结构和大小都基本相同；而另一对与性别决定有明显关系的染色体称为**性染色体**（sex chromosome），包括 X 染色体和 Y 染色体。两条染色体的形态、结构和大小都有明显的差别。

男性的性染色体组成为 XY，而在女性细胞中的性染色体组成为 XX，即男性为异型性染色体，女性为同型性染色体。性别决定是由精子中是带有 X 染色体还是 Y 染色体所决定的，而 X 染色体和 Y 染色体在人类性别决定中的作用并不相等。一个个体无论其有几条 X 染色体，只要有 Y 染色体就决定男性表型（睾丸女性化患者除外）。因为 Y 染色体的短臂上有一个决定男性的基因，即**睾丸决定因子**（testis-determining factor，TDF）**基因**，TDF 基因是性别决定的关键基因。

第二节 染色体分组、核型与显带技术

一、染色体的研究方法

（一）染色体标本的制作

染色体的形态结构在细胞增殖周期中是不断的运动变化的。一般在有丝分裂中期，染色体的形态最典型、最易辨认和区别，因此是分析染色体的最好阶段。制备染色体标本首先要获得大量的**中期分裂象**。染色体在细胞核中相互交错缠绕，必须把它们分散开才能便于观察。**秋水仙素**有抑制纺锤丝蛋白合成的作用，能抑制分裂中期的活动，使细胞分裂停止在中期，细胞分裂同步化，而获得大量的中期分裂象；同时为了得到分散良好的分裂象，用**低渗液**处理细胞，低渗液可使细胞体积膨大，染色体松散；再经**固定液**固定处理后滴片，并用**吉姆萨**（Giemsa）**染料染色**，就可得到非显带染色体标本。

（二）染色体显带与显带技术

染色体显带（chromosome banding）能显示染色体本身更细微的结构，有助于准确地识别每一条染色体及诊断染色体异常疾病。一般认为，易着色的**阳性带**为富含 A-T 的染色体节段；相反富含 G-C 的染色体节段则不易着色，称为**阴性带**。显带技术主要有 G 带分析、C 带分析、Q 带分析、R 带分析、T 带分析、N 带分析和高分辨染色体技术等。

1. Q 显带（Q banding） 在显微镜下可观察到中期染色体经荧光染料**氮芥喹吖因**处理后其长轴呈现的宽窄不等的荧光亮带和暗带。

2. G 显带（G banding） 将染色体标本用碱、胰蛋白酶或其他盐溶液处理后，再用 Giemsa 染色，在普通显微镜下，可见深浅相间的带纹，称为 G 带。G 带方便简便，带纹清晰，染色体标本可长期保存，被广泛用于染色体病的诊断和研究。

3. R 显带（R banding） 用磷酸盐溶液及高温处理标本后，再用 Giemsa 染色，显示出与 G 带相反的带，即 G 显带中的深带在 R 显带中为浅带，G 显带中的浅带在 R 显带中为深带，称**反带**（reverse band）**或 R 带**（R band）。

4. T 显带（T banding） 将染色体标本加热处理后，再用 Giemsa 染色可使染色体**末端区段特异性深染**，称 T 带（T band）。

5. C显带（C banding） 用NaOH或Ba(OH)$_2$处理标本后，再用Giemsa染色，可使**着丝粒和次缢痕的结构异染色质部分深染**，如1、9、16号染色体的次缢痕以及Y染色体长臂远端的2/3的区段，所显示的带纹称C带（C band）。C显带可用于检测Y染色体、着丝粒区以及次缢痕区的变化。

6. N显带（N banding） 用硝酸银染色，可使染色体的随体及核仁形成区（nucleolus organizing region，NOR）呈现出特异性的黑色银染物，这种银染色阳性的NOR称为Ag-NOR。研究表明，Ag-NOR的可染性取决于它的功能活性，即具转录活性的NOR着色，但受染物质不是次缢痕本身，而是附近与rDNA转录有关的一种酸性蛋白。

二、染色体核型

一个体细胞中的全部染色体，按其大小、形态特征顺序排列所构成的图像就称为**核型**（karyotype）。将待测细胞的核型进行染色体数目、形态特征的分析，确定其是否与正常核型完全一致，称为**核型分析**（karyotype analysis）。

（一）人类染色体非显带核型

根据命名系统，1~22号为常染色体，是男女共有的22对染色体；其余一对随男女性别而异，为性染色体，女性为XX，男性为XY；将这23对染色体分为A、B、C、D、E、F、G 7个组，A组最大，G组最小。X染色体列入C组，Y染色体列入G组。核型的描述包括两部分内容，第一部分是染色体总数，第二部分是性染色体的组成，两者之间用","分隔开。正常女性核型描述为：**46，XX**，正常男性核型描述为：**46，XY**。在正常核型中，染色体是成对存在的，每对染色体在形态结构、大小和着丝粒位置上基本相同，其中一条来自父方的精子，一条来自母方的卵子，称为**同源染色体**（homologous chromosome）；而不同对染色体彼此称为**非同源染色体**。非显带染色体标本不能将每一条染色体本身的特征完全显示出来，只能根据各染色体的大致特征（大小、着丝粒位置）来识别染色体。表8-2为人类核型分组与各组染色体形态特征（非显带标本）。

表8-2 人类核型分组与各组染色体形态特征（非显带标本）

组号	染色体号	大小	着丝粒位置	次缢痕	随体	可鉴别程度
A	1~3	最大	中（1、3号）亚中（2号）	1号常见		可鉴别
B	4~5	次大	亚中			难鉴别
C	6~12、X	中等	亚中	9号常见		难鉴别
D	13~15	中等	近端		有	难鉴别
E	16~18	小	中（16号）亚中（17、18号）	16号常见		16号可鉴别 17、18号难鉴别
F	19~20	次小	中			难鉴别
G	21~22、Y	最小	近端		21、22号有 Y无	难鉴别

（二）人类染色体G显带核型

G显带核型分析已成为目前临床常规应用的染色体病诊断的手段之一。进行G带带型描述时，"深带"表示被Giemsa着色的带纹，"浅带"表示不着色或基本不着色的带纹。"浓""淡"表示深带着色的强度。近侧段、中段、远侧段表示距离着丝粒的远近。

（三）人类染色体的多态性

人类染色体数目和形态结构是相对恒定的，但在正常健康人群中，存在着各种染色体的恒定微小变异，包括结构、带纹宽窄和着色强度等。这类恒定而微小的变异是按照孟德尔方式遗传的，通常没有明显的表型效应或病理学意义，称为**染色体多态性**（chromosomal polymorphism）。**染色体多态性常见部位**包括：①Y染色体的长度变异；②D组、G组近端着丝粒染色体的短臂、随体及随体柄部次缢痕区（NOR）的变异；③第1、9和16号染色体次缢痕的变异；④在第1、2、3、9和16号染色体和Y染色体的p11~q13间的倒位多态性。

染色体多态现象是一种较稳定的结构变异，可以在显微镜下观察，并且它是按孟德尔方式遗传的，它以一定的遗传方式传给下一代，因此可以作为一种遗传标志，应用于临床和研究工作。

三、人类染色体命名国际体制

每条显带染色体根据人类细胞遗传学命名的国际体制（ISCN）规定的**界标**（landmark）划分为若干个**区**，每个**区**（region）又包括若干**条带**（band）。界标是确认每一染色体上具有重要意义的、稳定的、有显著形态学特征的指标。每一染色体都以着丝粒为界标，分成短臂（p）和长臂（q）。区和带的序号均以着丝粒为起点，沿着每一染色体臂分别向长臂、短臂的末端连续标记。描述一特定带时需要写明以下4个内容：①染色体序号；②臂的符号；③区的序号；④带的序号。例如：1p31表示第1号染色体，短臂，3区，1带。高分辨显带的命名方法是在原带之后加"."且在"."之后写新的带号，称为亚带。例如：原来的1p31带被分为三个亚带，命名为1p31.1，1p31.2，1p31.3，即表示1号染色体短臂3区1带第1亚带、第2亚带、第3亚带。1p31.3再分时，则写为1p31.31，1p31.32，1p31.33，称为次亚带。

同步练习

一、单项选择题

1. 染色质和染色体是（　　）。
   A. 同一物质在细胞的不同时期的两种不同的存在形式
   B. 不同物质在细胞的不同时期的两种不同的存在形式
   C. 同一物质在细胞的同一时期的不同表现
   D. 不同物质在细胞的同一时期的不同表现
   E. 同一物质在细胞的同一时期的相同表现

2. 在细胞周期中处于（　　）的染色体结构最清楚、最典型、最有利于观察和计数。
   A. 分裂前期　　　　　B. 分裂中期　　　　　C. 分裂后期
   D. 分裂末期　　　　　E. 分裂间期

3. DNA复制发生在细胞周期的（　　）。
   A. 分裂前期　　　　　B. 分裂中期　　　　　C. 分裂后期
   D. 间期　　　　　　　E. 末期

4. 按照ISCN的标准系统，10号染色体，长臂，2区，5带第3亚带应表示为（　　）。
   A. 10p25.3　　　　　B. 10q25.3　　　　　C. 10p2.53
   D. 10q2.53　　　　　E. 10q253

5. 目前临床上最常用的显带技术是（　　）。
   A. Q带　　　　　　　B. G带　　　　　　　C. C带
   D. N带　　　　　　　E. R带

6. 制备染色体标本通常要获得（　　）的细胞。
   A. 间期　　　　　　　B. 前期　　　　　　　C. 中期
   D. 后期　　　　　　　E. 末期

7. 一个体细胞中的全部染色体，按其大小、形态特征顺序排列所构成的图像称为（　　）。
   A. 二倍体　　　　　　B. 基因组　　　　　　C. 核型
   D. 染色体组　　　　　E. 单倍体
8. 根据 ISCN，人类 Y 染色体属于（　　）。
   A. A 组　　　　　　　B. B 组　　　　　　　C. C 组
   D. G 组　　　　　　　E. F 组
9. 在核型中的每对染色体，其中一条来自父方的精子，一条来自母方的卵子，在形态结构上基本相同，称为（　　）。
   A. 染色单体　　　　　B. 姐妹染色单体　　　C. 非姐妹染色单体
   D. 同源染色体　　　　E. 染色体
10. 异染色质是指间期细胞核中（　　）。
    A. 螺旋化程度高，有转录活性的染色质
    B. 螺旋化程度低，有转录活性的染色质
    C. 螺旋化程度高，无转录活性的染色质
    D. 螺旋化程度低，无转录活性的染色质
    E. 螺旋化程度低，很少有转录活性的染色质
11. 常染色质是指间期细胞核中（　　）。
    A. 螺旋化程度高，有转录活性的染色质
    B. 螺旋化程度低，有转录活性的染色质
    C. 螺旋化程度低，无转录活性的染色质
    D. 螺旋化程度高，无转录活性的染色质
    E. 螺旋化程度低，很少有转录活性的染色质
12. 经典的 Lyon 假说不包括下列哪一条（　　）。
    A. 失活的 X 染色体是随机的
    B. 失活的 X 染色体仍有部分基因表达活性
    C. 由失活的 X 染色体的细胞增殖产生的所有细胞都使这条 X 染色体失活
    D. 失活发生于胚胎发育早期
    E. 以上均不是
13. 染色体制备过程中须加入下列哪种物质以获得大量中期分裂象细胞（　　）。
    A. BrdU　　　　　　 B. 秋水仙素　　　　　C. 吖啶橙
    D. 吉姆萨　　　　　 E. 碱
14. 下面关于 Q 带描述正确的是（　　）。
    A. 是专门显示着丝粒的显带技术
    B. 是专门显示染色体端粒的显带技术
    C. 是专门显示核仁组织区的显带技术
    D. 用荧光染料对染色体标本进行染色，然后在荧光显微镜下进行观察
    E. 染色体标本用热、碱、蛋白酶等预处理后，再用 Giemsa 染色
15. 真核细胞中染色体主要由（　　）组成。
    A. DNA 和 RNA　　　 B. DNA 和组蛋白　　　C. 组蛋白和非组蛋白
    D. 核酸和非组蛋白　 E. RNA 和蛋白质

二、问答题
1. 什么是染色体的多态性？常见的多态性部位包括哪些？染色体多态性在临床实践与研究中有何意义？

2. 说明显带染色体是如何描述的。
3. 高分辨率显带染色体如何命名？有何意义？
4. 常染色质与异染色质在结构和功能上有何差异？

参考答案

一、单项选择题
  1. A 2. B 3. D 4. B 5. B 6. C 7. C 8. D
  9. D 10. C 11. B 12. B 13. B 14. D 15. B

二、问答题
  1. 答：①染色体的多态性是指在正常人群中，人类染色体存在着各种恒定的微小的变异，包括结构、带纹宽窄和着色强度等。②染色体多态性常见部位包括Y染色体的长度变异，D组、G组近端着丝粒染色体的短臂、随体及随体柄部次缢痕区的变异，第1、9、16号染色体次缢痕的变异，第1、2、3、9、16号染色体和Y染色体的p11～q13间的倒位多态性。③染色体的多态性是按孟德尔方式遗传的，以一定的遗传方式传递给下一代，可作为遗传学标志，应用于临床实践和研究工作。例如，基因定位，亲权鉴定，额外或异常染色体来源的追溯等。

  2. 答：根据人类细胞遗传学命名的国际体制规定的界标，每条显带染色体划分为若干个区，每个区又包括若干条带。每一染色体都以着丝粒为界标，分成短臂（p）和长臂（q）。区和带的序号均以着丝粒为起点，沿着每一染色体臂分别向长臂、短臂的末端依次编号为1区、2区……，以及1带、2带……。界标所在的带属于此界标以远的区，并作为该区的第1带。被着丝粒一分为二的带，分别归属于长臂和短臂，分别标记为长臂的1区1带和短臂的1区1带。描述一特定带时需要写明以下4个内容：①染色体序号；②臂的符号；③区的序号；④带的序号。例如：1p31表示第1号染色体，短臂，3区，1带。

  3. 答：①高分辨G显带染色体可在染色体原有的带纹上分出更多的带。其命名方法是在原来带名之后加小数点"."，然后依次写新的编号，称为亚带；如果亚带再细分为次亚带，则可在亚带编号之后加以新编号，但不再另加小数点。②染色体高分辨显带能为染色体及其所发生的畸变提供更多细节，有助于发现更多、更细微的染色体结构异常，使染色体发生畸变的断裂点定位更加准确，因此这一技术无论在临床细胞遗传学、分子细胞遗传学的检查上，还是在肿瘤染色体的研究和基因定位上都有广泛的应用价值。

  4. 答：①常染色质在细胞间期螺旋化程度低，呈松散状，含有单一或重复序列的DNA，具有转录活性，常位于间期细胞核的中央部位；②异染色质在细胞间期螺旋化程度较高，呈凝集状态，多分布在核膜内表面，其DNA复制较晚，含有重复DNA序列，很少进行转录或无转录活性，是间期核中不活跃的染色质。

（郭添福）

第九章 染色体畸变

 学习目标

1. **掌握** 染色体畸变的概念、类型和形成机制;异常核型的描述方法。
2. **熟悉** 染色体畸变的分子细胞学效应。
3. **了解** 诱发染色体畸变的原因。

 内容精讲

染色体畸变（chromosome aberration）是体细胞或生殖细胞内染色体发生的异常改变,分为**数目畸变**和**结构畸变**两大类。染色体的数目畸变又可分为整倍性改变和非整倍性改变两种;结构畸变主要有缺失、重复、插入、易位和倒位等。无论数目畸变,还是结构畸变,其实质是涉及染色体或染色体节段上基因群的增减或位置的转移,使遗传物质发生了改变,结果都可以导致染色体异常综合征,或染色体病。

第一节 染色体畸变发生的原因

一、化学因素

1. 药物 某些药物可引起人类染色体畸变或产生畸形胚胎,如氨甲蝶呤、环磷酰胺等。

2. 农药 许多化学合成的农药可以引起人类细胞染色体畸变,如美曲膦酯类农药。

3. 工业毒物 如苯、甲苯、铝、砷、二硫化碳、氯丁二烯、氯乙烯单体等,都可以导致染色体畸变。

4. 食品添加剂 某些食品的防腐剂和色素等添加剂中所含的化学物质也可以引起人类染色体发生畸变,如硝基呋喃基糖酰胺 AF-2、环己基糖精等。

二、物理因素

大量的电离辐射对人类具有极大的潜在危险。细胞受到电离辐射后,可引起细胞内染色体发生异常,畸变率随射线剂量的增高而增高。最常见的畸变类型有断裂、缺失、双着丝粒染色体、易位、核内复制、不分离等,这些畸变都可使个体的性状出现异常。

三、生物因素

导致染色体畸变的生物因素包括两个方面:由生物体产生的**生物类毒素**和**某些病毒**。真菌毒素如黄曲霉素等具有一定的致癌作用,同时也可引起细胞内染色体畸变;病毒也可引起宿主细胞染色体畸变,尤其是那些致癌病毒,其原因主要是影响 DNA 代谢。

四、母亲年龄

当母亲年龄增大时,所生子女的体细胞中某一序号染色体有三条的情况要多于一般人群。母亲年龄越大（大于 35 岁）,生育 Down 综合征患儿的危险性就越高。但母亲生育年龄只是环境因子在体内累积作用的表现形式,这与**生殖细胞老化**及**合子早期所处的宫内环境**有关。

第二节 染色体数目异常及其产生机制

人体正常生殖细胞精子和卵子所包含的全部染色体称为一个**染色体组**。因此，精子和卵子为**单倍体**（haploid），以 n 表示，分别含有 22 条常染色体和 1 条性染色体。受精卵则为**二倍体**（diploid），以 2n 表示，包括 22 对常染色体和 1 对性染色体。

以人二倍体数目为标准，体细胞的染色体数目（整组或整条）的增加或减少，称为**染色体数目畸变**。包括**整倍体改变**和**非整倍体改变**两种形式。

一、整倍体改变

如果染色体的数目变化是单倍体（n）的整倍数，即以 n 为基数，整倍地增加或减少，则称为**整倍体**（euploid）改变。在 2n 的基础上，如果增加一个染色体组（n），则染色体数为 3n，即**三倍体**（triploid）；若在 2n 的基础上增加 2 个 n，则为 4n，即**四倍体**（tetraploid）。三倍体以上的又统称为**多倍体**（polyploid）。如果在 2n 的基础上减少一个染色体组，则称为**单倍体**。

有资料表明，在自发流产的胎儿中，有染色体畸变的占 42%。其中，三倍体占 18%，四倍体占 5%。三倍体胎儿容易发生流产的原因是在胚胎发育过程的细胞有丝分裂中，形成三极纺锤体，因而造成染色体在细胞分裂中期、后期时的分布和分配紊乱，最终导致子细胞中染色体数目异常，从而严重干扰了胚胎的正常发育而导致流产。四倍体更罕见，往往是四倍体和二倍体（4n/2n）的嵌合体，或在流产的胚胎中发现。

（一）双雄受精

一个正常的卵子同时与两个正常的精子发生受精称为双雄受精（dispermy），所形成的合子内则含有三个染色体组（三倍体），可形成 69，XXX、69，XXY 和 69，XYY 三种类型的受精卵。

（二）双雌受精

一个二倍体的异常卵子与一个正常的精子发生受精，从而产生一个三倍体的合子，称为双雌受精（digyny），可形成 69，XXX 或 69，XXY 两种核型的受精卵。

（三）核内复制

核内复制（endoreduplication）是指 DNA 复制而不进行分裂或未完成有丝分裂的过程。这样形成的两个子细胞都是四倍体，这是肿瘤细胞常见的染色体异常特征之一。

二、非整倍体改变

一个体细胞的染色体数目在正常二倍体的基础上，增加或减少了一条或数条，称**非整倍体**（aneuploid），这是临床上最常见的染色体畸变类型。发生非整倍体改变后，会产生**亚二倍体**（hypodiploid）、**超二倍体**（hyperdiploid）等。

（一）亚二倍体

当体细胞中染色体数目少了一条或数条时，称为**亚二倍体**，可写做 2n－m（m＜n）。若某对染色体少了一条（2n－1），细胞染色体数目为 45，即构成**单体型**（monosomy）。如果患者细胞中一对同源染色体同时缺失，即减少了一对同源染色体（2n－2），称为**缺体型**（nullosomy）。

（二）超二倍体

当体细胞中染色体数目多了一条或数条时，称为**超二倍体**，可写作 2n＋m（其中 m＜n）。若某对染色体多了一条（2n＋1），细胞内染色体数目为 47，即构成该染色体的**三体型**（trisomy）。三体型以上的非整倍性改变统称为**多体型**（polysomy），如四体型、五体型等。

同时存在两种或两种以上核型的细胞系的个体称**嵌合体**（mosaic）。嵌合体可以是数目异常之间、结构异常之间以及数目和结构异常之间的嵌合。

有时细胞中某些染色体的数目发生了异常,其中有的增加、有的减少,而增加和减少的染色体数目相等,结果染色体总数不变,还是二倍体数(46条),但不是正常的二倍体核型,则称为**假二倍体**(pseudodiploid)。

三、非整倍体的产生原因

多数非整倍体的产生原因是在性细胞成熟过程或受精卵早期卵裂中,发生了**染色体不分离**或**染色体丢失**。

(一)染色体不分离

在细胞进入中、后期时,如果某一对同源染色体或姐妹染色单体彼此没有分离,而是同时进入一个子细胞,结果所形成的两个子细胞中,一个将因染色体数目增多而成为超二倍体,另一个则因染色体数目减少而成为亚二倍体,这个过程称为**染色体不分离**(non-disjunction)。

1. 染色体不分离发生在受精卵的卵裂早期的有丝分裂过程 可导致产生由两种细胞系或三种细胞系组成的嵌合体。不分离发生在第一次卵裂,则形成具有两个细胞系的嵌合体,一个为超二倍体细胞系,一个为亚二倍体细胞系。不分离发生在第二次卵裂以后,即形成具有三个或三个以上细胞系的嵌合体(46/47/45)。不分离发生得越晚,正常二倍体细胞系的比例越大,临床症状也相对较轻。

2. 减数分裂时发生染色体不分离 若发生在第一次减数分裂,使得某一对同源染色体不分离,同时进入一个子细胞核,所形成的配子中,一半将有24条染色体(n+1),另一半将有22条(n−1)。与正常配子受精后,将形成超二倍体或亚二倍体。若在第二次减数分裂发生染色体不分离,所形成的配子的染色体数将有以下几种情况:1/2为n、1/4为(n+1)、1/4为(n−1)。它们与正常配子受精后,得到相应的二倍体、超二倍体、亚二倍体。

(二)染色体丢失

染色体丢失(chromosome lose)又称**染色体分裂后期延滞**(anaphase lag),在细胞有丝分裂过程中,某一染色体未与纺锤丝相连,不能移向两极参与新细胞的形成;或者在移向两极时行动迟缓,滞留在细胞质中,造成该条染色体的丢失而形成亚二倍体。染色体丢失也是嵌合体形成的一种方式。

第三节 染色体结构畸变及其产生机制

染色体结构畸变的发生受理化、生物、遗传等因素的影响,在这些因素的作用下,首先是染色体发生**断裂**(breakage),然后是断裂片段的**重接**(rejoin)。断裂的片段如果在原来的位置上重新接合,称为**愈合或重合**(reunion),即染色体恢复正常,不引起遗传效应。如果染色体断裂后未能在原位重接,也就是断裂片段移动位置与其他片段相接或者丢失,则可引起**染色体结构畸变**又称**染色体重排**(chromosomal rearrangement)。

一、染色体结构畸变的描述方法

结构畸变染色体核型的描述方法有简式和详式两种。

① **简式**:染色体总数,性染色体组成,重排类型(染色体号)(断裂点),例如,46,XX,del(5)(p15)。

② **详式**:染色体总数,性染色体组成,重排类型(染色体号)(重排染色体带的组成),例如,46,XX,del(5)(p15→qter)。

二、染色体结构畸变的类型及其产生机制

临床上常见的染色体结构畸变有:缺失、重复、易位、倒位、环状染色体和等臂染色体等。

1. 缺失 缺失(deletion)是染色体片段的丢失,缺失使位于这个片段的基因也随之发生丢

失。按染色体断点的数量和位置可分为**末端缺失**和**中间缺失**两类。

2. 重复 重复（duplication）是一条染色体上某一片段增加了一份以上的现象，使这些片段的基因多了一份或几份。**原因是**：同源染色体之间的不等交换、染色单体之间的不等交换以及染色体片段的插入等。

3. 倒位 倒位（inversion）是某一染色体发生两次断裂后，两断点之间的片段旋转180°后重接，造成染色体上基因顺序的重排。染色体的倒位可以发生在同一臂（长臂或短臂）内，也可以发生在两臂之间，分别称为**臂内倒位**和**臂间倒位**。

4. 易位 一条染色体的断片移接到另一条非同源染色体的臂上，这种结构畸变称为**易位**（translocation）。常见的易位方式有相互易位、罗伯逊易位和插入易位等。①**相互易位**（reciprocal translocation）是两条染色体同时发生断裂，断片交换位置后重接。相互易位仅涉及位置的改变而不造成染色体片段的增减时，称为平衡易位。②**罗伯逊易位**（Robertsonian translocationn）又称**着丝粒融合**，是发生于近端着丝粒染色体的一种易位形式。③**插入易位**（insertional translocation），两条非同源染色体同时发生断裂，但只有其中一条染色体的片段插入到另一条染色体的非末端部位。只有发生了三次断裂时，才可能发生插入易位。

5. 环状染色体 一条染色体的长、短臂同时发生了断裂，含有着丝粒的片段两断端发生重接，即形成**环状染色体**（ring chromosome）。

6. 双着丝粒染色体 两条染色体同时发生一次断裂后，两个具有着丝粒的片段的断端相连接，形成了一条**双着丝粒染色体**（dicentric chromosome）。

7. 等臂染色体 一条染色体的两个臂在形态上和遗传结构上完全相同，称为**等臂染色体**（isochromosome）。等臂染色体一般是由于着丝粒分裂异常造成的。

8. 插入 插入（insertion）是一条染色体的片段插入到另一染色体中的现象。它实际上也是一种易位。只有在发生了一共三次断裂时，"插入"才有可能发生。插入可以是正向的，也可以是反向的。插入如发生在同源染色体间，就会在一条染色体上发生重复，而另一条同源染色体缺失了同一节段的染色体。

第四节 染色体畸变的分子细胞生物学效应

染色体畸变（无论是数目畸变还是结构畸变）将引起遗传物质的改变，导致基因的改变，扰乱了基因作用之间的平衡，影响正常的新陈代谢等基本生命活动，给机体带来极大的危害，因此，在临床上表现为各式各样的综合征。

染色体畸变在细胞周期的不同时相有不同特点。在有丝分裂中，如在 G1 期和 S 期发生畸变，一般是染色体型的；而在 S 期和 G2 期及分裂前期发生畸变，则导致染色单体型。如畸变只涉及一条染色体，或所形成的畸变染色体只有一个有活性的着丝粒，这些畸变的染色体在细胞有丝分裂中能完整地传给子细胞，这种畸变为**稳定型染色体畸变**。无着丝粒片段在细胞分裂后期因不能定向运动而丢失。两个或两个以上具有活性的着丝粒的染色体，如双着丝粒染色体，在有丝分裂后期形成染色体桥而导致细胞死亡或产生新的畸变，这种畸变为**非稳定型畸变**。在减数分裂中，由于同源染色体的联会配对，交换和分离的过程，可导致不同的畸变类型，配子产生的分子细胞生物学效应也有所不同。

一、染色体数目畸变的分子细胞生物学效应

1. 整倍体畸变 在人类中只有极少数三倍体个体能存活到出生，多为 2n/3n 的嵌合体。三倍体在胚胎发育的细胞有丝分裂过程中，形成三极纺锤体，导致染色体在细胞分裂的中期至后期分布和分配紊乱，干扰胚胎的正常发育而流产。

2. 非整倍体畸变 单体由于丢失了一条染色体，染色体的平衡受到破坏，胚胎不能正常发

育，通常不能存活而致死，少数单体型存在，如 45，X。三体是多了一条染色体，个体一般能存活，但是由于破坏了染色体的平衡和基因组剂量增加而出现异常表型。

二、不同的染色体结构畸变产生不同的生物学效应

末端缺失和中间缺失其结果都是丢失了一段无着丝粒片段，原因是在细胞分裂时，纺锤丝不能附着在无着丝粒的片段上，致使它们在细胞分裂过程中丢失。丢失的片段大小不同将有不同的生物学效应。大片段的缺失甚至在杂合状态下也是致死的，X 染色体的缺失中的半合子一般也会死亡，只有一部分存活下来，但也是异常个体。如果缺失的部分包括某些显性基因，则同源染色体上与这一缺失相对应位置上的隐性等位基因就得以表现，这一现象称为**假显性**。

重复的细胞效应比缺失缓和，但如果重复片段较大也会影响个体的生活力，甚至引起死亡。重复是由于同源染色体发生不等交换（unequal erossover）所致，结果产生一条有部分缺失的染色体，和一条重复的染色体。

倒位染色体在减数分裂中同源染色体联会时，如倒位片段很小，倒位片段可能不发生配对，其余区段配对正常；如倒位片段很长，倒位的染色体可能倒过来与正常的染色体配对，形成一个环，称为**倒位环**（inversion loop）。无论在臂间倒位或臂内倒位的杂合子后代中都见不到遗传重组。所以在这个意义上讲，倒位的遗传学效应是可以抑制或大大地降低基因的重组。

常见的相互易位的纯合子没有明显的细胞学特征，它们在减数分裂时配对正常，可以从一个细胞世代传到另一个细胞世代。易位杂合体在减数分裂的粗线期，由于同源部分的联会配对而形成**特征性的四射体**。随着分裂进行，四射体逐步开放形成一个环形或双环的"8"字形。减数分裂后期，染色体走向两极时表现不同的分离方式：邻位分离-1、邻位分离-2、对位分离及 3∶1 分离。至后 I 期时，由于出现对位分离、邻位分离和 3∶1 分离，结果可形成 18 种配子。其中仅一种配子是正常的，一种是平衡易位的，其余 16 种都是不平衡的。与正常配子受精后，所形成的合子中，大部分都将形成单体或部分单体，三体或部分三体，导致流产、死胎或畸形儿。（详见第十三章第五节）

同步练习

一、单项选择题

1. 某一个体其体细胞中染色体的数目比二倍体多了 3 条，称为（　　）。
   A. 亚二倍体　　　　B. 超二倍体　　　　C. 多倍体
   D. 嵌合体　　　　　E. 三倍体

2. 如果染色体的数目在二倍体的基础上减少一条则形成（　　）。
   A. 单倍体　　　　　B. 三倍体　　　　　C. 单体型
   D. 三体型　　　　　E. 缺体

3. 若某人核型为 46，XX，del（1）(pter→q21:)，则表明在其体内的染色体发生了（　　）。
   A. 缺失　　　　　　B. 倒位　　　　　　C. 易位
   D. 插入　　　　　　E. 重复

4. 若某人核型为 46，XX，t（4；5）(q35；p11)，则表明在其体内的染色体发生了（　　）。
   A. 缺失　　　　　　B. 倒位　　　　　　C. 易位
   D. 插入　　　　　　E. 重复

5. 若某人核型为 46，XX，dup（3）(q12q21)，则表明在其体内的染色体发生了（　　）。
   A. 缺失　　　　　　B. 倒位　　　　　　C. 重复
   D. 插入　　　　　　E. 环状染色体

6. 若某人核型为 46，XX，inv（9）(p12q31)，则表明在其体内的染色体发生了（　　）。

A. 缺失 B. 倒位 C. 易位
D. 插入 E. 重复

7. 两条非同源染色体同时发生断裂，断片交换位置后重接，结果造成（　　）。
   A. 缺失 B. 倒位 C. 易位
   D. 插入 E. 重复

8. 一条染色体断裂后，断片未能与断端重接，结果造成（　　）。
   A. 缺失 B. 倒位 C. 易位
   D. 插入 E. 重复

9. 一条染色体发生两次断裂后断片颠倒180°后重接，结果造成（　　）。
   A. 缺失 B. 倒位 C. 易位
   D. 插入 E. 重复

10. 染色体结构畸变的基础是（　　）。
    A. 姐妹染色单体交换 B. 染色体核内复制 C. 染色体断裂
    D. 染色体不分离 E. 染色体丢失

11. 可诱导染色体畸变发生的因素是（　　）。
    A. 氨甲蝶呤 B. 甲苯 C. 有机磷农药
    D. 黄曲霉素 E. 以上都是

12. 细胞内同时缺失了一对同源染色体的患者称为（　　）。
    A. 多体型 B. 三体型 C. 缺体型
    D. 单体型 E. 三倍体

13. 若某一个体核型为46，XX/47，XX，＋21则表明该个体为（　　）。
    A. 常染色体结构异常的嵌合体 B. 常染色体数目异常的嵌合体
    C. 性染色体结构异常的嵌合体 D. 性染色体数目异常的嵌合体
    E. 以上都不正确

14. 核型为69，XYY的个体是由（　　）造成的。
    A. 核内复制 B. 双雄受精 C. 双雌受精
    D. 染色体不分离 E. 染色体丢失

15. 7岁女孩，门诊诊断为21-三体综合征，其核型分析为46，XX，t（14q21q），那么最可能属于下列哪种染色体畸变所致（　　）。
    A. 染色体重叠 B. 染色体缺失 C. 染色体倒位
    D. 染色体重复 E. 染色体易位

16. 下列哪种核型为超二倍体（　　）。
    A. 45，XY，－21 B. 45，XY，21 C. 46，XY
    D. 46，XY，－21 E. 47，XY，＋21

17. 下列哪种核型为亚二倍体（　　）。
    A. 45，XX，21 B. 45，XX，－21 C. 46，XX
    D. 46，XX，－21 E. 47，XX，＋21

18. 罗伯逊易位发生的原因是（　　）。
    A. 两条近端着丝粒染色体在着丝粒处断裂后相互融合形成一条染色体
    B. 两条近端着丝粒染色体在任何一处断裂后相互易位形成一条染色体
    C. 任何两条染色体在着丝粒处断裂后相互融合形成一条染色体
    D. 一条染色体节段插入另一条染色体
    E. 性染色体和常染色体间的相互易位

19. 以下属于不稳定畸变的是（   ）。
    A. 相互易位   B. 臂间倒位   C. 罗伯逊易位
    D. 臂内倒位   E. 双着丝粒染色体

20. 嵌合体形成的最可能的原因是（   ）。
    A. 精子形成时第一次减数分裂染色体不分离
    B. 精子形成时第二次减数分裂染色体不分离
    C. 卵子形成时第一次减数分裂染色体不分离
    D. 卵子形成时第二次减数分裂染色体不分离
    E. 受精卵早期卵裂时发生有丝分裂染色体不分离

21. 一个患者核型为46，XX/45，X，其发生原因可能是（   ）。
    A. 体细胞染色体不分离   B. 减数分裂染色体不分离   C. 染色体丢失
    D. 双雄受精   E. 核内复制

22. 染色体非整倍性改变的机制可能是（   ）。
    A. 染色体断裂及断裂之后的异常重排   B. 染色体易位
    C. 染色体倒位   D. 染色体不分离
    E. 染色体核内复制

二、问答题

1. 导致染色体畸变的原因有哪些？
2. 染色体数目异常的机制是什么？
3. 染色体结构异常的机制是什么？

参考答案

一、单项选择题

1. B 2. C 3. A 4. C 5. C 6. B 7. C 8. A
9. B 10. C 11. E 12. C 13. B 14. B 15. E
16. E 17. B 18. A 19. E 20. E 21. C 22. D

二、问答题

1. 答：①化学因素：如一些化学药品、农药、毒物和抗代谢药等，都可以引起染色体畸变。②物理因素：大量的电离辐射对人类有极大的潜在危险。当细胞受到电离辐射后，可引起细胞内染色体发生异常（畸变）。畸变率随射线剂量的增加而增高。③生物因素：导致染色体畸变的生物因素包括两个方面：一是由生物体所产生的生物类毒素所致，另一是某些生物体如病毒。④母亲年龄：母亲年龄增大时，所生子女的体细胞中某一序号染色体有三条的情况要多于一般人群。如母亲大于35岁时，生育Down综合征患儿的频率增高。这与生殖细胞老化及合子早期所处的宫内环境有关。

2. 答：染色体数目异常包括整倍体改变及非整倍体改变。整倍体改变的机制有双雄受精、双雌受精、核内复制等。①双雄受精：即同时有两个精子进入卵细胞使卵子受精。由于每个精子带有一个染色体组，所以它们与卵细胞中原有的一个染色体组共同形成了三倍体的受精卵。②双雌受精：即含有一个染色体组的精子与含有两个染色体组的异常卵细胞受精，即可形成三倍体的受精卵。③核内复制：是指在一次细胞分裂时，DNA复制了两次，而细胞只分裂了一次，这样形成的两个子细胞都是四倍体。

非整倍体改变的机制包括染色体不分离与染色体丢失。染色体不分离或染色体丢失可以发生在配子形成过程中或受精卵早期卵裂过程中。如果染色体不分离或染色体丢失发生在卵裂过程中，则有可能形成嵌合体。

3. 答：染色体在各种理化生物等因素作用下，可能发生染色体的断裂，然后是断裂片段的重接。如果染色体断裂后未能在原来的位置重接，而是发生了染色体片段的丢失或与其他片段相接，则引起染色体结构畸变。

（郭添福）

第十章　单基因病

  学习目标

1. 掌握　分子病、先天性代谢病的基本概念；正常血红蛋白分子的结构及发育变化；人类珠蛋白基因；镰状细胞贫血症的细胞学和分子发病机制；α地中海贫血和β地中海贫血的临床分型及分子机制；血友病A、血友病B的临床症状、遗传方式、分子机制及诊防手段；成骨不全的分类、遗传方式、分子机制及诊防手段；酶蛋白病的发病机制；苯丙酮尿症、白化病、半乳糖血症、糖原贮积症的临床症状、生化代谢途径、分子机制及其防治手段。

2. 熟悉　蛋白病的分类、异常血红蛋白病的分子机制；中国人β地中海贫血点突变的主要类型；凝血因子Ⅺ缺乏症的遗传方式及分子机制；酶蛋白病与分子病的区别；黏多糖贮积症的分型、遗传方式及诊断、防治策略；自毁容貌综合征的临床症状、遗传方式、代谢途径及分子机制。

3. 了解　血红蛋白M病、不稳定血红蛋白病、氧亲和力改变的血红蛋白病；遗传性胎儿血红蛋白持续增多症；血管性假血友病；Marfan综合征；受体蛋白病；维生素依赖性酶病、多种酶缺陷和酶活性升高引起的酶病。

  内容精讲

突变的基因通过改变多肽链的质和量，使得蛋白质发生缺陷，引发遗传性疾病。如果疾病的发生由一对等位基因控制，即为单基因遗传病。根据缺陷蛋白质对机体产生的影响，通常把这类疾病分为分子病和先天性代谢病两类。

第一节　分子病

分子病是由遗传性基因突变或获得性基因突变使蛋白质的分子结构或合成的量异常直接引起机体功能障碍的一类疾病，**包括**血红蛋白病、血浆蛋白病、结构蛋白缺陷病、受体蛋白病、膜转运蛋白病等。

一、血红蛋白病

（一）血红蛋白分子的结构

血红蛋白是血液中红细胞携带、运输氧气和二氧化碳的载体。它是一种结合蛋白，多肽链部分称为珠蛋白（globin），辅基为血红素，结构为两对单体（4个亚基）组成的球形四聚体，其中一对由两条类α珠蛋白链（α链或ζ链）各结合一个血红素组成；另一对由两条类β珠蛋白链（ε、β或δ链）各结合一个血红素组成。α链长141个氨基酸，β链则由146个氨基酸组成。

（二）血红蛋白分子的发育变化

在人个体发育的不同阶段，类α链和类β链的不同组合，构成了人类常见的几种血红蛋白（表10-1）。

表 10-1 正常人体不同发育阶段的血红蛋白

发育阶段	血红蛋白	分子组成
胚胎	Gower I	$\zeta_2\varepsilon_2$
胚胎	Gower II	$\alpha_2\varepsilon_2$
胚胎	Portland	$\zeta_2{}^A\gamma_2$、$\zeta_2{}^G\gamma_2$
胎儿(8周至出生)	F	$\alpha_2{}^A\gamma_2$、$\alpha_2{}^G\gamma_2$
成人	A(95%以上)	$\alpha_2\beta_2$
成人	A2(2%~3.5%)	$\alpha_2\delta_2$
成人	F 少于1.5%	$\alpha_2{}^A\gamma_2$、$\alpha_2{}^G\gamma_2$

(三) 珠蛋白基因及其表达特点

1. 类 α 珠蛋白基因 类 α 珠蛋白基因簇定位于 16pter-p13.3，按 $5'\to 3'$ 方向排列顺序为：$5'$-ζ_2-$\psi\zeta_1$-$\psi\alpha_1$-α_2-α_1-$3'$，长度为 30kb。每条 16 号染色体有 2 个 α 基因，二倍体细胞有 4 个 α 基因，每个 α 基因表达的 α 珠蛋白数量相同。类 α 珠蛋白基因的排列顺序与发育过程中表达顺序相一致。即发育早期是 5′端 ζ 表达，正常成人主要是 3′端的 α_2 及 α_1 基因表达。

2. 类 β 珠蛋白基因 人类的 β 珠蛋白基因簇定位于 11p15.5，按 $5'\to 3'$ 方向排列顺序为：$5'$-ε-${}^G\gamma$-${}^A\gamma$-$\psi\beta_1$-δ-β-$3'$，总长度为 60kb。每条 11 号染色体只有 1 个 β 基因，正常的二倍体细胞有 2 个 β 基因。类 β 珠蛋白基因的排列先后与发育过程的表达顺序相关，发育早期是 5′端 ε、γ 基因表达，成人期主要为 3′端 β 基因表达。

珠蛋白基因的表达受到精确的调控，表现出典型的组织特异性和时间特异性。

胚胎早期（妊娠后 3~8 周）：卵黄囊的原始红细胞发生系统中，类 α 珠蛋白基因簇中的 ζ、α 基因和类 β 珠蛋白基因簇中的 ε、γ 基因表达，进而形成胚胎期血红蛋白 Hb Gower I ($\zeta_2\varepsilon_2$)、Hb Gower II ($\alpha_2\varepsilon_2$) 和 Hb Portland ($\zeta_2{}^A\gamma_2$、$\zeta_2{}^G\gamma_2$)。

胎儿期（妊娠 8 周至出生）：血红蛋白合成的场所由卵黄囊移到胎儿肝、脾中，类 α 珠蛋白基因簇的表达基因由 ζ 全部变成 α 基因，而类 β 珠蛋白基因簇基因的表达由 ε 全部转移到 γ 基因，形成胎儿期血红蛋 HbF ($\alpha_2\gamma_2$)。

成人期（出生后）：血红蛋白主要在骨髓红细胞的发育过程中合成，以 α 基因和 β 基因表达为主，其产物组成 HbA ($\alpha_2\beta_2$)，占总量的 95% 以上。此外，还有 HbA2 ($\alpha_2\delta_2$)，占总量的 2%~3.5%；HbF 少于 1.5%。

(四) 珠蛋白基因突变的类型

珠蛋白基因突变的类型包括：单碱基置换（最常见）、移码突变、密码子的缺失和嵌入、无义突变、终止密码子突变、基因缺失、融合基因。

(五) 常见的血红蛋白病

1. 常见的异常血红蛋白病

(1) **镰状细胞贫血症** (sickle cell anemia) 由 β 基因缺陷引起（AR）。患者 β 基因的第 6 位密码子由正常的 GAG 突变为 GTG，使编码的 β 珠蛋白 N 端第 6 位氨基酸由正常的谷氨酸变成了缬氨酸，形成 HbS。

(2) **血红蛋白 M 病** (Hemoglobin M disease) 也称**高铁血红蛋白症** (methemoglobinemia)，遗传方式为常染色体显性遗传。HbM 患者珠蛋白基因由于某个密码子发生碱基替换，使肽链中与血红素铁原子连接的组氨酸或邻近的氨基酸发生了替代，导致部分铁原子处于高铁状态，影响携氧功能。

2. 地中海贫血

(1) α地中海贫血（α-thalassemia）

① 缺失型α地中海贫血

a. **Hb Barts 胎儿水肿综合征**：发病于胎儿期，基因型为 $α^0$ 地中海贫血基因纯合子 (--/--)，4个α珠蛋白基因全部缺失。由于不能合成α链，γ链聚合为γ四聚体（$γ_4$）。

b. **Hb H 病**：患者为 $α^0$ 地中海贫血基因和 $α^+$ 地中海贫血基因的复合杂合子，基因型为 (--/-α)。由于缺失3个α珠蛋白基因，α链的合成受到严重影响，β珠蛋白链过剩而聚合为β四聚体 Hb H（$β_4$）。

c. **标准型α地中海贫血**：患者为 $α^0$ 地中海贫血基因的杂合子基因型为 (--/αα) 或是 $α^+$ 地中海贫血基因的纯合子，基因型为 (-α/-α)，均缺失2个α基因。

d. **静止型α地中海贫血**：为 $α^+$ 地中海贫血基因的杂合子，基因型为 (-α/αα)，缺失1个α基因。由于只有一个基因缺失或突变，无临床症状。

② **非缺失型α地中海贫血**：中国人常见的非缺失型α地中海贫血有：Hb Constant Spring (Hb CS) α2 c.142TAA>CAA、Hb Quong Sze (Hb QS) α2 c.125CTG>CCG、Hb Westmead (Hb WS) α2 c.122CAC>CAG。

③ α地中海贫血的预防

a. **遗传咨询**。

b. **产前诊断**：可在孕 11～13 周取绒毛、或孕 16～20 周取羊水、或孕 19～23 周取脐带血进行基因诊断。

c. **植入前诊断**：借助试管婴儿技术进行α地中海贫血的植入前诊断。

d. **治疗**：严重的 Hb H 病患者需要输血。

(2) β地中海贫血（β-thalassemia）

① β地中海贫血的分类

a. **重型β地中海贫血**：重型β地中海贫血患者可能是 $β^0/β^0$、$β^+/β^+$ 或 $δβ^0/δβ^0$（$δβ^0$ 为融合基因）等纯合子，也可能是 $β^0$ 和 $β^+$ 地中海贫血基因的复合杂合子（$β^0/β^+$）。

b. **中间型β地中海贫血**：一般是 $β^+$ 地中海贫血基因的纯合子，患者的基因型通常为 $β^+$（高F）/$β^+$（高F）或 $β^+/δβ^+$。

c. **轻型β地中海贫血**：发生于 $β^0$ 或 $β^+$ 地中海贫血基因的杂合子，无任何临床症状，需通过实验室检查才能确诊。患者主要是 $β^+/β^A$、$β^0/β^A$ 或 $β^+/δβ^A$ 等杂合子，都带有1个正常的β基因 $β^A$。

② β地中海贫血的预防

a. **遗传咨询**：父母均为β地中海贫血杂合子时（如 $β^0/β$），子女有 1/4 概率为 $β^0/β^0$ 的纯合子，为重型β地中海贫血的患者；1/2 概率为 $β^0/β$ 杂合子；1/4 概率为正常人（$β/β$ 的纯合子）。

b. **产前诊断**：可以在孕 11～13 周取绒毛、或孕 16～20 周取羊水、或孕 19～23 周取脐带血进行产前基因诊断。

③ **β地中海贫血的治疗**：重型β地中海贫血的患者需要输血维持生命。而脐血干细胞移植、骨髓干细胞移植可使患者获得较好的治疗效果。

3. β地中海贫血合并α地中海贫血 β地中海贫血合并α地中海贫血（β-thalassemia compound with α-thalassemia）时，症状往往会减轻。可能是由于多余的α珠蛋白链的减少使血红蛋白四聚体两条α链和两条非α链之间趋于平衡，体内的无效造血情况减轻，临床症状也随之减轻。

4. X连锁α地中海贫血/智力发育迟滞综合征 *ATR-X* 基因突变引起的包括α地中海贫血、智力发育迟滞、尿道和生殖器官发育异常及性反转等临床表现。

二、血浆蛋白病

血浆蛋白病是血浆蛋白遗传性缺陷所引起的一组疾病。以血友病常见,血友病(hemophilia)是一类遗传性凝血功能障碍的出血性疾病(见表10-2)。

表 10-2 几种常见血浆蛋白病

分类	血友病 A	血友病 B	凝血因子Ⅺ缺乏症
别名	血友病甲	血友病乙,PTC缺乏症	血友病丙,PTA缺乏症
发病机制	凝血因子Ⅷ缺乏	凝血因子Ⅸ缺乏	凝血因子Ⅺ缺乏
临床特征	反复自发性或轻微损伤后出血不止和出血引起的压迫症状和并发症		症状较血友病 A/B 轻
致病基因	F8 基因(Xq28)	F9 基因(Xq27)	F11 基因(4q35.2)
遗传方式	XR	XR	AD 或 AR
预防	产前诊断	产前和(或)种植前基因诊断	产前诊断
治疗	凝血因子Ⅷ替代疗法	凝血因子Ⅸ替代疗法	凝血因子Ⅺ替代疗法

三、结构蛋白缺陷病

(一)肌营养不良症

1. Duchenne 型肌营养不良(Duchenne muscular dystrophy,DMD)(OMIM♯310200) *DMD* 基因定位于 Xp21.2,编码一条相对分子质量为 427000 的多肽链,称为肌萎缩蛋白(dystrophin)。肌萎缩蛋白主要分布于骨骼肌和心肌细胞中,对维持肌细胞膜结构的完整性起着非常重要的作用。

DMD 的发生多为缺失突变,缺失主要发生于 *DMD* 基因的 5′端或中央区域,导致肌萎缩蛋白无法合成。

2. Becker 型肌营养不良(Becker muscular dystrophy,BMD)(OMIM♯300376) 症状较 DMD 轻,患者可活过生育期,从而将致病基因传给子代。与 DMD 属于同一种基因的同一类型的突变,因缺失的范围比较小,肌细胞内尚能合成一定量的肌萎缩蛋白。

(二)胶原蛋白病

1. 成骨不全(osteogenesis imperfecta) (表10-3)

(1)**Ⅰ型成骨不全** 又称为蓝色巩膜综合征。基因定位于 17q21.3-q22 以及 7q22.1,病因为胶原基因各种点突变导致的胶原成熟缺陷。

(2)**Ⅱ型成骨不全** 又称先天性致死性成骨不全,临床症状比Ⅰ型成骨不全严重得多,表现为长骨短宽,宫内即可因骨质疏松、发脆而引起四肢、肋骨多发性骨折;蓝色巩膜;耳硬化性聋;身材矮小,患者一般为死胎或生后早期死亡。存活者伴有进行性脑积水,长骨囊性变。Ⅱ型成骨不全的胶原基因突变主要涉及 α_1 链胶原基因 *COL1A1* 和 α_2 链胶原基因 *COL1A2* 上的甘氨酸密码子点突变或重排。

表 10-3 成骨不全的遗传与临床特征

类型	临床特征	遗传方式	分子变化	遗传缺陷
Ⅰ型	轻型:蓝巩膜、易骨折但无骨畸形	AD	Ⅰ型胶原结构正常但量减少50%	突变致 Proα1(Ⅰ)mRNA 合成量下降
Ⅱ型	围生致死型:严重骨折畸形、黑巩膜,生后1周内死亡	AD	Ⅰ型胶原结构变异(特别是羟基端)	编码甘氨酸的密码子突变(包括 α_1 或 α_2 基因)

续表

类型	临床特征	遗传方式	分子变化	遗传缺陷
Ⅲ型	进行性畸变；进行性骨畸变、畸形蓝巩膜、听觉丧失	AD	Ⅰ型胶原结构变异（特别是氨基端）	同Ⅱ型
Ⅳ型	正常巩膜性畸变；轻度畸形、矮小、听觉丧失	AD	同Ⅲ型	①同Ⅱ型；②$α_2$基因外显子跳跃突变

2. Ehlers-Danlos 综合征（Ehlers-Danlos syndrome，EDS） 包括各种临床亚型：EDS Ⅰ～EDS Ⅸ等，遗传方式为 AD/AR，患病率约 1/5000，其中 EDS Ⅳ 型最为严重。典型的 Ehlers-Danlos 综合征症状是皮肤可过度伸展，柔软脆弱易碎；皮肤受伤后愈合差，形成特殊的"香烟纸"疤；关节亦可过度伸展，导致髋、肩、肘、膝或锁骨关节易于脱位和受伤。

Ⅰ型 Ehlers-Danlos 综合征的分子病因可能是编码 Ⅴ 型胶原纤维 $α_1$ 链的基因 *COL5A1*、*COL5A2* 发生了突变；而其他类型的 EDS 的突变基因可能是：Ⅳ 型 EDS：*COL3A1*；Ⅵ 型 EDS：赖氨酰羟化酶基因突变；Ⅶa 及 Ⅶb 型 EDS：*COL1A1* 和 *COL1A2*；Ⅶc 型 EDS：前胶原 N-肽酶基因突变。

四、受体蛋白病

（一）受体蛋白病的概念

受体是位于细胞膜、细胞质或细胞核内的一类具有特殊功能的蛋白质，由于这类蛋白的遗传性缺陷导致的疾病称为受体病（receptor disease）。

（二）家族性高胆固醇血症

家族性高胆固醇血症（familiar hypercholesterolemia，FH）是由于细胞膜上的低密度脂蛋白（low density lipoprotein，LDL）受体缺陷而导致的疾病。由于 LDL 受体缺陷，致使血浆中的 LDL 不能进入细胞，并使细胞内胆固醇的反馈抑制解除，使细胞内胆固醇合成增加并进入血浆，加重血浆胆固醇的堆积。

遗传方式为 AD，LDL 受体基因定位于 19p13.1-p13.2。*LDL* 基因突变包括碱基置换、插入、缺失等，其中以碱基缺失较多见。

五、膜转运蛋白病

由于膜转运蛋白的遗传缺陷导致的疾病称为**膜转运蛋白病**。

（一）囊性纤维化病

囊性纤维化病（cystic fibrosis，CF）是一种典型的膜转运蛋白疾病，高加索人群中携带者的频率高达 1/20。*CF* 基因定位于 7q31，长约 250kb，包含 27 个外显子，编码一种细胞膜整合蛋白，该蛋白为 Cl^- 等物质的转运通道。*CF* 基因突变类型包括缺失、插入、错义突变、无义突变、剪接突变等。囊性纤维化病主要累及肺、胰腺等器官，最后因肺功能衰竭、感染和营养不良而死。

（二）胱氨酸尿症

胱氨酸尿症（cystinuria）可分为三个亚型，Ⅰ 型为常染色体隐性遗传，患者对四种氨基酸均不能吸收；Ⅱ 型和 Ⅲ 型均为常染色体不完全显性遗传，杂合子尿液中的胱氨酸浓度介于正常纯合子和患者纯合子之间。Ⅲ 型的症状较轻。

（三）先天性葡萄糖、半乳糖吸收不良症

先天性葡萄糖、半乳糖吸收不良症（congenital glucose/galactose malabsorption）的遗传方式为 AR，由 Solute carrierfamily 5（*SLC5A1*）基因突变所致。*SLC5A1* 基因定位在 22q12.3。

患者小肠上皮细胞转运葡萄糖、半乳糖的膜载体蛋白异常，致使葡萄糖和半乳糖吸收障碍，患者肠道内渗透压改变而使肠液增加，患者出现水样腹泻，腹泻的发生及其程度与糖的进食时间及量有关，进食 24h 后即可出现腹泻。婴儿喂食含葡萄糖和半乳糖的食物后随着腹泻加重继而出现脱水、营养不良等症状。本病随年龄增加对葡萄糖和半乳糖的耐受性会增加。

第二节　先天性代谢病

一、先天性代谢病的概念

先天性代谢缺陷（inborn errors of metabolism）也称遗传性酶病，指由于遗传因素（通常是基因突变）而造成的酶蛋白质分子结构或数量的异常所引起的疾病。

根据酶缺陷对机体代谢的影响不同，将先天性代谢缺陷分为糖代谢缺陷、氨基酸代谢缺陷、脂类代谢缺陷、核酸代谢缺陷、内分泌代谢缺陷、溶酶体沉积病、药物代谢缺陷和维生素代谢缺陷等。

二、先天性代谢缺陷的共同规律

从分子水平上看，先天性代谢缺陷可能原因：一是由于编码酶蛋白的结构基因发生突变，引起酶蛋白结构异常或缺失；二是基因的调控系统发生异常，使之合成过少或过多的酶，引起代谢紊乱。大多数先天性代谢缺陷为常染色体隐性遗传，少数为 X 连锁隐性遗传。

先天性代谢缺陷的共同特征如下：

1. 酶缺陷与酶活性　在机体内，酶的正常数量大大超过维持机体新陈代谢所必需的数量，因此杂合状态下所残存的 50% 的活性能保证杂合体的正常代谢。

2. 底物、中间代谢产物堆积和产物缺乏　由于酶的生理功能是催化底物转变为产物，故几乎所有因酶缺陷所引起的病理改变都直接或间接地与底物、中间代谢产物的堆积或产物的缺乏或兼而有之地有关。

3. 底物分子的大小与性质　底物分子的大小和理化性质决定先天性代谢缺陷是全身性的还是局部性的。

4. 临床表型与酶缺陷　在某些情况下，某一基因的突变可导致多种不同的酶活性改变，表现为多种复杂的临床表型；在另一些情况下，同样的病理、临床特征可由多种不同的基因所引发。因此先天性代谢缺陷的病理、生化及临床分析需谨慎对待。

三、主要糖代谢遗传病

（一）半乳糖血症（galactosemia）

乳类所含乳糖经消化道乳糖酶分解产生葡萄糖和半乳糖。半乳糖先后经半乳糖激酶和半乳糖-1-磷酸尿苷酰转移酶（GPUT）催化，生成 1-磷酸半乳糖和 1-磷酸葡萄糖，进一步代谢供组织利用。典型的半乳糖血症患者由于 GPUT 基因缺陷使该酶缺乏，导致半乳糖和 1-磷酸半乳糖在血中累积，部分随尿排出。1-磷酸半乳糖在脑组织累积可引起智力障碍；在肝累积可引起肝损害，甚至肝硬化；在肾累积可致肾功能损害，引起蛋白尿和氨基酸尿。半乳糖在醛糖还原酶作用下生成半乳糖醇，可使晶状体渗透压改变，水分进入晶状体，影响晶状体代谢而致白内障。血中半乳糖升高会抑制糖原分解成葡萄糖，出现低血糖。

半乳糖血症属于常染色体隐性遗传病，致病基因位于 9p13。GPUT 的表达是由一组复等位基因 Gt^+、gt、Gt^D 共同控制。决定 GPUT 的基因（Gt^+）位于第 9 号染色体上，Gt^+ 突变后形成隐性致病基因（gt），gt 决定 GPUT 不能生成，此外还有另一突变基因（Gt^D），其纯合体（$Gt^D Gt^D$）表型正常，但 GPUT 活性降低（表 10-4）。

表 10-4　GPUT 基因型与表型关系

基因型	群体频率/%	相对酶活性	表型
Gt^+Gt^+	91.2	100	正常
Gt^+Gt^D	7.6	75.0	正常
Gt^DGt^D	0.16	50.0	正常
Gt^+gt	0.96	50.0	正常
Gt^Dgt	0.04	25.0	发病边缘
$gtgt$	0.0025	0.0	半乳糖血症

（二）葡糖-6-磷酸脱氢酶缺乏症（G6PD deficiency）

由于葡糖-6-磷酸脱氢酶（G6PD）缺乏而引起的葡糖-6-磷酸脱氢酶缺乏症是一种常见的 X 连锁不完全显性遗传病。临床上主要表现为一组溶血性疾病，包括："蚕豆病"、药物性溶血、新生儿黄疸、某些感染性溶血和慢性非球形细胞溶血性贫血。我国多数 G6PD 缺乏者没有临床症状，但在诱因作用下发病。

G6PD 是磷酸戊糖旁路代谢途径中的第一个酶，也是第一个限速酶。它催化葡糖-6-磷酸生成 6 磷酸葡萄糖酸内酯，同时生成还原型尼克酰胺腺嘌呤二核苷酸磷酸（NADPH）。NADPH 作为供氢体，参与体内的多种代谢反应，维持谷胱甘肽的还原状态。

$G6PD$ 基因定位于 Xq28。G6PD 缺乏症为 X 连锁不完全显性遗传病。男性半合子发病，女性杂合子具有不同的表现度。酶学检测的方法不能检出 G6PD 酶活性正常的女性杂合子，基因诊断是检出这些女性杂合子的有效方法。

G6PD 缺乏症的分布是世界性的，$G6PD$ 基因突变具有高度遗传异质性。中国人群中最常见的 $G6PD$ 基因突变型为 c.1376 G>T、c.1388G>A、c.95A>G 及 c.871G>A。

（三）糖原贮积症

糖原贮积症（glycogen storage disease，GSD）是一组罕见遗传代谢病。因参与糖原分解和合成的酶异常改变、使糖原在体内贮积而发病。病变主要累及肝脏及肌肉，有时伴有心、肾和神经系统的损伤。根据所缺的酶不同，可将糖原贮积症分为 Ⅰ～Ⅷ 型，除 GSDⅡb 及 GSD Ⅷ 型为 X 连锁隐性遗传外，其余为常染色体隐性遗传，以Ⅰ型为最常见。

(1) **Ⅰ型糖原贮积症（Glycogen Storage Disease Type Ⅰ，GSD Ⅰ）**　一组由葡萄糖-6-磷酸酶（G6PaSe）体系缺陷引起的常染色体隐性遗传病。GSD Ⅰa 是 GSD Ⅰ 型中最常见的亚型，大约占 GSD Ⅰ 型的 80%，致病基因定位与 17q21，由于编码葡萄糖-6-磷酸酶的基因突变，葡萄糖-6-磷酸酶缺陷，使肝、肾及肠黏膜等组织中糖原蓄积，患者易出现低血糖，并有肝、肾肿大等症状，严重时会发生酸中毒。

(2) **Ⅱ型糖原贮积症**（Pompe disease）　发病率 1/20 万，其致病基因定位在 17q25.2。由于 α-1,4-葡糖苷酶基因的突变引起溶酶体内 α-1,4-葡糖苷酶的缺乏，使糖原处理障碍，造成溶酶体内糖原堆积，病变累及心肌及全身肌肉。此病一般在儿童期即发病，患者可因心肌无力、心脏扩大，死于心力衰竭。患者也可由于呼吸肌无力、引起呼吸衰竭而死亡。目前该病可以通过 Myozyme 酶替代进行治疗。通过检测胎儿 α-1,4-葡糖苷酶基因的致病性突变进行产前诊断，可以有效地防止患儿出生。

（四）黏多糖贮积症

黏多糖是蛋白质和氨基多糖结合形成的糖蛋白，是结缔组织基质、线粒体、核膜和质膜的重要组成成分。氨基多糖又称酸性黏多糖，由己糖醛酸和氨基己糖或中性糖组成的二糖单位彼此相连形成的长链。氨基多糖根据二糖单位组成的不同分为：硫酸软骨素、硫酸乙酰肝素、硫酸皮肤素、硫酸角质素和透明质酸等。黏多糖分解时需要多种溶酶体水解酶的参与，这些酶的遗传性缺陷可使氨基多糖降解不完全而蓄积于溶酶体中导致**黏多糖贮积症**（mucopolysaccharidosis，MPS）。患儿会出现肝脾大、骨骼异常、面容粗陋；智力障碍等症状，蓄积的黏多糖可随患儿的尿液排除。

本病可分许多类型，其中Ⅱ型为X连锁隐性遗传，其他各型均为常染色体隐性遗传。

四、氨基酸代谢遗传病

（一）高苯丙氨酸血症

1. 典型苯丙酮尿症（phenylketonuria，PKU） 该病遗传方式为AR，因患者尿中排泄大量的苯丙酮酸而得名。典型PKU患者由于肝脏内苯丙氨酸羟化酶（PAH）缺乏，苯丙氨酸不能转变为酪氨酸，而转变为苯丙酮酸和苯乳酸并在体内累积，并导致血液和尿液中苯丙氨酸及其衍生物排出增多。致病基因定位于12q24.1。

2. 非典型苯丙酮尿症（BH4 deficiency） 四氢生物蝶呤是苯丙氨酸羟化生成酪氨酸所必需的辅助因子。当四氢生物蝶呤合成或循环利用过程中所需要的酶缺乏时，四氢生物蝶呤生成减少，苯丙氨酸不能羟化生成酪氨酸。同时造成多巴胺、5-羟色胺等重要神经递质缺乏，加重神经系统的功能损害，引起非典型苯丙酮尿症。

（二）白化病

1. 眼皮肤白化病Ⅰ型 酪氨酸酶基因突变所致。基因定位于11q14-q21，含5个外显子，转录子长2384 bp，编码529个氨基酸残基组成的酪氨酸酶。正常情况下，人体黑素细胞中的酪氨酸在酪氨酸酶催化下，经一系列反应，最终生成黑色素。白化病患者体内酪氨酸酶基因突变，使该酶缺乏，故不能有效地催化酪氨酸转变为黑色素前体，最终导致代谢终产物黑色素缺乏而呈白化。呈常染色体隐性遗传。

2. 眼皮肤白化病Ⅱ型 致病原因为 *OCA 2* 突变。该基因定位于15q11.2-q12，含24个外显子，转录子长3186 bp，编码838个氨基酸残基组成的跨膜蛋白，位于黑色素小体膜上。黑色素由决定黑棕色的真黑素和决定红黄色的褐黑素组成。基因突变引起真黑素合成减少，患者皮肤、毛发和眼中的真黑素缺乏。呈常染色体隐性遗传。

3. 眼皮肤白化病Ⅲ型 致病原因为酪氨酸酶相关蛋白-1（tyrosinase-related protein-1，TYRP1）基因突变。*TYRP 1* 基因定位于9p23，含8个外显子，转录子长2848 bp，编码536个氨基酸残基。生成相对分子质量为61 kDa的酪氨酸酶相关蛋白-1，具有稳定酪氨酸酶的作用。患者可表现为淡棕色皮肤和头发，蓝灰色虹膜。部分患者有眼球震颤或斜视。该型见于非洲黑人、巴基斯坦人、印度人、德国人及中国人。呈常染色体隐性遗传。

4. 眼皮肤白化病Ⅳ型 致病原因为膜相关转运蛋白（membrane-associated transporter protein，MATP）（*SLC 45A 2*）基因突变。*MATP* 基因定位于5p13.3，含7个外显子，转录子长1714bp，编码530个氨基酸残基。生成相对分子质量为58kDa的膜相关转运蛋白。患者的临床表现与眼皮肤白化病Ⅱ型有重叠。呈常染色体隐性遗传。

五、核酸代谢遗传病

（一）HGPRT缺陷症

本病是由于次黄嘌呤-鸟嘌呤磷酸核糖转移酶（hypoxanthine guanine phosphoribosyl transferase，HGPRT）缺陷所致的疾病，又称为HGPRT缺陷症。HGPRT是体内核酸补救合成途径的关键酶，它的缺陷使次黄嘌呤、鸟嘌呤向相应核苷酸的转化受阻，底物在体内堆积，特别是在神经系统中的堆积，进而引起发病。

HGPRT缺陷症呈X连锁隐性遗传，基因定位于Xq26-q27.2，患者均为男性，患者的母亲为致病基因携带者。酶活性检测可为诊断该病提供依据。

(二) 着色性干皮病

着色性干皮病（xeroderma pigmentosum，XP）遗传方式为 AR，发病率约 1/25 万。患者体内缺乏核酸内切酶，在出生后到青少年期均可发病。皮肤对阳光过敏，日照后可出现红斑、水肿、色素沉着、干燥、角化过度及萎缩等皮损。有些患者智能落后，感音性耳聋及共济失调。易患基底细胞癌、鳞癌、恶性黑色素瘤等，均伴有免疫系统的异常。本病可分为 (XPA～XPG) 7 型，其中 *XPA* 定位于 9q34.1，*XPB* 定位于 2q21。

六、脂类代谢遗传病

(一) Gaucher 病 (Gaucher disease)

Gaucher 病中文称戈谢病是一种常染色体隐性遗传的溶酶体贮积病。Gaucher 病可分为 Ⅰ 型、Ⅱ 型和 Ⅲ 型，均由 *β-GBA* 基因突变所致，致病基因位于 1q22。

(1) **Ⅰ型 Gaucher 病** 这是最常见的类型。其临床特点是患者无原发性中枢神经系统的症状。发病年龄从出生几个月至成人，患者多在婴幼儿期表现出生长发育迟缓，肝脾大（可继发门脉高压），各类血细胞减少，骨髓被 Gaucher 细胞浸润等特征。患者易发生肺部感染而死亡。有的患者可出现骨和关节的间歇痛和病理性骨折；可出现结膜黄斑，面部及下肢的黄色、棕黄色色素沉着。患者病情的严重程度不一，婴儿患者症状较严重，有些成人患者症状较轻，甚至没有临床症状。通过羊水 β-GBA 酶活性及致病基因突变检测可进行产前诊断。Cerezyme 的酶替代治疗、骨髓或脐血干细胞移植具有较好的治疗前景。

(2) **Ⅱ型 Gaucher 病** 属急性中枢神经系统受累型。患儿出生时多正常，婴儿期发病，2 岁前死亡。其临床特点是婴幼儿期出现急性的肝、脾、肺等重要器官受累及颅神经异常、锥体外束征等引起的症状，表现为：肝脾大、生长迟缓、反复肺部感染；吸吮及吞咽困难、牙关紧闭、斜视、意识障碍、颈强直、头后仰、肌张力增高、角弓反张、腱反射亢进、进行性痉挛等。患儿常因肺部感染或缺氧而死亡。此外，还有一种类型发病更早、死亡率高，称为围产期致死性 Gaucher 病 (perinatal lethal Gaucher)。

(3) **Ⅲ型 Gaucher 病** 亚急性中枢神经系统受累型。临床特点是病程进展较 Ⅱ 型戈谢病慢。最初出现肝脾大，随后出现共济失调、惊厥等症状。Ⅲ 型 A 常出现肌阵挛和痴呆；Ⅲ 型 B 出现分离性核上水平凝视麻痹和攻击行为；Ⅲ 型 C 患者常伴心血管的钙化。

(二) Tay-Sachs 病 (Tay-Sachs disease)

Tay-Sachs 病又称为家族性黑矇性痴呆。遗传方式为 AR。在正常生理条件下，氨基己糖苷酶 (Hexosaminidase A，HEXA) 催化 GM2 神经节苷脂分解成 GM3 神经节苷脂和 N-乙酰氨基半乳糖。当 HEXA 缺乏时，GM2 神经节苷脂分解受阻，在脑组织和内脏器官的溶酶体中贮积、沉淀引起家族性黑矇性痴呆。

HEXA 基因位于 15q23。本病已能有效地进行基因诊断和产前基因诊断。尚无有效的治疗方法。人工合成的 HEXA 替代治疗可以使细胞内的氨基己糖苷酶活性暂时的升高，延缓病情的进展，但不能逆转已发生的病理损害。

七、先天性代谢缺陷引起的罕见遗传病

罕见病（rare disorder）是指患病率很低、患者数极少的疾病。世界卫生组织将罕见病定义为：患者数占总人口的 0.65‰～1‰ 的疾病。目前中国专家将成人患病率低于五十万分之一，新生儿中发病率低于万分之一的遗传病定为罕见遗传病。

同步练习

一、单项选择题

1. 着色性干皮病患者因缺乏（　　）而发病。
   A. 核酸内切酶　　　　B. 酪氨酸酶　　　　C. 溶酶体酶
   D. 半乳糖激酶　　　　E. 苯丙氨酸羟化酶

2. 自毁容貌综合征是由于患者缺乏（　　）而致病。
   A. FH4　　　　B. PAH　　　　C. HGPRT
   D. G6PD　　　　E. DHPR

3. 因缺乏苯丙氨酸羟化酶而引起的疾病是（　　）。
   A. 苯丙酮尿症　　　　B. 着色性干皮病　　　　C. 黏多糖贮积症
   D. 白化病　　　　E. 半乳糖血症

4. 以下不属于氨基酸代谢遗传病的是（　　）。
   A. 半乳糖血症　　　　B. 苯丙酮尿症　　　　C. 四氢生物蝶呤缺乏症
   D. 尿黑酸症　　　　E. 白化病

5. 苯丙酮尿症患者尿样中含量高的物质是（　　）。
   A. 酪氨酸　　　　B. 5-羟色胺　　　　C. 黑尿酸
   D. 苯丙酮酸　　　　E. γ-氨基丁酸

6. 与苯丙酮尿症不符的临床特征是（　　）。
   A. 患者尿液有大量的苯丙氨酸　　　　B. 患者尿液有大量的苯丙酮酸
   C. 患者尿液和汗液有特殊臭味　　　　D. 患者智力低下
   E. 患者的毛发和肤色较浅

7. 关于四氢生物蝶呤缺乏症的临床特点，错误的是（　　）。
   A. 具有 PKU 症状　　　　B. 躯干肌张力低下，瘫软，眼睑下垂，嗜睡，表情淡漠
   C. 惊厥　　　　D. 智力正常
   E. 发育迟缓

8. 白化病发病机制是缺乏（　　）。
   A. 苯丙氨酸羟化酶　　　　B. 尿黑酸氧化酶　　　　C. 溶酶体酶
   D. 酪氨酸酶　　　　E. 半乳糖激酶

9. 以下属于核酸代谢遗传病的是（　　）。
   A. 白化病　　　　B. 半乳糖血症　　　　C. 黏多糖贮积症
   D. 苯丙酮尿症　　　　E. 着色性干皮病

10. 白化病的发病机制是（　　）。
    A. 中间产物累积　　　　B. 底物累积　　　　C. 代谢终产物缺乏
    D. 反馈抑制减弱　　　　E. 代谢终产物过多

11. 由于半乳糖-1-磷酸尿苷酸转移酶缺陷而引起的疾病是（　　）。
    A. 白化病　　　　B. 半乳糖血症　　　　C. 黏多糖贮积症
    D. 苯丙酮尿症　　　　E. 着色性干皮病

12. 表现为智力发育不全、舞蹈样动作和强迫性自残行为，并伴有高尿酸血症、尿酸尿、血尿、尿道结石和痛风的疾病是（　　）。
    A. 半乳糖血症　　　　B. HGPRT 缺陷症　　　　C. 苯丙酮尿症
    D. 胱氨酸血症　　　　E. 白化病

13. 由于溶酶体酶缺陷而引起的疾病是（　　）。
    A. 白化病　　　　　　B. 半乳糖血症　　　　　C. 苯丙酮尿症
    D. 黏多糖贮积症　　　E. 着色性干皮病
14. 葡萄糖-6-磷酸脱氢酶（G6PD）缺乏症是人类最常见的遗传性细胞酶病，俗称蚕豆病，是由于编码葡萄糖-6-磷酸脱氢酶的 $G6PD$ 基因突变导致，该病呈（　　）遗传。
    A. 常染色体显性　　　B. 常染色体隐性　　　　C. X连锁
    D. Y连锁　　　　　　E. 母系遗传
15. 半乳糖血症的发病机制主要是由于（　　）。
    A. 底物累积　　　　　B. 中间产物累积　　　　C. 代谢产物过多
    D. 终产物缺乏　　　　E. 旁路代谢开放副产物累积
16. 属于糖代谢缺陷病的遗传病是（　　）。
    A. 白化病　　　　　　B. 先天性葡萄糖、半乳糖吸收不良症
    C. 黏多糖贮积症　　　D. 苯丙酮尿症
    E. 着色性干皮病
17. 可引起肝、脑、肾损害以及白内障的遗传病是（　　）。
    A. 白化病　　　　　　B. 半乳糖血症　　　　　C. 黏多糖贮积症
    D. 苯丙酮尿症　　　　E. 着色性干皮病
18. 糖原贮积症Ⅰ型发病原理主要是（　　）。
    A. 底物累积　　　　　B. 中间产物累积　　　　C. 代谢产物过多
    D. 终产物缺乏　　　　E. 旁路代谢开放副产物累积
19. 下列哪种疾病属于分子病（　　）。
    A. 肾结石　　　　　　B. 糖原合成酶缺乏症　　C. Turner综合征
    D. 地中海贫血　　　　E. 高血压
20. α地中海贫血最主要的发病机制是（　　）。
    A. 点突变　　　　　　B. 基因缺失　　　　　　C. mRNA前体加工障碍
    D. 融合基因　　　　　E. 染色体易位
21. β地中海贫血最主要的发病机制是（　　）。
    A. 移码突变　　　　　B. 基因缺失　　　　　　C. 单碱基置换
    D. 融合基因　　　　　E. 染色体易位
22. 成人血红蛋白以下列哪一种为主（　　）。
    A. HbA2　　　　　　　B. HbA　　　　　　　　C. HbF
    D. Hb-PortLand　　　E. Hb GowerⅠ
23. 成人血红蛋白的分子组成是（　　）。
    A. $α_2ε_2$　　　　　B. $α_2γ_2$　　　　　　C. $α_2β_2$
    D. $α_2ζ_2$　　　　　E. $α_2{}^Gγ_2$
24. 胎儿血红蛋白主要是（　　）。
    A. HbA2　　　　　　　B. HbA　　　　　　　　C. HbF
    D. Hb GowerⅠ　　　　E. Hb GowerⅡ
25. 在胚胎发育期最先合成的类α珠蛋白是（　　）。
    A. ζ链和ε链　　　　　B. ζ链和γ链　　　　　　C. ε链和α链
    D. β链和α链　　　　　E. α链和ζ链
26. 镰状细胞贫血症的HbS与正常的HbA相比（　　）。
    A. β链的第6位密码子发生了无义突变

B. β链的第6位密码子发生了移码突变
C. β链的第6体密码子发生了单碱基替换
D. α链的第6位密码子发生了单碱基替换
E. α链的第6位密码子发生了点突变

27. 苯丙酮尿症患者体内异常增高的物质是（ ）。
   A. 黑色素   B. 酪氨酸   C. 苯丙酮酸
   D. 精氨酸   E. 肾上腺素

二、多项选择题

1. 葡萄糖-6-磷酸脱氢酶缺乏症的临床表现包括（ ）。
   A. 非球形细胞溶血性贫血   B. 新生儿黄疸   C. 药物性和感染性溶血
   D. 食用蚕豆后发生溶血   E. 低血糖

2. 成年血红蛋白的分子组成有（ ）。
   A. $\alpha_2\gamma_2$ B. $\alpha_2\epsilon_2$ C. $\alpha_2\delta_2$
   D. $\zeta_2\epsilon_2$ E. $\alpha_2\beta_2$

3. 具有白化症状的遗传病有（ ）。
   A. 半乳糖血症   B. 苯丙酮尿症   C. 白化病
   D. α地中海贫血   E. 肝豆状核变性

4. 造成异常血红蛋白病的因素有（ ）。
   A. 单个碱基的替代   B. 终止密码突变   C. 移码突变
   D. 密码子缺失和嵌入   E. 融合基因

5. 属于先天性代谢缺陷的有（ ）。
   A. 糖原贮积病   B. 尿黑酸症   C. 半乳糖血症
   D. 白化病   E. 脂质代谢病

6. 与半乳糖血症的发病机制不相关的有（ ）。
   A. 底物累积   B. 缺乏酪氨酸酶引起的   C. 代谢产物过多
   D. 终产物缺乏   E. 旁路代谢开放副产物累积

三、名词解释

1. 分子病   2. 先天性代谢缺陷   3. 血红蛋白病

四、问答题

1. 简述苯丙酮尿症的分子遗传学机制和临床表现。
2. 什么是血红蛋白病，有几大类？
3. 从分子水平上分析先天性代谢缺陷可能的原因。
4. 半乳糖血症的发生机制是什么？主要临床表现是什么？

参考答案

一、单项选择题
1. A 2. C 3. A 4. A 5. D 6. A 7. D 8. D
9. E 10. C 11. B 12. B 13. D 14. C 15. B
16. C 17. B 18. A 19. D 20. B 21. C 22. B
23. C 24. C 25. E 26. C 27. C

二、多项选择题
1. ABCD 2. CE 3. BC 4. ABCDE 5. ABCDE
6. ABCDE

三、名词解释
1. 分子病：分子病是由遗传性基因突变或获得性基因突变使蛋白质的分子结构或合成的量异常直接引起机体功能障碍的一类疾病。
2. 先天性代谢缺陷：也称遗传性酶病，指由于遗传因素（通常是基因突变）而造成的酶蛋白质分子结构或数量的异常所引起的疾病。
3. 血红蛋白病：血红蛋白是红细胞中具有重要

生理功能的蛋白质，血红蛋白分子合成异常引起的疾病称血红蛋白病。

四、问答题

1. 答：苯丙酮尿症是一种常见的氨基酸代谢病，属 AR，是由于苯丙氨酸羟化酶缺乏，导致体内苯丙氨酸过高——高苯丙氨酸血症，过多的苯丙氨酸通过开放代谢旁路进行代谢，旁路代谢产物如苯丙酮酸、苯乳酸、苯乙酸等在血中累积，并经尿排出，从而形成苯丙酮尿症。而苯丙酮尿症及旁路代谢产物还可抑制 5-羟色胺脱羧酶活性，使 5 羟色胺生成减少，从而影响大脑发育。临床上表现为精神发育迟缓，皮肤、毛发和虹膜色素减退，头发呈赤褐色，癫痫，湿疹，特殊的鼠样臭味尿。患儿在出生后若不及早得到低苯丙氨酸饮食治疗，便出现不可逆的大脑损害和严重的智力发育障碍。

2. 答：血红蛋白分子合成异常引起的疾病称血红蛋白病。血红蛋白病可以分为两大类，一类是异常血红蛋白病，这是由于珠蛋白结构基因异常，导致合成的珠蛋白肽链的结构发生异常所致，如镰状细胞贫血症、高铁血红蛋白症；另一类是地中海贫血，这是由于珠蛋白基因缺失或缺陷导致珠蛋白肽链合成量降低或缺失所致，造成一些肽链缺乏，另一些肽链相对过多，出现肽链数量的不平衡，导致溶血性贫血。

3. 答：从分子水平上看，先天性代谢缺陷可能有两种原因：一是由于编码酶蛋白的结构基因发生突变，引起酶蛋白结构异常或缺失；二是基因的调控系统发生异常，使之合成过少或过多的酶，引起代谢紊乱。

4. 答：半乳糖血症属于常染色体隐性遗传，致病基因 GPUT 定位于 9p13。乳类所含乳糖经消化道乳糖酶分解产生葡萄糖和半乳糖，半乳糖先后经半乳糖激酶和半乳糖-1-磷酸尿苷酰转移酶（GPUT）催化，生成半乳糖-1-磷酸和葡糖-1-磷酸，进一步代谢供组织利用。典型的半乳糖血症患者由于 GPUT 基因缺陷使该酶缺乏，导致半乳糖和半乳糖-1-磷酸在血中累积，部分随尿排出。半乳糖-1-磷酸在脑组织累积可引起智力障碍；在肝累积可引起肝损害，甚至肝硬化；在肾累积可致肾功能损害，引起蛋白尿和氨基酸尿。半乳糖在醛糖还原酶作用下生成半乳糖醇，可使晶状体渗透压改变，水分进入晶状体，影响晶状体代谢而致白内障。血中半乳糖升高会抑制糖原分解成葡萄糖，出现低血糖。

半乳糖血症主要表现为患儿对乳糖不耐受，婴儿哺乳后呕吐、腹泻，继而出现白内障、肝硬化、黄疸、腹水、智力发育不全等。

（宋涛）

第十一章 多基因病

学习目标

1. **掌握** 多基因遗传病和复杂性疾病等概念。
2. **熟悉** 精神分裂症、糖尿病、原发性高血压、帕金森病、阿尔茨海默病的遗传特点。
3. **了解** 精神分裂症、糖尿病、原发性高血压、帕金森病、阿尔茨海默病等多基因病的临床症状及发病因素。

内容精讲

将具有一定多基因遗传基础的复杂疾病称为**多基因病**。复杂疾病的发病涉及多基因与环境因素的共同作用,多条基因通路参与了复杂疾病的发生。

第一节 精神分裂症

精神分裂症(schizophrenia,SZ)是具有思维情感、行为等多方面的障碍,以精神活动和环境不协调为特征的一类病因未明的功能性精神障碍。平均发生率为 0.07‰~0.14‰,多发生于 15~45 岁,无明显性别差异。

一、精神分裂症的临床特征

多起病于青壮年,具有特征性的思维、情绪和行为互不协调、联想散漫、情感淡漠、言行怪异、脱离现实等多方面的障碍。一般无意识及智力障碍,病程多迁延。SZ 的症状可因疾病的类型、发病阶段有很大不同。在急性阶段,以幻觉和妄想等症状为主;在慢性阶段,以思维贫乏、情感淡漠、意志缺乏和孤僻内向等为主。

二、精神分裂症发生的遗传因素

(一)精神分裂症发生与遗传关系概述

大量的家系研究、双生子及寄养子研究显示,遗传因素在 SZ 的发病过程中起着非常重要的作用,且**有遗传异质性**的特点。

SZ 遗传方式有显性、隐性及多基因遗传方式,大多认为 SZ 是一组多基因遗传病,其遗传率约为 70%~85%。但有一定的环境因素诱导,如妊娠期间病毒感染、出生时并发窒息以及社会环境改变等。

(二)染色体畸变与精神分裂症

已被报道的精神分裂症患者染色体异常包括:①脆性染色体位点:如 8q24;②相互易位:t(1;7)(p22;q22) 等;③部分三体:5q11-q13 部分三体等;④倒位:9p11-q13 等;⑤缺失:22q11.1 等;⑥非整倍体等。

(三)与精神分裂症发生有关的易感基因

精神分裂症的遗传模式具有很高的遗传异质性,所有的易感基因可能仅有较低的相对危险性，或者基因的致病风险是由于大量的单核苷酸多态性（SNP）变异所引起。

易感基因（susceptible gene）是指与特定疾病具有阳性关联的基因或等位基因，即在相同的环境条件下，携带该基因的人更容易患上某种疾病，那么这些人所携带的该疾病的相关基因就称为易感基因。带有易感基因的个体不一定会发病，因为外在因素是复杂疾病发生的诱因，外因通过内因起作用，只有易感基因而无外在风险因素，则个体发病风险很小。目前已发现的精神分裂症易感基因或候选区域包括：

① *DRD* 基因：多巴胺受体基因。多巴胺是非常重要的神经递质，对调节人体的精神-神经活动具有重要作用。多巴胺过量被认为是导致精神分裂症的主要原因。

② *5-HTR 2A* 基因：编码 5-羟色胺受体中的一个亚基。5-羟色胺通过受体介导调节神经活动。

③ 其他精神分裂症的易感基因或候选区域。

第二节 糖尿病

一、糖尿病的临床特征及分类

（一）糖尿病的临床特征

糖尿病（diabetes mellitus，DM）是一组因胰岛素缺乏或机体对胰岛素抵抗，所引发的糖及脂质为主的代谢紊乱综合征，以血糖升高为基本特征。表现为多饮、多尿、多食以及消瘦等症状，若得不到有效的治疗，可能产生一系列的并发症，如心脑血管动脉硬化，视网膜微血管病变，神经病变和下肢坏疽等。

（二）糖尿病的分类

按照世界卫生组织（WHO）及国际糖尿病联盟（IDF）专家组的建议，糖尿病可分为 1 型糖尿病（占 5%）、2 型糖尿病（占 90%）、妊娠糖尿病（占 4%）及其他特殊类型糖尿病（占 1%）四类。

1. 1 型 DM 旧称**胰岛素依赖性糖尿病**（insulin-dependent diabetes mellitus，IDDM），患者由于胰岛 β 细胞膜上 *HLA-II* 类基因异常表达，使得 β 细胞成为抗原递呈细胞，在环境因素（病毒感染等）作用下，免疫反应被激活，产生自身抗体，导致胰岛细胞炎症，胰岛素分泌减少，演变而成为 DM。

2. 2 型 DM 旧称**非胰岛素依赖性糖尿病**（noninsulin-dependent diabetes mellitus，NIDDM），发病多为自主神经类型，表现为副交感神经张力增加，交感神经张力减弱导致低血糖倾向及多吃、肥胖。2 型 DM 患者随年龄增长，出现胰岛 β 细胞数目减少，胰岛素分泌缺陷或终末器官对胰岛素产生抗性，导致糖尿病。老化过程中胰岛素原合成减少 16%～39%。

1 型 DM 和 2 型 DM 的主要特征见表 11-1。

表 11-1　1 型 DM 和 2 型 DM 的主要特征

特征	1 型 DM	2 型 DM
发病年龄	通常小于 40 岁	通常大于 40 岁
胰岛素分泌	无	部分有
胰岛素抵抗	无	有
自身免疫	有	无
肥胖	不常见	常见
单卵双生一致性	0.35～0.50	0.90
同胞再发风险	1%～6%	15%～40%

二、糖尿病发生的遗传因素

(一) 1 型 DM 发生的遗传因素

1 型 DM 的遗传因素尚不清楚。在单卵双生中，1 型 DM 的发病一致率为 30%~50%，提示本病为多基因遗传病。

1. HLA 与 1 型 DM　HLA 是 1 型 DM 最重要的易感基因，可解释 40%~50% 的 1 型 DM 的遗传易感性，并且主要为 HLA-D 区的 *HLA-DQ*、*HLA-DR* 基因。

2. 与 1 型 DM 发生有关的易感基因　20 多个 1 型 DM 的易感（候选）基因已被定位到染色体相应区域。

(二) 2 型 DM 发生的遗传因素

1. 2 型 DM 的遗传基础概述　单卵双生子 2 型 DM 的一致率高达 58%~91%，而二卵双生子一致率仅为 17%~40%。遗传因素在 2 型 DM 的发生过程中扮演着重要角色。绝大多数 2 型 DM 属于高度异质性的多基因病。

2. 2 型 DM 的易感基因　2 型 DM 的易感基因主要包括 4 类：①胰岛素分泌及相关基因；②葡萄糖代谢及其相关基因；③脂肪代谢及其相关基因；④其他类型。

(三) 几种代表性 DM 致病（易感）基因

① *ABCC 8* 基因有 29 种变体可导致不同类型的糖尿病。
② *GCK* 基因有 16 种变体可导致不同类型的糖尿病。
③ *PPP 1R 3* 基因和 *PPARG* 基因。
④ *PAX 4* 基因。
⑤ *HNF 1B* 基因。
⑥ *AKT 2* 基因。

第三节　原发性高血压

高血压（hypertension）是一类以动脉压升高为主要特征，可并发心、脑、肾和视网膜等靶器官损伤及代谢改变的临床综合征。高血压可分为**原发性高血压**（essential hypertension，EH）和**继发性高血压**（secondary hypertension，SH），90%~95% 的患者为原发性高血压。

一、原发性高血压的临床特征

原发性高血压临床表现轻重不一，错综复杂。临床常见症状有头痛、头晕、头胀、耳鸣、眼花、健忘、失眠、乏力和心悸等一系列神经功能失调的表现。晚期累及脑、心和肾等器官后，可出现头痛，暂时性失语，肢体运动不便，以至呕吐、偏瘫、昏迷和大小便失禁等脑组织损害表现。出现气促，以至急性肺水肿等，以及多尿、夜尿、蛋白尿和水肿，甚至尿毒症等肾功能不全表现。眼底视网膜细小动脉痉挛或轻中度硬化，晚期可见出血及渗出物和视神经乳头水肿。

二、原发性高血压发生的遗传因素

原发性高血压是多基因、多因素引起的具有很强遗传异质性的疾病。遗传因素在 EH 发病中起重要作用，个体间血压水平的变异 30%~70% 归因于遗传因素。

1. EH 候选基因及其变异体　前期研究已经筛选出 150 多个基因编码的蛋白质，通过肾素-血管紧张素-醛固酮系统、G 蛋白信号转导系统、去甲肾上腺、离子通道和免疫-炎症系统，分别可从血压、生理、生化、代谢等途径参与血压调节机制，这些易感（候选）基因几乎分布在所有染色体的不同区域。

2. EH 候选基因功能分类　①肾素-血管紧张素系统的基因；②水盐代谢基因；③儿茶酚胺-

肾上腺素功能系统的基因；④影响糖、脂蛋白代谢的基因；⑤调节血管功能的基因；⑥其他高血压相关基因。

第四节　神经退行性疾病

神经退行性疾病（neurodegenerative disease）又称神经退行性变性疾病，是一类慢性进行性大脑和脊髓的神经元退行性变性、丢失而产生的疾病的总称。

一、帕金森病

帕金森病（Parkinson disease，PD）又称**震颤麻痹**（shaking palsy），是一组原发性、渐进性中枢神经系统基底核尤其是黑质变性的疾病，是一种多发生于中、老年期，病情进展缓慢的神经系统退行性疾病。

（一）帕金森病的临床特征

PD起病隐袭，进展缓慢。首发症状通常是一侧肢体的震颤或活动笨拙，进而累及对侧肢体。临床上主要表现为静止性震颤、肌强直、动作徐缓和姿势步态障碍（如慌张步态）。

（二）帕金森病发生的遗传因素

一般认为PD是多因素导致的复杂性疾病；环境毒素、氧化应激、线粒体功能异常、蛋白质异常积聚、遗传等因素各自或交互作用都能导致PD的发生。

1. 家族性帕金森病的遗传因素　遗传因素在PD的发病中起着极为重要的作用。目前已发现20多个基因连锁位点与家族性帕金森病的发病相关。

2. 迟发型帕金森病的遗传因素　PD相关基因的突变可能导致线粒体功能障碍、泛素-蛋白酶体系统功能障碍、氧化应激的发生等。

二、阿尔茨海默病

阿尔茨海默病（Alzheimer's disease，AD）是一种呈进行性发展的致死性神经退行性疾病。表现为认知和记忆功能不断恶化，日常生活能力进行性减退，并有各种神经精神症状和行为障碍。

（一）阿尔茨海默病的临床特征

阿尔茨海默病是一种起病隐匿、呈进行性发展的致死性神经退行性疾病。临床上以记忆障碍、失语、失用、失认、视空间能力损害、抽象思维和计算能力损害、执行功能障碍以及人格和行为改变等全面性痴呆表现为特征。

（二）阿尔茨海默病发生的遗传因素

AD可分为家族性AD和散发性AD。大约5%的老年痴呆患者有家族史，而其中有一半以上的患者是由于*APP*基因的突变，同时有早老素1（*PSEN 1*）及*PSEN 2*基因突变。

同步练习

一、单项选择题

1. 关于多基因病的描述不正确的是（　　）。
    A. 存在家族聚集现象
    B. 发病率通常在0.1%～1%
    C. 系谱分析不符合任何一种单基因病的遗传方式
    D. 发病不受环境影响
    E. 一般发病率较高、病情复杂

2. 以下疾病不属于多基因病的是（　　）。
   A. 1型糖尿病　　　　B. 2型糖尿病　　　　C. 精神分裂症
   D. 苯丙酮尿症　　　　E. 阿尔茨海默病
3. 关于精神分裂症的特点不包括（　　）。
   A. 表现为思维情感、行为等多方面的障碍　　　　B. 以精神活动与环境不协调为特征
   C. 发病率有性别差异　　　　D. 尚无特异性实验室检查方法
   E. 具有遗传异质性
4. 关于易感基因描述不正确的是（　　）。
   A. 与特定疾病具有"阳性"关联的基因或等位基因
   B. 在相同的环境条件下，携带易感基因的个体更容易患上某种疾病
   C. 带有易感基因的个体一定会发病
   D. 每个易感基因仅有较低的相对危险性
   E. 易感基因和外在风险因素共存，个体的发病风险将较高
5. 一直被认为是导致精神分裂症的主要原因的物质是（　　）。
   A. 5-羟色胺　　　　B. 多巴胺　　　　C. γ-氨基丁酸
   D. 去甲肾上腺素　　　　E. 乙酰胆碱
6. 糖尿病的特点不包括（　　）。
   A. 是一种代谢紊乱综合征　　　　B. 以血压升高为基本特征
   C. 表现为多饮、多尿、多食　　　　D. 患者会有消瘦的症状
   E. 有可能产生一系列的并发症
7. 糖尿病不同类型中占比最高的是（　　）。
   A. 1型糖尿病　　　　B. 2型糖尿病　　　　C. 妊娠糖尿病
   D. 新生儿永久性糖尿病　　　　E. 新生儿短暂性糖尿病
8. 2型糖尿病的主要特征不包括（　　）。
   A. 发病时通常大于40岁　　　　B. 有胰岛素抵抗　　　　C. 部分患者仍能分泌胰岛素
   D. 存在自身免疫的现象　　　　E. 单卵双生一致率非常高
9. 又称为幼年型糖尿病的是（　　）。
   A. 新生儿短暂性糖尿病　　　　B. 2型糖尿病　　　　C. 1型糖尿病
   D. 新生儿永久性糖尿病　　　　E. 妊娠糖尿病
10. 以下基因类型不属于2型糖尿病易感基因的是（　　）。
    A. 胰岛素分泌及其相关基因　　　　B. 葡萄糖代谢及其相关基因
    C. HLA基因家族　　　　D. 脂肪代谢及其相关基因
    E. 以上都不是
11. 关于高血压的描述不正确的是（　　）。
    A. 以动脉压升高为主要特征　　　　B. 可引起心、脑、肾等器官的并发症
    C. 分为原发性高血压和继发性高血压两种　　　　D. 90%～95%都是继发性高血压
    E. 原发性高血压具有很强的遗传异质性
12. 原发性高血压的临床特征不包括（　　）。
    A. 头疼、头晕、头胀　　　　B. 耳鸣、眼花、健忘
    C. 失眠、乏力、心悸　　　　D. 晚期可能出现肾功能不全表现
    E. 震颤性麻痹
13. 原发性高血压的候选易感基因不包括（　　）。
    A. 肾素-血管紧张素系统的基因　　　　B. 儿茶酚胺-肾上腺素系统的基因

C. 影响核苷酸代谢的基因
D. 调节血管功能的基因
E. 水盐代谢基因

14. 又称震颤麻痹的疾病是（　　）。
    A. 亨廷顿病　　　　B. 阿尔茨海默病　　　C. 肌萎缩侧索硬化症
    D. 多发性硬化　　　E. 帕金森病

15. 帕金森病的临床主要表现不包括（　　）。
    A. 慌张步态　　　　　　　　　　　　B. 静止性震颤
    C. 运动迅速　　　　　　　　　　　　D. 肌强直
    E. 以上都是帕金森病的临床表现

16. 表现为认知和记忆功能不断恶化，日常生活能力进行性减退，并有各种神经精神症状和行为障碍的疾病是（　　）。
    A. 亨廷顿病　　　　B. 阿尔茨海默病　　　C. 肌萎缩侧索硬化症
    D. 多发性硬化　　　E. 帕金森病

二、多项选择题

1. 能够引起的精神分裂症的染色体畸变是（　　）。
   A. 8q24 脆性染色体位点　　　　B. t(1;7)(p22;q22) 的相互易位
   C. 9p11-q13 的倒位　　　　　　D. 22q11.1 的缺失
   E. 5 号染色体的环化

2. 精神分裂症的遗传方式可以是（　　）。
   A. 显性　　　　　B. 隐性　　　　　C. 线粒体遗传
   D. 多基因遗传　　E. 与遗传因素无关

3. 1 型糖尿病的主要特征有（　　）。
   A. 发病年龄通常大于 40 岁　B. 不能分泌胰岛素　C. 存在胰岛素抵抗
   D. 肥胖患者不常见　　　　　E. 自身免疫被激活

4. 能够诱发帕金森病的因素是（　　）。
   A. 环境毒素　　　　B. 氧化应激　　　　C. 线粒体功能异常
   D. 妊娠期病毒感染　E. 蛋白质异常积聚

5. 阿尔茨海默病的临床症状包括是（　　）。
   A. 起病明显，进展迅速　　　　B. 认知和记忆功能不断恶化
   C. 不致死的神经退行性疾病　　D. 日常生活能力不受影响
   E. 抽象思维和计算能力受损

三、名词解释

1. 易感基因
2. 神经退行性疾病
3. 多基因病

参考答案

一、单项选择题
1.D　2.D　3.C　4.C　5.B　6.B　7.B　8.D　9.C　10.C　11.D　12.E　13.C　14.E　15.C　16.B

二、多项选择题
1.ABCD　2.ABD　3.BDE　4.ABCE　5.BE

三、名词解释
1. 易感基因：指与特定疾病具有阳性关联的基因或等位基因，即在相同的环境条件下，携带该基因的人更容易患上某种疾病，那么这些人所携带的该疾病的相关基因就称为易感基因。
2. 神经退行性疾病：又称神经退行性变性疾病，

是一类慢性进行性大脑和脊髓的神经元退行性变性、丢失而产生的疾病的总称。

3. 多基因病：许多常见病或多发畸形的发病率为0.1%～1%，并有家族聚集现象，但系谱分析又不符合单基因病的任何一种遗传方式，即同胞中的患病率远低于1/2或1/4，只有1%～10%。同时发病还受到环境的影响。这些有一定多基因遗传基础的复杂疾病称为多基因病。

（甘滔）

第十二章 线粒体病

> **学习目标**
> 1. **掌握** 线粒体病的分类；mtDNA 突变引起的主要线粒体病。
> 2. **熟悉** nDNA 与线粒体疾病的关系。
> 3. **了解** 疾病过程中的线粒体变化。

内容精讲

线粒体病（mitochondrial disorder）指由线粒体功能异常而引起的一大类疾病。狭义的线粒体病仅由 mtDNA 异常所导致；而广义的线粒体病可由 mtDNA 异常或 nDNA 异常所导致，也可由二者共同作用所导致。

第一节 疾病过程中的线粒体变化

一、环境因素的改变

(1) 有害物质的渗入（中毒）或病毒的入侵（感染） 线粒体肿胀、破裂。
(2) 微波照射 线粒体缺嵴、空化等。
(3) 氰化物、CO 等 线粒体呼吸链电子传递过程中断，ATP 合成受阻，细胞死亡。

二、病理状态

(1) 肿瘤细胞 线粒体数目和线粒体内嵴数量减少。
(2) 缺血性损伤 线粒体凝集、肿胀甚至于崩解。
(3) 坏血病患者 2~3 个线粒体融合成一个大的线粒体球。

三、线粒体与疾病关系

线粒体异常可以导致疾病的发生。线粒体可作为细胞损伤或病变时的监测指标，成为细胞病理学检查和环境监测的重要依据。

第二节 线粒体病的分类

一、临床分类（根据病变累及的器官或系统分类）

线粒体病的临床分类见表 12-1。

表 12-1 线粒体病的临床分类

疾病类型	病变累积的主要器官或系统
线粒体脑病	中枢神经系统
线粒体肌病	骨骼肌
线粒体脑肌病	中枢神经系统和骨骼肌

二、生化分类（根据线粒体所涉及的代谢功能分类）

线粒体病的生化分类见表 12-2。

表 12-2　线粒体病的生化分类

疾病类型	常见缺陷
底物转运缺陷	肉碱棕榈酰转移酶缺陷、肉碱转运体缺陷等
底物利用缺陷	丙酮酸脱氢酶复合体缺陷、β-氧化缺陷等
三羧酸循环缺陷	延胡索酸酶缺陷、α-酮戊二酸脱氢酶复合体缺陷等
电子传递缺陷	复合体Ⅰ缺陷、复合体Ⅱ缺陷、复合体Ⅲ缺陷、复合体Ⅳ缺陷等
氧化磷酸化偶联缺陷	复合体Ⅴ（ATP 合酶）缺陷等

三、遗传分类（根据缺陷的遗传原因分类）

线粒体病的遗传分类见表 12-3。

表 12-3　线粒体病的遗传分类

缺陷类型	遗传方式	遗传病
mtDNA 缺陷		
mtDNA 点突变	母系遗传	MELAS、MERRF、LHON 等
mtDNA 缺失/插入	散发	KSS、Pearson 骨髓-胰腺综合征等
nDNA 缺陷		
编码线粒体蛋白的 nDNA 缺陷	孟德尔式	PDHAD、MTS、痉挛性截瘫等
基因间回流的缺陷（mtDNA 继发性突变）	孟德尔式	PEOA1、MTDPS2 等

注：MELAS：线粒体脑肌病伴乳酸酸中毒及卒中样发作综合征；MERRF：肌阵挛性癫痫伴碎红纤维病；LHON：Leber 视神经萎缩；KSS：Kearns-Sayre 综合征；PDHAD：丙酮酸脱氢酶复合体缺乏症；MTS：Mohr-Tranebjaerg 综合征；PEOA1：进行性眼外肌麻痹伴线粒体 DNA 缺失 1；MTDPS2：线粒体 DNA 耗竭综合征 2。

第三节　mtDNA 突变引起的疾病

mtDNA 突变可以发生于线粒体编码蛋白质、tRNA 或 rRNA 的基因，引起的线粒体病可累及多组织、器官或系统，但因中枢神经系统和骨骼肌对能量的依赖性最强，故临床症状常以中枢神经系统、骨骼肌病变为主。

与 nDNA 相比，mtDNA 有其自身遗传特性（如母系遗传、遗传瓶颈及阈值效应）。因此 mtDNA 突变所引起的疾病发病机制复杂，表型差异较大。不同 mtDNA 的突变可引起相同疾病，同一突变亦可引起不同表型，并且通常与突变 mtDNA 的杂质水平和组织分布密切相关。

mtDNA 碱基替换疾病的命名如下。

以 *MTND 4 * LHON11778A* 为例：

第一部分是确定位点，MT 表示线粒体基因突变；ND4 表示突变发生在线粒体的 ND4 基因上。

第二部分在星号之后以疾病字母缩略词表示导致的疾病名称，LHON 即 Leber 视神经萎缩。

第三部分是位点的碱基替换：11778A 表示 mtDNA 第 11778 位点的碱基替换为 A（腺嘌呤）。

一、Leber 视神经萎缩

Leber 视神经萎缩（Leber optic atrophy），又称 Leber 遗传性视神经病。

1. 临床特征

① 无痛性急性或亚急性双侧中心视力丧失；眼底检查：外周乳头状的毛细血管扩张、微血管病、视盘假性水肿和血管扭曲。

② 神经、心血管、骨骼肌等系统异常。

③ 少数患者出现视觉恢复（自愈）现象。

④ 95%的患者在 50 岁前发病，患者平均发病年龄 27~34 岁，男性患者约为女性患者的 5 倍，女性患者发病较晚，但病情较为严重。

2. 遗传学机制

① 母系遗传。

② 1988 年，Douglas C. Wallace 等发现 LHON 患者氧化呼吸链复合体 I 的 ND 4 亚单位基因第 11778 位点的碱基由 G 置换为 A，使 ND4 第 340 位上的 1 个高度保守的精氨酸被组氨酸取代，ND4 的空间构型改变，NADH 脱氢酶活性降低，线粒体产能效率下降，视神经细胞提供的能量不能长期维持神经的完整结构，导致视神经细胞退行性病变、死亡。

③ 在 10 种编码线粒体蛋白的基因中，至少有 18 种错义突变直接或间接地导致 LHON。

3. 分型　　大部分病例由单个线粒体突变引起，约 95%的病例由三种错义突变引起，以 *MT-ND 4 * LHON11778A* 最常见，少数病例需要二次突变或其他变异（如 nDNA 突变）才能引起。

4. 分子遗传学检测

① 第一步，靶向突变分析：先定位检测引起 LHON 的主要致病 mtDNA 突变。

② 第二步，序列分析和突变筛查：用于检测未发现上述三种常见 mtDNA 突变的 LHON 患者。

二、MERRF 综合征

MERRF 综合征即肌阵挛性癫痫伴碎红纤维病（myoclonic epilepsy associated with ragged-red fibers）。

1. 临床特征

① 多系统病变，包括肌阵挛性癫痫、共济失调、肌病、智力减退、耳聋等。

② 患者肌纤维紊乱、粗糙，肌细胞中常可见大量形态异常的线粒体，用 Gomori Trichrome 染色显示为红色（破碎红纤维）。

③ 患者发病年龄多为 10~20 岁。

2. 遗传学机制

① 母系遗传。

② *MTTK*、*MTTL*1、*MTTH*、*MTTS*、*MTTF* 及 *MTND*5 基因的突变均可导致。

③ 超过 80%的 MERRF 由 *MTTK* 基因突变所导致，其中 A8344G 最为常见。

④ 病情严重程度与突变型 mtDNA 所占比例呈正相关。

⑤ 发病阈值与年龄相关。

三、MELAS 综合征

MELAS 综合征即线粒体脑肌病伴乳酸酸中毒及脑卒中样发作综合征（mitochondrial myopathy, encephalopathy, lactic acidosis, and stroke-like episodes）。

1. 临床特征

① 中枢神经系统的异常，包括阵发性头痛、复发性休克、癫痫、脑卒中样发作、痴呆、偏瘫、皮质盲等。

② 还可伴有肌病、呕吐、耳聋、身材矮小等临床症状。

③ 患者通常在 40 岁前发病。

④ 乳酸中毒。

2. 遗传学机制
① 母系遗传。
② 由 *MTTL*1、*MTTQ*、*MTTH*、*MTTK*、*MTTC*、*MTTS*、*MTND*1、*MTND*5 及 *MTND*6 基因的突变引起。
③ 约 80% 的 MELAS 由 *MTTL*1 基因 A3243G 点突变所导致。

四、Kearns-Sayre 综合征（Kearns-Sayre syndrome，KSS）

1. 临床特征
① 眼外肌麻痹、视网膜色素变性、心肌病。
② 伴有四肢无力、心脏传导功能障碍、听力丧失、共济失调、痴呆等。
③ 患者常在 20 岁以前发病，病程进展较快，多数患者在确诊后几年内死亡。

2. 遗传学机制
① 母系遗传。
② mtDNA 的缺失所导致。
③ 约 1/3 的患者由 mtDNA 8469~13447 之间约 5kb 片段的缺失所导致。缺失断裂点分别位于 *ATPase* 和 *ND*5 基因内，可导致多个基因的缺失。
④ 病情严重程度取决于缺失型 mtDNA 的杂质水平及带有缺失 mtDNA 基因组在组织中的分布情况。

五、Leigh 综合征（Leigh syndrome，LS）

1. 临床特征
① 血液和（或）脑脊液乳酸水平升高、脑干和（或）基底节出现病变症状、肌张力低下、痉挛、亚急性精神运动阻滞、张力减退、共济失调等。
② 患者常在婴儿期或幼儿期发病，病程进展迅速，一般在发病后数年死亡。

2. 遗传学机制
① 线粒体基因组和核基因组中与能量代谢有关的基因突变均可导致 LS。
② 遗传方式为母系遗传（mtDNA 突变）和常染色体显性遗传（nDNA 突变）。
③ mtDNA 突变造成的 Leigh 综合征中最常见突变为 mtDNA *ATP*6 基因 T8993G 或 T8993C 突变。

六、帕金森病（Parkinson disease，PD）

1. 临床特征
① 神经系统变性疾病，患者表现为运动失调、四肢震颤、动作迟缓等临床症状，少数患者可出现痴呆症状。多在老年发病。
② 神经病理学特征为黑质致密区多巴胺能神经元发生退行性变，部分存活的神经元内出现 Lewy 体。

2. 遗传学机制
① 患者脑组织中存在 4977bp 的 mtDNA 片段缺失，断裂点分别位于 *ATP*8 基因和 *ND*5 基因内。
② 患者病变细胞中 mtDNA 的缺失通常为杂质性。
③ 大部分病例是基因和环境甚至更多因素共同作用的结果。

七、其他与线粒体有关的病变

1. 衰老
① 个体衰老进程中，抗氧化防御系统的作用逐渐减弱，线粒体内氧自由基不能有效清除而导致线粒体的氧化性损伤。
② mtDNA 突变的累积以 mtDNA 片段缺失最为常见。

③ 线粒体的氧化性损伤、mtDNA 突变的累积使线粒体功能下降，细胞产生的能量低于细胞正常功能维持所需阈值，从而导致细胞死亡，引起衰老。

2. 肿瘤

① 与 mtDNA 的突变相关，突变通过改变细胞能量产量、提高线粒体氧化压力和（或）调控凋亡等途径导致肿瘤。

② 某些因素（如细胞内线粒体受损伤崩解等）可使 mtDNA 游离出线粒体膜外，当细胞内核酸降解酶活性下降时可能随机整合到 nDNA 中，激活原癌基因或抑制抑癌基因，使细胞增殖分化失控，导致癌变。

3. 糖尿病

① 母系遗传的糖尿病伴耳聋（diabetes and deafness，maternally inherited，MIDD），发病与 mtDNA 点突变或缺失相关。

② 患者表现为成年后的糖尿病发病及神经性听力损伤，部分患者可能出现视网膜色素沉着、眼睑下垂、心肌病、肌病、脑病等。

③ 由 MTTL 1 基因的 A3243G 突变（最常见）、MTTE 基因的 T14709C 突变、MTTK 基因的 A8396G 等突变导致。

第四节　nDNA 突变引起的线粒体病

线粒体是一种半自主性细胞器，受线粒体基因组和核基因组两套遗传系统的共同控制。核基因中与线粒体相关的基因突变也会引起相应的线粒体疾病。绝大多数 nDNA 突变导致的线粒体病是由于编码线粒体蛋白的核基因突变造成的。此外，nDNA 中与线粒体相关的基因突变还可导致 mtDNA 稳定性降低，mtDNA 出现继发性突变，即造成核基因组和线粒体基因间交流的缺损。nDNA 突变引起的线粒体病符合孟德尔遗传方式，呈常染色体显性遗传、常染色体隐性遗传或 X 连锁遗传。

一、编码线粒体蛋白的核基因缺陷

包括编码线粒体结构蛋白与非结构蛋白的核基因缺陷。

从机制上可分为呼吸链复合体缺陷、线粒体转运缺陷、装配因子缺陷、线粒体蛋白合成障碍、辅酶 Q 合成缺陷、线粒体代谢缺陷和线粒体离子平衡缺陷等多种类型，包括线粒体复合体 II 缺乏症、Mohr-Tranebjaerg 综合征、GRACILE 综合征、丙酮酸脱氢酶复合体缺乏症、肉碱棕榈酰转移酶 II 缺乏症等疾病。

二、基因组间交流的缺损

核基因突变将导致 mtDNA 稳定性降低，出现继发性突变，表现为 mtDNA 的多重缺失或耗竭，符合孟德尔遗传方式。

（一）mtDNA 多重缺失

例如：进行性眼外肌麻痹伴线粒体 DNA 缺失。

① 主要临床特征为进行性肌无力导致的双侧眼睑下垂及运动乏力，并可出现白内障、耳聋、共济失调等其他临床症状。

② 患者骨骼肌细胞中出现 mtDNA 的多重缺失。

③ 常染色体显性遗传，由编码特异性 mtDNA 聚合酶 γ 催化亚基的 POLG 1 基因（15q26）突变所导致。

（二）mtDNA 耗竭

mtDNA 耗竭主要体现为线粒体 DNA 数量严重减少而导致能量生成障碍，多为常染色体隐性遗传，临床可分为肌病、脑病、肝性脑病等。

例如：线粒体 DNA 耗竭综合征。

① 患者多于儿童期发病，主要临床特征为肌肉的乏力及骨骼肌 mtDNA 的耗竭（线粒体 DNA 数量严重减少而导致能量生成障碍）。

② 常染色体隐性遗传，由定位于 16q21 的 TK 2 基因突变所导致。

同步练习

一、单项选择题

1. 从临床角度可根据病变累及的器官或系统对线粒体病进行分类，若病变同时累及中枢神经系统和骨骼肌，则称为（　　）。
   A. 线粒体脑病　　　　B. 线粒体肌病　　　　C. 线粒体脑肌病
   D. 单基因病　　　　　E. 染色体病

2. 从生化角度可根据线粒体所涉及的代谢功能将线粒体病进行分类，复合体Ⅴ缺陷属于下列哪种疾病类型（　　）。
   A. 底物转运缺陷　　　B. 底物利用缺陷　　　C. 三羧酸循环缺陷
   D. 电子传递缺陷　　　E. 氧化磷酸化偶联缺陷

3. 遗传方式为母系遗传的线粒体病缺陷类型的是（　　）。
   A. mtDNA 点突变　　　　　　　　　　　B. mtDNA 缺失
   C. mtDNA 插入　　　　　　　　　　　　D. 编码线粒体蛋白的 nDNA 缺陷
   E. 基因间交流的缺损

4. 下列关于 Leigh 综合征描述错误的是（　　）。
   A. 是一种由线粒体能量生成异常引起的早发性神经退行性疾病
   B. 临床症状包括血液和（或）脑脊液乳酸水平升高等
   C. 患者常在婴儿期或幼儿期发病，一般在发病数年后死亡
   D. 发病机制涉及的基因包括 mtDNA 突变和 nDNA 突变
   E. 遗传方式只能是母系遗传

5. 现已确认的与线粒体疾病相关的 mtDNA 的碱基替换有（　　）种。
   A. 200　　　　　　　B. 305　　　　　　　C. 400
   D. 600　　　　　　　E. 667

6. 下列关于线粒体 DNA 碱基替换疾病的命名 MTTK * MERRF8334G 含义描述错误的是（　　）。
   A. MT 表示线粒体基因突变
   B. 第二个 T 代表 tRNA 基因
   C. K 代表赖氨酸
   D. MERRF 即肌阵挛性癫痫伴碎红纤维病
   E. 8334G 表示 mtDNA 第 8334 位点的碱基 G 被替换

7. 最早确诊的人类线粒体病是（　　）。
   A. MERRF 综合征　　　B. MELAS 综合征　　　C. Leigh 综合征
   D. Leber 视神经萎缩　E. 帕金森病

8. 下列描述错误的是（　　）。
   A. 线粒体是一种半自主性细胞器，受线粒体基因组和核基因组两套遗传系统共同控制
   B. 核基因中与线粒体相关的基因突变也会引起相应的线粒体病
   C. 绝大多数 nDNA 突变导致的线粒体病是由于编码线粒体蛋白的核基因突变造成的

D. nDNA 中与线粒体相关的基因突变还可导致 mtDNA 稳定性降低

E. nDNA 突变引起的线粒体病的遗传方式为母系遗传

9. 丙酮酸脱氢酶复合体缺乏症的遗传方式为（　　）。

A. 母系遗传　　　　　B. 常染色体显性遗传　　　C. 常染色体隐性遗传

D. X 连锁显性遗传　　E. X 连锁隐性遗传

10. Mohr-Tranebjaerg 综合征的遗传方式为（　　）。

A. 母系遗传　　　　　B. 常染色体显性遗传　　　C. 常染色体隐性遗传

D. X 连锁显性遗传　　E. X 连锁隐性遗传

11. 线粒体复合体 Ⅱ 缺乏症的遗传方式为（　　）。

A. 母系遗传　　　　　B. 常染色体显性遗传　　　C. 常染色体隐性遗传

D. X 连锁显性遗传　　E. X 连锁隐性遗传

12. 进行性眼外肌麻痹伴线粒体 DNA 缺失的发病机制为（　　）。

A. 由定位于 Xp22.12 的 *PDHA 1* 基因突变导致

B. 由定位于 Xp22、编码线粒体内膜运输蛋白的 *DDP* 基因突变导致

C. 由定位于 5p15 的 *SDHA* 基因突变导致

D. 由定位于 11q23 的 *SDHD* 基因突变导致

E. 由定位于 15q26、编码特异性 mt 聚合酶 γ 催化亚基的 *POLG 1* 基因突变导致

13. 线粒体 DNA 耗竭综合征的发病机制为（　　）。

A. 由定位于 Xp22.12 的 *PDHA 1* 基因突变导致

B. 由定位于 5p15 的 *SDHA* 基因突变导致

C. 由定位于 11q23 的 *SDHD* 基因突变导致

D. 由定位于 19q13 的 *SDHAF 1* 基因突变导致

E. 由定位 16q21 的 *TK 2* 基因突变所导致

14. 下列疾病发病阈值与年龄相关的是（　　）。

A. 帕金森病　　　　　B. Leigh 综合征　　　　　C. Kearns-Sayre 综合征

D. MERRF 综合征　　 E. MELAS 综合征

15. 下列疾病会造成乳酸中毒的是（　　）。

A. 帕金森病　　　　　B. 糖尿病　　　　　　　　C. Kearns-Sayre 综合征

D. Leber 视神经萎缩　 E. MELAS 综合征

二、问答题

简述 Leber 视神经萎缩（Leber 遗传性视神经病）的临床特征、遗传学机制、分型及分子遗传学检测。

参考答案

一、单项选择题

1. C　2. E　3. A　4. E　5. E　6. E　7. D　8. E

9. E　10. E　11. C　12. E　13. E　14. D　15. E

二、问答题

答：（1）临床特征

① 无痛性急性或亚急性双侧中心视力丧失；眼底检查：外周乳头状的毛细血管扩张、微血管病、视盘假性水肿和血管扭曲。

② 神经、心血管、骨骼肌等系统异常。

③ 少数患者出现视觉恢复（自愈）现象。

④ 95% 的患者在 50 岁前发病，患者平均发病年龄 27～34 岁，男性患者约为女性患者的 5 倍，女性患者发病较晚，但病情较为严重。

（2）遗传学机制

① 母系遗传。

② 1988 年，Douglas C. Wallace 等发现 LHON 患者氧化呼吸链复合体 Ⅰ 的 ND 4 亚单位基因第 11778 位点的碱基由 G 置换为 A，使 ND4 第 340 位

上的 1 个高度保守的精氨酸被组氨酸取代，ND4 的空间构型改变，NADH 脱氢酶活性降低，线粒体产能效率下降，视神经细胞提供的能量不能长期维持神经的完整结构，导致视神经细胞退行性病变、死亡。

③ 在 10 种编码线粒体蛋白的基因中，至少有 18 种错义突变直接或间接地导致 LHON。

(3) 分型

① 大部分病例由单个线粒体突变引起，其中约 95％的病例由三种错义突变引起。包括 *MTND 4 * LHON11778A*（最常见），*MTND 6 * LHON14484C*、*MTND 1 * LHON3460A*。

② 少数病例需要二次突变或其他变异（如 nDNA 突变）才能引起。

(4) 分子遗传学检测

① 靶向突变分析：先定位检测引起 LHON 的主要致病 mtDNA 突变。

② 序列分析和突变筛查：用于检测未发现上述三种常见 mtDNA 突变的 LHON 患者。

（宁慧婷）

第十三章 染色体病

学习目标

1. 掌握 染色体病的特点和分类；Down 综合征、18 三体综合征、13 三体综合征、5p-综合征、Klinefelter 综合征、Turner 综合征的临床表现和遗传学特征；染色体倒位和易位携带者的遗传效应。
2. 熟悉 染色体病发生的概况；微小缺失综合征；性染色体结构异常的遗传效应。
3. 了解 Down 综合征的诊断、治疗及预防。

内容精讲

染色体数目或结构异常引起的疾病称为**染色体病**（chromosomal disorder）。染色体病按染色体种类和表型可分为三种：**常染色体病、性染色体病和染色体异常的携带者**。染色体病在临床上和遗传上一般有如下特点：

① 染色体病患者均有先天性多发畸形（包括特殊面容）、生长、智力或性发育落后、特殊肤纹。

② 绝大多数染色体病患者呈散发性，即双亲染色体正常，畸变染色体来自双亲生殖细胞或受精卵早期卵裂新发生的染色体畸变，这类患者往往无家族史。

③ 少数染色体结构畸变的患者是由表型正常的双亲遗传而得，其双亲之一为平衡的染色体结构重排携带者，可将畸变的染色体遗传给子代，引起子代的染色体不平衡而致病，这类患者常伴有家族史。

第一节 染色体病发病概况

一、染色体病的发生率

（一）新生儿染色体异常发生率

新生儿染色体异常发生率波动于 4.7‰～8.4‰，平均 0.625%，以数目异常为多。常见的常染色体数目异常有 3 种：21 三体、18 三体及 13 三体；常见的性染色体数目异常有：45,X、47,XXX、47,XXY 和 47,XYY。

常染色体非整倍体及不平衡的染色体结构重排患者在新生儿期即表现有明显或严重的临床表现，所以出生时容易检出、诊断。但性染色体非整倍体中，除 45,X 外，XXX、XXY 和 XYY 三体患者在出生和年幼时大多无明显异常，要到青春期因第二性征发育障碍才会就诊。对平衡的染色体结构重排携带者，若无家族史，则要到成年后因不育或流产时才会被检出，否则不易被发现。

（二）自发流产胎儿

自发流产胎儿中约有一半为染色体异常所致，其各类染色体异常的频率与活产新生儿不同。自发流产胎儿中三倍体和四倍体占 20%，并不少见；但在新生儿中极其罕见。流产胎儿中以 45,X 最为常见，占 18%～20%，但在新生儿中仅占 0.6%；其他性染色体异常（三体）在新生儿中相当常见，16 三体在流产胎儿中最常见，但尚未见于新生儿中。

（三）产前诊断胎儿

在产前诊断中，约有 80% 为高龄孕妇（大于 35 岁），这是因为染色体异常中最常见三体型，尤其是 Down 综合征（21 三体），其发生率随母亲生育年龄的增加而增加，故对大于 35 岁的孕妇要进行产前诊断。

（四）染色体异常胎儿自发流产后再发风险

流产胎儿的核型如果正常，再流产的胎儿多半核型正常；而当母亲有过 1 例染色体异常的自发流产胎儿后，再发风险增高。

（五）生殖细胞的染色体异常

可采用分子细胞遗传学技术直接检测人类精子的非整倍体，即测定间期细胞标本的特定染色体的拷贝数。

二、染色体分析的临床指征

染色体核型分析是确定患者染色体是否正常的主要方法，但由于染色体核型分析的工作量较大，故通常限于一些特殊面容、发育异常或有致染色体畸变因素接触史者等特殊临床指征的患者。

第二节 常染色体病

常染色体病（autosomal disease）是由常染色体数目或结构异常引起的疾病。常见的主要有 Down 综合征，其次为 18 三体综合征，偶见 13 三体及 5p-综合征等。患者一般均有较严重或明显的先天性多发畸形、智力和生长发育落后，常伴特殊肤纹，即所谓的"三联征"。

一、Down 综合征（Down syndrome，Ds）

Down 综合征也称 21 三体综合征或先天愚型，是发现最早、最常见的染色体病。详见本章第三节。

二、18 三体综合征（Edward syndrome）

（一）18 三体综合征的临床特点

新生儿发病率为 1/8000～1/3500。男女性别比为 1∶4。患者宫内生长迟缓，小胎盘及单一脐动脉，胎动少，羊水过多，95% 胎儿流产；一般过期产，平均妊娠 42 周；出生时体重低，平均仅 2243 克，发育如早产儿，吸吮差，反应弱，因严重畸形，出生后不久死亡，出生后 1/3 在 1 个月内死亡，50% 在 2 个月内死亡，90% 以上 1 岁内死亡，极个别病人活到儿童期。

（二）核型与遗传学

80% 患者为 47，+18，发生与母亲年龄增大有关；另 10% 为嵌合型，即 46/47，+18；其余为各种易位，主要是 18 号与 D 组染色体易位。

三、13 三体综合征（Patau syndrome）

（一）13 三体综合征的临床特征

新生儿中的发病率约为 1/25000，女性明显多于男性。发病率与母亲年龄增大有关。99% 以上的胎儿流产，出生后 45% 患儿在 1 个月内死亡，90% 在 6 个月内死亡。

（二）核型与遗传学

80% 的病例为游离型 13 三体，即 47，+13；其发生与母亲年龄有关，额外的 13 号染色体大多来自母方第一次减数分裂的不分离。其次为易位型，以 13q14q 为多见，约占易位型的 58%，

13q13q 占 38%，13q15q 占 4%；易位可以是新生的，也可能是亲代为平衡易位携带者遗传而得。

当双亲之一是平衡易位携带者时，因绝大多数异常胎儿流产死亡，出生患儿的风险不超过 2%；如果双亲之一为 13q13q 易位携带者，也由于只能产生三体或单体的合子，流产率可达 100%，故不宜妊娠，应绝育。少数病例为与正常细胞并存的嵌合型，即 46/47，+13，一般体征较轻。

四、5p-综合征（猫叫综合征，cri-du-chat syndrome）

（一）5p-综合征的临床特征

群体发病率为 1/50000，在低智能儿中占 1%~1.5%，在小儿染色体病中占 1.3%，在常染色体结构异常病儿中居首位。本病的最主要临床特征是患儿在婴幼儿期的哭声似小猫的"咪咪"声。大部分患者能活到儿童，少数可活到成年。

（二）核型与遗传学

本病是 **5p15 缺失**引起。80% 的病例为染色体片段的单纯缺失（包括中间缺失），10% 为不平衡易位引起，环状染色体或嵌合体则比较少见。

（三）相关的基因

相关的基因有：*SEMAF* 基因、*Delta catenin* 基因、*DAT 1* 基因和 *hTERT* 基因。

五、微小缺失综合征（small deletion syndrome）

微小缺失综合征是由于染色体上一些小带的缺失所引起的疾病的总称，缺失可通过**高分辨染色体分析**或 **FISH 检测**确定。

六、常染色体断裂综合征（autosomal break syndrome）

常染色体断裂综合征患者染色体易断裂重排，故亦称染色体不稳定性综合征。主要因 DNA 修复机制有缺陷。对各种致染色体断裂剂的敏感性高度增加。

第三节　Down 综合征

一、Down 综合征的发生率

新生儿的发生率为 1/1000~2/1000，发生率随母亲生育年龄的增高而增高，尤其当母亲年龄大于 35 岁时，发生率明显增高。父亲的年龄也与本病发病率有关，环境污染及接触有害物质均可造成精子的老化和畸形，当父亲年龄超过 39 岁时，出生患儿的风险可能增高。

二、Down 综合征的表型特征

DS 患者有多种临床表现，其主要表现为智力低下、发育迟缓和特殊面容。本病的一般特点包括：① 很明确的综合征，尽管在症状上有所不同，但并不会影响诊断。② 多数情况下，都是新发生的、散在的病例，家庭中很少有一个以上的该病患者。③ 同卵双生具有一致性。偶尔也有例外，这可能是由于在形成其中一个时，发生了染色体丢失。④ 男性患者没有生育力，而极少数女性患者可生育。⑤ 随母亲年龄增加该病的发生率也升高。⑥ 患者的预期寿命短，且患者到中年时大脑呈现淀粉样斑，与阿尔茨海默病相符，伴痴呆症状；易感染表明免疫功能缺陷，先天性心脏病也增加，用抗生素和心脏外科手术治疗可以延长患者的寿命。⑦ 表型特征的表现度不同。⑧ 急性白血病死亡率增加了 20 倍。

三、Down 综合征的遗传分型

根据患者的核型组成不同，可将 Down 综合征分为以下三种遗传学类型。

（一）游离型

游离型（21 三体型）即标准型。据统计，此型约占全部患者的 92.5%。核型为 47,XX

(XY)，+21。此型的发生绝大部分与父母核型无关，它是生殖细胞形成过程中，在减数分裂时不分离的结果。

(二) 易位型

此型约占5%，增加的一条21号染色体并不独立存在，而是与D组或G组的一条染色体发生罗伯逊易位，染色体总数为46，其中一条是易位染色体。最常见的是D/G易位，如核型为46，XX(XY)，-14，+t(14q21q)，其次为G/G易位，如核型为46，XX(XY)，-21，+t(21q21q)。

患者的易位染色体，如果是由亲代传递而来的，其双亲之一通常是表型正常的染色体平衡易位携带者，其核型为45，-D，-21，+t(Dq21q) 或 45，-G，-21，+t(Gq21q)。染色体平衡易位携带者虽外表正常，但其常有自然流产或死胎史，如果父母之一是非同源染色体平衡易位携带者，则所生子女中，约1/3正常，1/3为易位型Down综合征患儿，1/3为平衡易位携带者。但如果父母之一是21/21平衡易位携带者时，1/2胎儿将因核型为21单体而流产，1/2核型为46，-21，+t(21q21q)，因此活婴将100%为21/21易位型Down综合征患儿。

(三) 嵌合型

此型较少见，约占2%。此型产生的原因：一是由于**生殖细胞减数分裂不分离，继而因分裂后期染色体行动迟缓引起部分细胞超数的染色体发生丢失**而形成含有47，+21/46两个细胞系的嵌合体，由此形成的嵌合体的发生率与标准的三体型一样，随母亲年龄的增加而增加；二是**合子后有丝分裂不分离的结果**。如果第一次卵裂时发生不分离，就会产生47，+21和45，-21两个细胞系，而后一种细胞很难存活，因此，导致嵌合体的不分离多半发生在以后的某次有丝分裂，所有嵌合体内都有正常的细胞系。

四、Down 综合征发生的分子机制

(一) 21号染色体的分子解剖学

21号染色体是人类染色体中最小的一条，由 $4.67×10^7$ bp 组成，约长46cM，包含600~1000个基因，占整个人类基因组的1.7%。用染色体显带技术显示21号染色体短臂分1区3带，长臂分2区，1区仅有1带，2区分2带，各带又可分出亚带，2区2带可分为3个亚带。

(二) 21号染色体上与DS表型相关的基因

1. 与智力发育迟缓相关的基因 包括 DS 细胞黏附分子基因（定位于21q22.2-22.3）和 *DSCR 1*（定位于21q21.1-22.2）。

2. 与先天性心脏病有关的基因 *COL 6A 1/COL 6A 2* 基因位于21q22.3，该基因编码的蛋白在量上的改变，可增加患者发生先天性心脏病的概率。*KCNE 2* 基因位于21号染色体长臂，该基因参与形成心脏电压依赖型 K^+ 通道，其异常可能与先天性心脏病有关。

3. 与白血病相关的基因 21q22上的 *AML 1* 基因异位常产生白血病，该基因在造血中起关键作用。

4. 与肌张力低下有关的基因 肌张力低下几乎出现于所以DS患者中，其发生主要与21号染色体上 DSCR 区 D21S335 和 D21S337 之间的 *MNBH/DYRK 1* 基因有关。

五、Down 综合征的诊断、治疗及预防

(一) Down 综合征的诊断

1. 临床筛查 90%以上的病例根据典型的DS面容及智力低下即可作出诊断，如DS在新生儿期除特殊面容外还有肌张力低、第三囟门、通贯手、小指短而内弯、小指一条褶纹、足跖沟、足第一二趾间距宽（草鞋足）等易被观察的临床指征。

2. 染色体检查 绝大部分为21三体型，少数为嵌合型和易位型。

3. 血液学改变 DS 患者白细胞计数正常，中性粒细胞相对增多，分叶少且呈核左移。新生儿在感染时易出现类白血病反应，血红蛋白 F 和血红蛋白 A_2 升高，无需治疗，能自发恢复，但常在 1～2 年后出现真正的白血病。

4. 酶的改变 21 三体综合征患者细胞中过氧化物歧化酶（SOD-1）的含量较正常人高 50%，中性粒细胞的碱性磷酸酶活性也较正常人高 50%。两种酶的基因均定位于 21 号染色体上。

（二）Down 综合征治疗

目前对促进智能发育无特效药物，可试用 γ-氨酪酸、谷氨酸、维生素 B_6、叶酸等，对促进小儿精神活动、提高智商可能有一些作用。对先天性心脏病，可用抗生素和心脏外科手术治疗以延长患者的寿命。

（三）Down 综合征预防

（1）为防止 DS 患儿的出生，对 35 岁以上的孕妇、30 岁以下但生育过 DS 患儿的孕妇或其双亲之一是平衡易位携带者或嵌合体者应作产前检查，如取孕 16～20 周的羊水细胞或 9～12 周的绒毛膜细胞作染色体检查，如胎儿为 21 三体，则终止妊娠。

（2）年龄在 30 岁以下，且生过 21 三体患儿及一级亲属中有 DS 患者或有平衡易位携带者的妇女，应作染色体检查。

（3）此外，育龄妇女妊娠前后应避免接受较大剂量射线照射，不随便服用化学药物，预防病毒感染。

（四）Down 综合征预后

3/4 的 DS 胎儿在怀孕期已自发流产，且大部分发生在妊娠 3 个月内，仅约 1/4 胎儿能活到出生。患者智力低下，缺乏抽象思维能力，精神运动性发育缺陷，但许多患者经过训练可以学会读和写，以及一些基本的生活技能，如穿衣、吃饭等。一些人还可以达到接近边缘的社会适应力。但绝大部分人都不能靠自己在社会上活动。DS 患者在 30 多岁时智能便开始下降，通常伴随着社交能力的逐渐丧失和情绪衰退，这些表现是阿尔茨海默病的症状。DS 患者一般寿命比正常人短，只有 8% 的患者活过 40 岁。

（五）Down 综合征的遗传咨询

高龄孕妇（大于 35 岁）的胎儿应作产前诊断。近些年来，国外提出于孕中期用孕妇血清标记物筛查 DS 胎儿。由于 DS 胎儿的孕妇血清的 **AFP（甲胎蛋白）**及 **UE3（雌三醇）**低于平均水平，**HCG（绒毛膜促性腺激素）**高于平均水平，因此对妊娠期（孕 15～21 周）的孕妇测定此三项值，即所谓的"三联筛查"，再结合孕妇年龄，计算出危险度，以决定是否行产前诊断，其检出率为 48%～83%，假阳性率约 5%。

对于各种平衡易位型携带者，其遗传后果也不完全相同。Dq21q 平衡易位的携带者理论上通过减数分裂可以形成 6 种配子，但受精后除不能发育者外，仅可产生三种胎儿：正常胎儿、平衡易位者、易位型三体患儿。Dq21q 易位携带者若是母亲，生育患儿的风险为 10%～15%；如为父亲，则风险为 5% 或更小。21q21q 易位携带者只能产生三体或单体的合子，其后代将 100% 为三体型患儿，不宜生育。

第四节　性染色体病

性染色体病（sex chromosomal disease）指性染色体 X 或 Y 发生数目或结构异常所引起的疾病，约占染色体病的 1/3。一般而言，因 X 染色体失活、Y 染色体外显基因少，使性染色体不平衡的临床表现减少到最低限度，故没有常染色体病严重。除 Turner 综合征（45, X）及个别患者外，大多在婴儿期无明显临床表现，要到青春期因第二性征发育障碍或异常才就诊。

一、性染色体的数目异常

(一) Klinefelter 综合征

Klinefelter 综合征也称**先天性睾丸发育不全**或**原发性小睾丸症**，其核型为 **47，XXY**，因此本病亦称为 **XXY 综合征**。

1. 发生率　本病发生率相当高，在男性新生儿中占 1/1000～2/1000，在身高 180cm 以上的男性中占 1/260，在不育的男性中占 1/10。

2. 临床表现　以身材高、睾丸小、第二性征发育不良、不育为特征。患者四肢修长、身材高、胡须阴毛稀少、成年后体表脂肪堆积似女性；音调较高，喉结不明显；约 25% 病例有乳房发育，皮肤细嫩；外阴多数正常无畸形，6% 病例伴尿道下裂或隐睾。新生儿期睾丸大小正常，但至青春期时睾丸小而硬，体积为正常人的 1/3；睾丸精曲小管基膜增厚，呈玻璃样变性，无精子。典型病例的血浆睾酮仅为正常人的一半；个别患者睾酮正常，血中雌激素增多。少数患者可伴骨髓异常、先天性心脏病，智能正常或有轻度低下。一些患者有精神异常或精神分裂症倾向。就不同核型患者临床表现分析，个别嵌合型患者可生育；X 染色体数目越多，性征和智力发育障碍愈严重，伴有的体格异常更多。此外，患者易患糖尿病、甲状腺疾病、哮喘和乳腺癌。

3. 核型与遗传学　80%～90% 的病例为 47，XXY；10%～15% 为嵌合型，常见的有 46，XY/47，XXY、46，XY/48，XXXY 等；此外还有 48，XXXY、49，XXXXY、48，XXYY 等。嵌合型患者中若 46，XY 的正常细胞比例大时临床表现轻，可有生育力。本征额外的染色体由细胞分裂时染色体的不分离产生。

(二) XYY 综合征

本病在男女中的发生率为 1/900。核型为 **47，XYY**，额外的 Y 染色体肯定来自父方精子形成过程中**第二次减数分裂时发生 Y 染色体的不分离**。XYY 男性的表型一般正常，患者身材高大，常超过 180cm，偶尔可见尿道下裂、隐睾、睾丸发育不全并有生精过程障碍和生育力下降；但大多数男性可以生育，个别患者生育 XYY 的子代，然大多生育正常子代。

(三) 多 X 综合征

本病发生率在新生女婴中为 1/1000。X 三体女性可无明显异常，约 70% 病例的青春期第二性征发育正常，并可生育；另外 30% 患者的卵巢功能低下，原发或继发闭经，过早绝经，乳房发育不良；1/3 患者可伴先天畸形，如先天性心脏病、髋脱位；部分可有精神缺陷。约 2/3 患者智力稍低。X 染色体越多，智力发育越迟缓，畸形亦越多见。核型**多数为 47，XXX**，少数为 46，XX/47，XXX，极少数为 48，XXXX、49，XXXXX。体细胞间期核内 X 小体数目增多，额外的 X 染色体，几乎都来自母方减数分裂的不分离，且主要在第一次，母亲年龄增高的影响见于来自母方第一次减数分裂不分离的病例。

(四) Turner 综合征

Turner 综合征也称为女性**先天性性腺发育不全**或**先天性卵巢发育不全综合征**，又称 45，X 综合征。

1. 发生率　在新生女婴中约为 1/5000，但在自发流产胎儿中可高达 18%～20%，本病在怀孕胎儿中占 1.4%，其中 99% 流产，即在宫内不易存活。

2. 临床表现　典型患者以性发育幼稚、身材矮小 (120～140cm)、肘外翻为特征。患者出生体重轻，新生儿期脚背有淋巴样肿，十分特殊；面容：内眦赘皮，上睑下垂，小颌；后发际低，约 50% 有蹼颈，乳间距宽，第四、五掌骨短，皮肤色素痣增多，性腺为纤维条索状，无滤泡、子宫，外生殖器及乳房幼稚型。此外，约 1/2 患者有主动脉狭窄和马蹄肾等畸形。患者常因身材矮小或原发闭经就诊。智力可正常，但低于同胞，或轻度障碍。

3. 核型和遗传学　约 55% 病例为 45，X，还有各种嵌合型和结构异常的核型，最常见的嵌合型为 45，X/46，XX，结构异常为 46，X，i（Xq）。一般说来，嵌合型的临床表现较轻，轻者可有生育力，而有 Y 染色体的嵌合型可表现出男性化的特征；身材矮小和其他 Turner 综合征体征主要是由 X 短臂单体性决定的；但卵巢发育不全和不育则更多与长臂单体性有关。

本病的单个 X 染色体大多来母亲，也即约 75% 的染色体丢失发生在父方，约 10% 的丢失发生在合子后卵裂早期。

4. 预后及治疗 除少数患者由于严重畸形在新生儿期死亡外，一般均能存活。青春期用女性激素治疗可以促进第二性征和生殖器官的发育，月经来潮，改善患者的心理状态，但不能促进长高和解决生育问题。

二、X 染色体的结构异常

（一）X 短臂缺失（XXp⁻）

Xp 远端缺失患者有诸如身材矮小等 Turner 综合征的特征，但性腺功能正常。Xp 缺失如包括整个短臂，则患者既有 Turner 综合征的体征，又有性腺发育不全。有研究显示 Xp11 片段对卵巢的发育具有重要作用，此片段缺失会引起不孕。X 染色体长臂等臂染色体 [X,i(Xq)] 的临床表现与此类似，因为也缺失了整个短臂。

（二）X 长臂缺失（XXq⁻）

缺失在 q22 远端以远者，一般仅有性腺发育不全，原发闭经，不育，而无其他诸如身材矮小等 Turner 综合征体征。缺失范围较大，包括长臂近端者，除性腺发育不全外，一些患者还有其他体征。X 染色体短臂等臂染色体 [X，i（Xp）] 与此类似。Xq 中间缺失累及 q13-q26 者性腺功能正常，但有其他体征，可见中段缺失与 Turner 体征出现有关。

通常部分缺失、形成环状或等臂染色体的 X 染色体均选择性地失活，从而保证有一条正常的 X 染色体。

第五节　染色体异常携带者

染色体异常携带者是指带有染色体结构异常，但染色体物质的总量基本上仍为二倍体的表型正常个体，也即**表型正常的平衡的染色体结构重排者**。主要分为**易位、倒位**两类，其共同的临床特征是在婚后引起不育、流产、死产、新生儿死亡、生育畸形和智力低下儿等。

一、易位携带者

（一）相互易位携带者

1. 非同源染色体相互易位 如果夫妇中的一方为某一非同源染色体间的相互易位携带者，如 46，XX（XY），t（2；5）（q21；q31）携带者，根据配子形成中同源染色体节段相互配对的特性，在第一次减数分裂中期将形成相互易位型的四射体，经过分离与交换，理论上至少将形成 **18 种类型的配子**。它们分别与正常的配子相结合，则可形成 18 种类型的合子，其中仅一种正常，一种为表型正常的平衡易位型携带者，其余 16 种均不正常。

2. 同源染色体间的相互易位 按照分离定律，同源染色体间的相互易位不可能形成正常配子，也不能分娩正常的后代。但在配子形成的减数分裂中，却可形成易位圈，经过在易位圈中的奇数互换，可形成 4 种类型的配子，其中 3 种为具有部分重复和缺失的染色体，一种为正常配子，即可形成正常的后代。因此，在遗传咨询中不能简单地根据分离比率劝止妊娠，而应建议在宫内诊断的监护下选择生育正常胎儿。

（二）罗氏易位携带者

1. 同源罗氏易位 如果夫妇中一方为同源染色体之间的罗氏易位携带者，如 t（13q;13q）、t（14q;14q）、t(15q;15q)、t(21q;21q)、t(22q;22q)，其在配子形成中仅能产生两种类型的配子，与正常配子相结合,则形成三体型和单体型的合子。

2. 非同源罗氏易位 夫妇中一方为非同源罗氏易位携带者时,其配子在形成过程中,根据染色体的同源节段相互配对的规律,一条易位的染色体和两条未易位的染色体配对,即三条染色体配对形成三价体,三价体不同的分离形式可形成 6 种不同的配子,受精后则形成 6 种合子,其中只有一种可发育为正常个体,一种为与亲代类似的携带者,其余 4 种均为染色体异常患者或流产胚胎。

二、倒位携带者

(一) 臂间倒位携带者

根据在配子形成中同源染色体的同源节段相互配对的规律,在第一次减数分裂中将形成特有的倒位圈,经过在倒位圈内的奇数互换,理论上将形成 **4 种不同的配子**,一种具有正常染色体,一种具有倒位染色体,其余两种均带有部分重复和缺失的染色体。由于这些异常染色体仅含一个着丝粒,属稳定性畸变,会干扰胚胎早期的有丝分裂,因此,其遗传效应主要决定于重复和缺失片段的长短及其所含基因的致死效应。

倒位片段越短,则重复和缺失的部分越长,配子和合子正常发育的可能性越小,临床上表现的婚后不育、月经期延长、早期流产以及死产的比例越高,分娩出畸形儿的可能性越低;若倒位片段越长,则重复和缺失的部分越短,其配子和合子正常发育的可能性越大,分娩出畸形胎儿的危险率越高。因而对后者必须加强宫内诊断,以防止染色体病患儿的出生。

(二) 臂内倒位携带者

根据在配子形成中同源染色体的同源节段相互配对的规律,在第一次减数分裂中期将形成特有的倒位圈。倒位圈内发生的奇数互换,将形成 **4 种不同的配子**,一种含有正常染色体,一种含有倒位染色体,其余 2 种分别含有部分重复和缺失的无着丝粒片段或双着丝粒染色体。重复和缺失片段的大小及其所含基因的致死作用,使得半数配子的形成出现障碍,或产生半数畸形或无功能的配子,致使婚后多年不孕;同时,双着丝粒染色体和无着丝粒片段在有丝分裂中是一种不稳定性畸变,因为双着丝粒染色体在合子的早期分裂中形成染色体桥,这将使合子在早期卵裂中致死。但由于流产发生的时期过早,临床上往往仅可观察到月经期延长、多年不孕,而无明显的停经史;无着丝粒片段在合子卵裂中,将被丢失而造成单体型胚胎。大量群体资料表明,除 X、21 和 22 号染色体单体以外,其他的单体均不可能发育成熟,常常在妊娠的头 3 个月内发生流产。因此,除 21、22 号和 X 染色体的倒位携带者外,一般可不作产前诊断。

同步练习

一、单项选择题

1. Down 综合征是(　　)。
   A. 单基因病　　　　　　B. 多基因病　　　　　　C. 染色体病
   D. 线粒体病　　　　　　E. 体细胞病

2. Turner 综合征的核型为(　　)。
   A. 45,X　　　　　　　B. 45,Y　　　　　　　C. 47,XXX
   D. 47,XXY　　　　　　E. 47,XYY

3. Klinefelter 综合征的核型为(　　)。
   A. 46,XX/47,XXX　　B. 46,XX/47,XYY　　C. 47,XXY
   D. 47,XXX　　　　　　E. 47,XYY

4. 染色体病的普遍特点是(　　)。

A. 生长发育迟缓，智力低下，特异性异常体征
B. 生长发育迟缓，先天性心脏病，特异性异常体征
C. 先天性心脏病，智力低下，特异性异常体征
D. 肾脏畸形，先天性心脏病，特异性异常体征
E. 胃肠畸形，智力低下，特异性异常体征

5. 猫叫综合征与人类第几条染色体的部分缺失有关（　　）。
   A. 1号　　　　　　　　B. 3号　　　　　　　　C. 5号
   D. 7号　　　　　　　　E. 21号

6. 最常见的染色体畸变综合征是（　　）。
   A. Klinefelter综合征　　B. Down综合征　　C. Turner综合征
   D. 猫叫综合征　　　　E. Edward综合征

7. 核型为45，X者可诊断为（　　）。
   A. Klinefelter综合征　　B. Down综合征　　C. Turner综合征
   D. 猫叫综合征　　　　E. Edward综合征

8. Edward综合征的核型为（　　）。
   A. 45，X　　　　　　B. 47，XXY　　　　C. 47，XY(XX)，+13
   D. 47，XY(XX)，+21　E. 47，XY(XX)，+18

9. 大部分Down综合征都属于（　　）。
   A. 易位型　　　　　　B. 游离型　　　　　C. 微小缺失型
   D. 嵌合型　　　　　　E. 倒位型

10. 下列哪种遗传病可通过染色体检查而确诊（　　）。
    A. 苯丙酮尿症　　　　B. 白化病　　　　　C. 血友病
    D. Klinefelter综合征　E. Huntington舞蹈病

11. D组或G组染色体与21号染色体通过着丝粒融合而形成的易位称为（　　）。
    A. 单方易位　　　　　B. 复杂易位　　　　C. 串联易位
    D. 罗伯逊易位　　　　E. 不平衡易位

12. 经检查，某患者的核型为46，XY，del(6)(pter->q21;)，说明其为（　　）患者。
    A. 染色体倒位　　　　B. 染色体丢失　　　C. 环状染色体
    D. 染色体部分丢失　　E. 嵌合体

13. 非同源染色体相互易位携带者后代中核型正常的比例理论上是（　　）。
    A. 1　　　　　　　　B. 1/4　　　　　　C. 1/10
    D. 1/18　　　　　　　E. 1/50

14. 21三体型Down综合征的最主要的病因是（　　）。
    A. 母亲怀孕期间接触辐射
    B. 母亲怀孕期间有病毒感染
    C. 母亲年高，卵子减数分裂时，染色体不分离
    D. 父亲年高，精子减数分裂时，染色体不分离
    E. 母亲是47，XXX患者

15. 一个常染色体平衡易位携带者最常见的临床表现是（　　）。
    A. 不育　　　　　　　B. 智力低下　　　　C. 自发流产
    D. 多发畸形　　　　　E. 易患癌症

16. 下列各项中属于性染色体疾病的是（　　）。
    A. Down综合征　　　　B. Turner综合征　　C. Patau综合征

D. Edward 综合征　　　　E. 猫叫综合征

17. Klinefelter 综合征的临床表现有（　　）。
    A. 习惯性流产
    B. 满月脸、猫叫样哭声
    C. 表型男性、乳房发育、小阴茎、隐睾
    D. 身材高大、性格暴躁、常有攻击性行为
    E. 蹼颈

18. 倒位染色体携带者的倒位染色体在减数分裂的同源染色体配对中形成（　　）。
    A. 环状染色体　　　　B. 倒位环　　　　C. 染色体不分离
    D. 染色体丢失　　　　E. 等臂染色体

19. 14/21 罗伯逊易位的女性携带者与正常人婚配，其生下 Down 综合征患儿的风险理论上是（　　）。
    A. 1　　　　B. 1/2　　　　C. 1/3
    D. 1/4　　　　E. 3/4

20. 染色体丢失导致产生的嵌合体的核型为（　　）。
    A. 47, XXY/45, X
    B. 46, XX/47, XXY/45, X
    C. 46, XX/47, XXY
    D. 46, XX/45, X
    E. 48, XXXY/47, XXY/45, X

21. 1 号染色体长臂 q21 带和 q31 带断裂后中间缺失的详式为（　　）。
    A. 46,XX,del(1)(pter→q21::q21→q31)
    B. 46,XX,inv(1)(pter→q21::q31→qter)
    C. 46,XX,del(1)(pter→q31::q21→qter)
    D. 46,XX,del(1)(pter→q21::q31→qter)
    E. 46,XX,del(1)(pter→p31::q21→qter)

22. 猫叫综合征的核型为（　　）。
    A. 46, XX(XY),del(6)(p12)
    B. 46, XX(XY),del(15)(p13)
    C. 46, XX(XY),del(5)(p15)
    D. 46, XX(XY),del(13)(p12)
    E. 46, XX(XY),del(18)(p11)

二、问答题

1. 试述 Down 综合征一般特点。
2. 为什么母亲年龄超过 35 岁生育 Down 综合征患儿的风险会显著增加？

参考答案

一、单项选择题
1. C　2. A　3. C　4. A　5. C　6. B　7. C　8. E
9. B　10. D　11. D　12. D　13. C　14. C　15. C
16. B　17. C　18. B　19. C　20. D　21. D　22. C

二、问答题
1. 答：①明确的综合征，症状上有所不同，但不影响诊断；②大多为新发生的、散的病例；③同卵双生具有一致性；④男性患者没有生育力；而极少数女性患者可生育；⑤随母亲年龄增加该病的发病率也升高，尤其当母亲大于 35 岁时发病率明显升高；⑥患者的预期寿命短，易患先天性心脏病；⑦表型特征的表现度不同；⑧易患急性白血病。

2. 答：由于产妇年龄越大，人体包括卵巢所承受的各种有害物质的影响越来越多，这些因素都会导致卵细胞异常，导致染色体在细胞分裂过程中出现不分离的现象。

(郭添福)

第十四章　遗传性免疫缺陷

学习目标

1. 掌握　先天性胸腺发育不良综合征的基本临床表现和免疫缺陷机制；X连锁无丙种球蛋白血症的基本临床表现和免疫缺陷机制。

2. 熟悉　重症联合免疫缺陷的临床表现和免疫缺陷机制；IgA缺陷及IgG亚型缺陷的临床表现和免疫缺陷机制；IgM增多伴随免疫缺陷的临床表现和免疫缺陷机制。

3. 了解　免疫细胞发育的基本机制及其与免疫缺陷的关系；巨噬细胞免疫缺陷的临床表现和免疫缺陷机制；补体缺陷的临床表现和免疫缺陷机制。

内容精讲

免疫缺陷（immunodeficiency）是指免疫系统某些要素的缺损或低下引起的免疫功能不全。分为两类：原发性免疫缺陷和获得性免疫缺陷。**固有免疫缺陷**指补体、吞噬细胞等固有免疫成分的缺陷，**适应性免疫缺陷**是T细胞或B细胞的异常。免疫缺陷造成患者对感染的易感性增加，常见于婴幼儿，以反复、慢性和难以控制的感染为主要特征。感染分为两类：一类为免疫球蛋白、补体蛋白、吞噬细胞缺陷对带有荚膜的细菌易发生反复感染，常常**化脓性感染**；一类为细胞免疫缺陷或T细胞缺陷患者对环境中广泛存在的正常人可以抵抗的微生物缺乏抵抗而常常发生致死性感染，被称为**共生菌感染**。

第一节　T细胞免疫缺陷

一、先天性胸腺发育不良

先天性胸腺发育不良又称为DiGeorge综合征（DiGeorge syndrome），染色体22q11.2缺失是常见原因，涉及 *TBX 1* 和 *DGCRB* 基因。因孕早期第3、4咽囊神经嵴发育障碍，导致胸腺、甲状旁腺、主动脉弓、唇和耳等发育不全。胸腺不发育或发育不全造成T细胞功能缺陷，细胞免疫和T细胞依赖的抗体产生缺陷，易发生胞内寄生菌、病毒和真菌感染。临床采用胸腺移植治疗或胸腺激素治疗。

二、重症联合免疫缺陷

重症联合免疫缺陷（severe combined immunodeficiency，SCID）是T细胞和B细胞均缺乏或功能缺陷所导致的一类疾病，临床表现多样。一般该病患儿出生后6个月即出现症状，由于体液免疫和细胞免疫几乎完全缺乏，患儿表现出发育障碍，出生早期即反复易患严重感染。

（一）X连锁隐性遗传SCID

编码IL-2受体的链基因变异，使得淋巴细胞增殖和成熟必需的多个信号途径受阻，引起T细胞和NK细胞早期分化无法正常进行。

（二）常染色体隐性遗传SCID

腺苷脱氨酶（ADA）和嘌呤核苷磷酸化酶（PNP）缺陷病。ADA或PNP缺陷→核苷酸代谢产物 dATP 或 dGTP 蓄积→早期 T 细胞和 B 细胞发育停滞于 pro-T/-B 阶段→T 细胞和 B 细胞缺陷。

（三）MHC-Ⅰ类分子/MHC-Ⅱ类分子缺陷的 SCID

MHC-Ⅱ类缺陷→$CD4^+$ T 细胞发育障碍→抗原提呈功能受限→B 细胞功能缺陷。
MHC-Ⅰ类缺陷→$CD8^+$ T 细胞功能缺陷。

（四）其他类型的 SCID

三、遗传性血管扩张性共济失调症

遗传性血管扩张性共济失调症（ataxia telangiectasis，AT）是致病基因 *ATM* 突变造成的 T 细胞受体和 Ig 基因位点的染色体断裂。对放射线高度敏感性，染色体不稳定性。基因定位于 11q22。临床表现：进行性小脑共济失调、毛细血管扩张、免疫缺陷、肿瘤发病高，特别高发 T 细胞性肿瘤。

四、Wiskott-Aldrich 综合征

Wiskott-Aldrich 综合征（Wiskott-Aldrich syndrome，WAS）是致病基因 *WASP* 突变造成 T 细胞缺陷和血浆免疫球蛋白水平的异常，属于 X 连锁的免疫缺陷。男性患者血小板变小，数量下降。皮肤呈湿疹样改变，多发生于头、面及肢体曲侧，反复感染、肝脾大。部分合并恶性淋巴瘤。

第二节 B 细胞免疫缺陷

一、X 连锁无丙种球蛋白血症

X 连锁无丙种球蛋白血症（X-linked agammaglobulinemia，X-LA）又称 Bruton 病：致病基因 *Btk* 的缺陷阻碍了 B 细胞发育，X 连锁隐性遗传。X 染色体上的 Bruton 酪氨酸激酶基因缺陷，B 细胞发育停滞于前 B 细胞阶段，血清中各类 Ig 水平明显降低或缺失，反复化脓性细菌感染。

二、IgA 缺陷及 IgG 亚型缺陷

IgA 缺陷（IgA deficiency）及 IgG 亚型缺陷（IgG subclass deficiency）：Ig 类转换缺陷，最常见的免疫缺陷，患者存在 B 细胞终末分化异常，易发生免疫复合物病（Ⅲ型过敏反应）。

三、IgM 增多伴随免疫缺陷

IgM 增多伴随免疫缺陷（immunodeficiency with increased IgM，HIGM），患者多为男性，血清 IgM 增高或正常，反复胞外细菌感染和某些机会感染，70% 患者 X 染色体上 *CD 40L* 基因突变使得 T 细胞与 B 细胞协同作用受阻。

四、分类不明的免疫缺陷病

分类不明的免疫缺陷病（common variable immune-deficiency，CVID），T-B 辅助信号缺陷，男女都可罹患，反复发作 EBV 类型的病毒感染。

五、婴儿期一过性低丙种球蛋白血症

婴儿期一过性低丙种球蛋白血症（transient hypogamma-globulinemia of infancy）：$CD4^+$ T 细胞的辅助信号异常。

第三节 吞噬细胞缺陷

吞噬发育或者功能相关分子缺陷或多态性可对机体的抗感染免疫应答和自身稳态产生重要

影响。多形核白细胞的严重减少（中性粒细胞减少症）容易发生重症细菌感染。慢性肉芽肿病和白细胞黏附缺陷症也是吞噬细胞基因异常造成，容易发生重症感染，临床常致死。

一、慢性肉芽肿病

慢性肉芽肿病（chronic granulomatous disease，CGD）患者 NADPH 氧化酶缺陷，因此不能将 O_2 还原生成 $·O_2^-$，常发生肺炎、淋巴结感染、皮肤和肝脏等脏器的脓肿。

二、白细胞黏附缺陷

白细胞黏附缺陷（leukocyte adhesion deficiency，LAD）为整合素基因缺陷造成的。调理素化的微生物上的 C3bi 与吞噬细胞膜上的受体结合是吞噬细胞进行吞噬的必要步骤。在 LAD 患者，这一 C3bi 的受体（CR3，即整合素）缺陷，使得患者易发生重症细菌感染，尤其是口腔和胃肠道感染。

第四节　补体蛋白免疫缺陷

一、补体缺陷

古典补体成分 C1q、C1r、C1s、C4、C2 缺损患者易发全身性狼疮样免疫复合物病。C3、H 因子、I 因子的缺陷易发化脓性感染。

二、遗传性血管神经性水肿

遗传性血管神经性水肿中的Ⅰ型、Ⅱ型是 C1 抑制因子缺陷所致，该病为常染色体显性遗传。临床上反复发作的皮肤黏膜水肿，若水肿发生于喉头可致窒息死亡。

同步练习

一、单项选择题

1. 先天的遗传性免疫系统发育不全，又称为（　　）。
   A. 原发性免疫缺陷　　　B. 获得性免疫缺陷　　　C. 适应性免疫缺陷
   D. 固有性免疫缺陷　　　E. 慢性免疫缺陷

2. 发生遗传性血管扩张性共济失调症的主要免疫学表现是（　　）。
   A. B 细胞减少　　　　　B. T 细胞减少　　　　　C. 补体减少
   D. 白细胞黏附功能降低　E. 红细胞易被溶解

3. IgM 增多伴随免疫缺陷的发生原因是（　　）。
   A. B 细胞活化缺乏信号 1
   B. CD40L 基因突变使得 T 细胞与 B 细胞协同作用受阻
   C. B 细胞活化缺乏细胞因子
   D. B 细胞活化缺乏辅助受体
   E. B 细胞活化缺乏 APC 的辅助

4. X 连锁无丙种球蛋白血症的发病机制是（　　）。
   A. BtK 缺陷　　　　　　B. CD40L 缺陷　　　　　C. ZAP-70 缺陷
   D. ADA 缺陷　　　　　 E. PNP 缺陷

5. X 连锁无丙种球蛋白血症是属于（　　）。
   A. T 细胞缺陷　　　　　B. B 细胞缺陷　　　　　C. 补体缺陷
   D. 吞噬细胞缺陷　　　　E. 联合免疫缺陷

6. 免疫缺陷是（　　）。

A. 免疫系统中任何一个成分的缺失或功能不全而导致的免疫功能障碍
B. 机体经某种抗原诱导后形成的特异性免疫无应答状态
C. 机体对某些抗原所产生的非正常生理性免疫应答
D. 应用免疫抑制剂导致的免疫无应答状态
E. 免疫隔离部位的抗原在生理条件下不致免疫应答

7. 免疫缺陷病按发病原因机制可分为（　　）。
A. T细胞缺陷、B细胞缺陷　　　　　　　B. 补体缺陷、吞噬细胞缺陷
C. 联合免疫缺陷、补体固有成分缺陷　　D. 原发性免疫缺陷、继发性免疫缺陷
E. 白细胞黏附缺陷、慢性肉芽肿病

8. 以下哪类疾病是由于TAP基因突变引起的（　　）。
A. MHC-Ⅰ类分子缺陷病　B. MHC-Ⅱ类分子缺陷病　C. ZAP-70缺陷病
D. 白细胞黏附缺陷　　　　E. 选择性IgA缺陷病

9. 慢性肉芽肿病（CGD）属于哪类免疫缺陷病（　　）。
A. 补体缺陷病　　　　B. 吞噬细胞缺陷病　　　C. T淋巴细胞缺陷病
D. B淋巴细胞缺陷病　E. 联合免疫缺陷病

10. 白细胞黏附缺陷的发病机制是（　　）。
A. DAF和CD59缺陷　　　B. β2链（CD18）缺陷　　C. 同源P1-3激酶基因异常
D. BtK缺陷　　　　　　　E. TAP基因突变

11. DiGeorge综合征属于（　　）。
A. B细胞缺陷病　　　B. T细胞缺陷病　　　C. 补体缺陷病
D. 联合免疫缺陷病　E. 吞噬细胞缺陷病

12. 最常见的选择性Ig缺陷是（　　）。
A. 选择性IgG缺陷　　B. 选择性IgM缺陷　　C. 选择性IgA缺陷
D. 选择性IgE缺陷　　E. 选择性IgD缺陷

13. 血清中免疫球蛋白的含量缺乏需考虑哪种疾病（　　）。
A. 自身免疫病　　B. 免疫缺陷病　　　　　　　　C. 轻链病
D. 重链病　　　　E. 甲状腺功能亢进症（Graves病）

14. 遗传性血管神经性水肿是由于哪类补体分子缺陷引起的（　　）。
A. C3缺陷　　　　B. C4缺陷　　　C. C9缺陷
D. C1INH缺陷　　E. C1q缺陷

15. PNP和ADA缺陷可导致（　　）。
A. 重症联合免疫缺陷病　　B. 慢性肉芽肿病　　C. 白细胞黏附缺陷症
D. 遗传性血管神经性水肿　E. X连锁无丙种球蛋白血症

16. 最常见的重症联合免疫缺陷是（　　）。
A. 常染色体隐性遗传重症联合免疫缺陷
B. MHCⅠ缺陷造成的重症联合免疫缺陷
C. MHCⅡ缺陷造成的重症联合免疫缺陷
D. ZAP-70缺陷造成的重症联合免疫缺陷
E. X连锁隐性遗传重症联合免疫缺陷

17. 具有"多克隆IgM大量产生"特征的免疫缺陷病是（　　）。
A. X连锁无丙种球蛋白血症　　　　　B. IgA缺陷及IgG亚型缺陷
C. IgM增多伴随免疫缺陷　　　　　　D. 分类不明的免疫缺陷病
E. 婴儿期一过性低丙种球蛋白血症

18. 以下属于固有免疫缺陷疾病的是（　　）
   A. 先天性胸腺发育不良
   B. 遗传性血管神经性水肿
   C. 重症联合免疫缺陷
   D. 遗传性血管扩张性共济失调症
   E. X连锁无丙种球蛋白血症

二、问答题
1. 说明无丙种球蛋白血症的特征及发病机制。
2. 常染色体隐性遗传SCID的发病机制是什么？

参考答案

一、单项选择题

1.A 2.B 3.B 4.A 5.B 6.A 7.D 8.A
9.B 10.B 11.B 12.C 13.B 14.D 15.A
16.E 17.C 18.B

二、问答题

1. 答：无丙种球蛋白血症是X连锁的隐性遗传性疾病，男性患病。男性患者血中和淋巴组织中没有或仅有极少数B细胞，淋巴结很小，扁桃腺缺失。通常血液中检测不到IgA、IgM、IgD、IgE，而IgG含量极低。生后6～12个月可以依靠通过胎盘来自母亲的IgG防止感染，过了这一时期后血中IgG水平下降，出现反复的化脓性感染。静脉注射大剂量丙种球蛋白可维持患者的健康生活。

该病的发生主要是由于BTK基因缺陷所致。BTK基因的编码产物属于Btk/Tec家族酪氨酸激酶，定位于胞质，无丙种球蛋白血症患者骨髓中存在Pre-B。BTK基因的缺陷可阻碍B细胞的进一步发育。

2. 答：SCID是重症联合免疫缺陷，是T细胞和B细胞均缺乏或功能缺陷所导致的一类疾病。

腺苷脱氨酶（ADA）缺陷症是常染色体隐性遗传，占SCID病例的20%。ADA是一种嘌呤降解酶，使腺苷脱去氨基产生肌苷。ADA缺乏可导致体内脱氧腺苷水平升高，脱氧腺苷逐渐磷酸化形成三磷酸脱氧腺苷。细胞内大量脱氧腺苷及其代谢产物的蓄积，对细胞具有毒性，干扰DNA合成中所必需的核糖核酸还原酶的作用。ADA存在于所有组织细胞内，但是ADA缺陷引起明显病理改变的仅涉及少数组织，主要是淋巴细胞，此外，还有骨生长停滞和神经功能损害等，这可能是不同组织对毒性代谢产物易感性不同所致。由于ADA缺乏，使T、B细胞发育不全和产生功能障碍，导致严重细胞、体液免疫缺陷。ADA基因定位于20q13。

（黄彬红）

第十五章 出生缺陷

 学习目标

1. **掌握** 出生缺陷的概念；出生缺陷的类型；常见出生缺陷疾病，如神经管缺损、先天性心脏病等。
2. **熟悉** 诱发出生缺陷的原因和出生缺陷检测时间节点。
3. **了解** 出生缺陷的发生率；出生缺陷的诊断方法。

 内容精讲

出生缺陷（birth defect）也称为**先天畸形**（congenital malformation），是患儿在出生时即在外形或体内所形成的（非分娩损伤所引起的）可识别的结构或功能缺陷。出生缺陷病因复杂，遗传因素非常重要，约 2400 种异形综合征由单基因突变导致。

第一节 出生缺陷的发病率

一、先天畸形和围生期死亡率

围生期死亡包括妊娠 28 周后的死产和出生后一周死亡的婴儿。在所有围生期死亡中，25%～30%死于严重的结构畸形，其中 80%明确与遗传因素有关。

二、新生儿发病率

新生儿的畸形包括：严重畸形和轻度畸形。**严重畸形**（major anomaly）是严重影响患者某些功能或社会接收度的畸形。**轻度畸形**（minor anomaly）指没有医学上或外观上意义的畸形。调查显示，新生儿中有约 5%在出生时有严重畸形，有 10%存在轻度畸形。

三、儿童死亡率

先天畸形是儿童期死亡的重要原因，在婴儿期 25%的死亡原因是严重的结构畸形。

第二节 出生缺陷的临床特征

一、出生缺陷的分类

（一）简单畸形（simple abnormalities）

1. 畸形（malformation） 某一器官或器官的某一部分原发性缺失，其基本原因是发育过程中的遗传缺陷，导致发育过程的阻滞或方向错误。

2. 畸化（disruption） 环境因子干扰了正常的发育过程导致器官或组织的异常，有时也称为继发性畸形，环境因子包括缺血、感染、外伤。

3. 变形（deformation） 一种因为不正常的机械力扭曲牵拉正常的结构所形成的缺陷。变形常发生于妊娠的后期，是非遗传性的，但遗传因素会成为变形发生的易感因子。

4. 发育异常（dysplasia） 细胞不正常地形成组织。这一异常可出现于机体所有特定的组织中；大多数发育异常是由单基因缺陷引起的。

(二) 多发性畸形

1. 序列征 (sequence) 由单个因素引发的级联反应而导致的单一器官缺陷。如 Potter 序列征。

2. 综合征 (syndrome) 理论上指已知致病病因，并具有一定的可识别的畸形模式。如染色体畸变引起的 Down 综合征、单基因缺陷引起的 van der Woude 综合征等。

3. 关联征 (association) 几种畸形在发生机制上并不能用上述的序列征、综合征发生的机制来解释，但又非随机地一起发生。关联征的名字通常是首字母缩略词，如 VATER 关联征。一般认为，关联征的发生与遗传因素没有关系，所以再发风险低。

二、出生缺陷的诊断

胎儿宫内早期诊断是预防的必要补充。**宫内诊断适应证**：曾生育过严重畸形儿的孕妇，多次发生自然流产、死胎、死产的孕妇，孕早期服用过致畸药物或有过致畸感染或接触过较多射线，长期处于污染环境及羊水过多或过少孕妇。

产前出生缺陷的诊断方法主要包括：①通过羊膜囊穿刺吸取羊水分析胎儿的代谢状况、胎儿的染色体组成、基因是否有缺陷等；②通过绒毛膜活检分析胚体细胞的染色体组成；③在 B 超的引导下将胎儿镜插入羊膜腔中直接观察胎儿的体表（四肢、五官、手指、脚趾和生殖器官等）是否发生畸形，并可以通过活检钳采集胎儿的皮肤组织和血液等样本做进一步检查；④B 超检查是一种简便易行且安全可靠的宫内诊断方法，可在荧光屏上清楚地看到胎儿的影像，不仅能诊断胎儿外部畸形，还可诊断某些明显的内脏畸形；⑤将水溶性造影剂注入羊膜腔，便可在 X 线荧屏上观察胎儿的大小和外部畸形，如果将某种脂溶性造影剂注入羊膜腔，使其吸附于胎儿体表，便可在 X 线下清楚地观察胎儿的外部畸形；⑥脐带穿刺是在 B 超引导下于孕中期、孕晚期（17 周～32 周）经母腹抽取胎儿静脉血用于染色体或血液学各种检查，亦可作为因羊水细胞培养失败，或在错过绒毛和羊水取样时机的补充。

第三节 常见的出生缺陷

一、神经管缺损

如果由于某种原因，在胚胎发育过程中神经沟未能关闭，于是神经组织就依然露在外面，这样的缺损可长达胚胎身体的全长，也可以只局限于一小区域，通常称为**开放性神经管缺损**。如果局限于脊髓的部分，这种异常通常就叫做**脊髓裂**（myeloschisis），而头端部分的未关闭则叫**无脑畸胎**。脊髓裂必然合并脊柱裂（spina difida）。

(一) 脊柱裂

脊柱裂包括许多缺损。其最简单的形式是脊椎的背部没有互相合并。**隐性脊柱裂**（spina bifida occulta）的异常往往位于腰骶部，外面有皮肤覆盖着，并且除了在患部的表面有一小簇毛外，是不引人注意的。在这种情况下，脊髓和脊神经通常是正常的，没有神经症状。如果缺损涉及一两个脊椎，则脊膜就从这个孔突出，在表面就能看到一个用皮肤包着的囊，称为**脑脊膜突出**（meningocele），有时这个囊很大，不但包含着脊膜，而且还包含着脊髓及其神经。于是这种异常就叫做**脊髓脊膜突**（myelomeningoeele，MMC）；另一种脊柱裂是由神经沟没有关闭而形成的，于是神经组织就很广泛地露在表面，称为**脊髓突出或脊髓裂**（myelocele）。脊髓脊膜突出通常合并着延髓和一部分小脑向尾端移位到椎管。上位的颈神经根往往从其椎间孔的水平向着尾端固定在骶部的脊髓下降。由于枕骨大孔被延髓或小脑所阻塞，所以脊髓脊膜突出往往合并脑积水。这些异常的合并发生就叫做**阿-希氏畸形**（Arnold-Chaiari malformation）。

(二) 无脑儿

无脑儿（ancncephalus）是神经管的头部没有合拢，并且在出生时脑是一块露在外面的变性组织。这种缺损几乎总是通连到一个颈部开放的脊髓。没有颅盖，因而使头部具有特别的外观：眼向前突出，没有颈部，脸面和胸部的表面处在一个平面上。

(三) 神经管缺损的产前诊断

对曾有过神经管缺损生育史的孕妇、夫妇双方或一方有阳性家族史、常规产前检查有阳性发现者都应该考虑实施产前诊断。

检查内容包括： ①在孕 16 周～18 周，抽取孕妇静脉血检测其血清甲胎蛋白（AFP），当受试者血清 AFP 值高于标准值时，则可视为阳性；②孕 14 周～18 周即可作超声波检查，一般可明确诊断；③当孕母血清 AFP 测定结果两次阳性，而 B 超检查不能明确诊断时应作穿刺检查，穿刺时间最佳为孕 16 周～20 周，将穿刺所取羊水进行 AFP 和乙酰胆碱酯酶检测；④于孕 20 周后进行 X 线检查，可作为神经管缺损的补充诊断；⑤其他实验室检查可辅助神经管缺损的诊断。

二、先天性心脏病

先天性心脏病（congenital heart disease，CHD）简称先心病，是胎儿时期心脏血管发育异常而致的畸形疾病，是少年儿童最常见的心脏病。

从遗传学的角度，**先心病的病因包括**：①多基因遗传所致的先心病，此类患者以心血管畸形为唯一的临床异常；②染色体畸变所致先心病；③单基因遗传的先心病。

(一) 房间隔缺损

房间隔缺损（atrial septal defect，ASD）简称房缺，是原始心房间隔在发生上吸收和融合时出现异常，左右心房之间仍残留未闭的房间孔。手术修补是该病主要的治疗方法。

(二) 室间隔缺损

室间隔缺损（ventricular septal defect，VSD）简称为室缺，室间隔在胚胎期发育不全，形成异常血流交通，在心室水平产生左向右的血流分流，它通常是单独存在，但也可是某种复杂心脏畸形的组成部分。手术修补是该病主要的治疗方法。

(三) 法洛四联症

法洛四联症（tetralogy of Fallot）是一种大血管圆锥动脉干转位的发育畸形，主要缺陷包括肺动脉狭窄、室间隔缺损、升主动脉骑跨及右心室肥厚。

第四节 出生缺陷的发病机制

一、出生缺陷的发生因素

(一) 遗传因素与出生缺陷

遗传因素引起的出生缺陷包括染色体畸变及基因突变。

1. 染色体畸变 染色体畸变的个体常引起严重的结构和发育上的畸形，导致妊娠早期的流产。遗传不平衡是导致这类畸形发生的原因。

2. 单基因缺陷 所有先天畸形中 7%～8% 是由单基因突变引起。确定单基因缺陷与先天缺陷的关系，不仅有助于了解畸形的发生机制，对于正确的遗传咨询也非常重要。

3. 多基因遗传 基于流行病学研究可以得到经验风险。

(二) 环境因素与出生缺陷

1. 生物性致畸因子 包括各种传染性病原体，特别是病毒。已确认对人类胚胎有致畸作用的生物因子有**风疹病毒、巨细胞病毒、单纯疱疹病毒、弓形体、梅毒螺旋体**等。生物因子致畸机制是穿过胎盘屏障直接作用于母体和胎盘,引起母体发热、缺氧、脱水、酸中毒等,或干扰胎盘的转运功能,破坏胎盘屏障,间接地影响胚胎发育。另外,母亲感染单纯疱疹病毒、亚洲流感病毒、流行性腮腺炎、脊髓灰质炎、麻疹、柯萨基等病毒和梅毒螺旋体也可能引起胎儿出生缺陷。

2. 物理性致畸因子 已确认的对人类有致畸作用的物理因子有射线、机械性压迫和损伤等。

3. 致畸性药物 多数抗肿瘤药物,某些抗生素、抗惊厥药物、抗凝血药,碘化钾和 ^{131}I,某些激素等。

4. "三废"、农药、食品添加剂和防腐剂 已经确认对人类有致畸作用的化学物质有:某些多环芳香碳氢化合物,某些亚硝基化合物,某些烷基和苯类化合物,某些农药如敌枯双,某些重金属如铅、砷、镉、汞等。

5. 其他 如酗酒、吸烟、吸毒、缺氧、严重营养不良。

(三) 环境因素与遗传因素在畸形中的相互作用

在畸形的发生中,环境因素与遗传因素的相互作用是非常明显的,这不仅表现在环境致畸因子通过引起染色体畸变和基因突变而导致出生缺陷,而且更表现在胚胎的遗传特性,即基因型决定和影响胚胎对致畸因子的易感程度。

二、致畸因子诱发发育异常的机制

(一) 影响致畸发生的因素

致畸因子的作用还取决于下列一些因素:①孕妇对致畸因子的易感性,在个体之间存在着差异;②胎儿发育的不同阶段,对致畸因子的感受性不同,大多数致畸因子有其特定的作用阶段;③致畸因子的作用机制有所不同;④致畸因子的损伤与剂量有关;⑤致畸因子的作用后果,包括胎儿死亡、生长发育延迟、畸形或功能缺陷。

(二) 致畸因子作用的机制

1. 诱发基因突变和染色体畸变 有些外来化合物作用于生殖细胞或体细胞,都可诱发基因突变和染色体畸变,以致 DNA 的结构和功能受损,造成胚胎正常发育障碍,出现畸形,并具有遗传性。

2. 致畸物的细胞毒性作用 由于致畸物对细胞基因复制、转录和翻译或细胞分裂等过程的干扰,影响细胞的增殖,即表现出细胞毒性作用,引起某些组织细胞死亡。因此,在出生时形成畸形。

3. 细胞分化过程的某一特定阶段、步骤或环节受到干扰 例如,除草醚的立体结构与甲状腺激素相似,可引起心脏、膈、肾畸形和肺发育不全,其作用机制主要是干扰甲状腺激素功能。

同步练习

一、单项选择题

1. 以下属于心血管先天畸形的是(　　)。
   A. 法洛四联症　　　　B. 无脑畸形　　　　C. 唇腭裂
   D. 多囊肾　　　　　　E. 隐性脊柱裂

2. (　　)是指环境因子干扰了正常的发育过程导致器官或组织的异常。
   A. 畸形　　　　　　　B. 畸化　　　　　　C. 变形
   D. 发育异常　　　　　E. 其他

3. 造成 Turner 综合征出生缺陷的原因是(　　)。
   A. 环境因素　　　　　B. 单基因缺陷　　　C. 多基因遗传
   D. 染色体畸变　　　　E. 感染

4. 孕妇叶酸缺乏最易导致（　　）。
   A. 先天性心脏病　　　　B. 唇腭裂　　　　　　C. 神经管畸形
   D. 牙釉缺损　　　　　　E. 畸形足

5. 以下属于关联征典型代表的是（　　）。
   A. Potter 序列征　　　　B. 房间隔缺损　　　　C. 骨骼发育异常
   D. VATER 关联征　　　　E. van der Woude 综合征 I

6. 可用于出生缺陷的诊断包括（　　）。
   A. 羊膜囊穿刺　　　　　B. 绒毛膜活检　　　　C. 胎儿镜检查
   D. 脐带穿刺术　　　　　E. 以上方法皆可

7. 弓形虫感染主要引起（　　）的疾患。
   A. 心脏　　　　　　　　B. 神经管　　　　　　C. 眼
   D. 四肢　　　　　　　　E. 肾脏

8. 巨细胞病毒感染主要损害（　　）系统。
   A. 心血管　　　　　　　B. 中枢神经　　　　　C. 骨骼
   D. 消化　　　　　　　　E. 泌尿

二、多项选择题

1. 以下先天畸形属于简单畸形的是（　　）。
   A. 发育异常　　　　　　B. 变形　　　　　　　C. 综合征
   D. 畸形　　　　　　　　E. 序列征

2. 出生缺陷的宫内诊断适用于（　　）。
   A. 曾生育过严重畸形儿的孕妇　　　　B. 曾生育过白化病患者的孕妇
   C. 多次发生自然流产的孕妇　　　　　D. 孕早期服用过致畸药物的孕妇
   E. 羊水过多的孕妇

3. 以下哪些疾病属于神经管缺陷（　　）。
   A. 脊柱裂　　　　　　　B. 苯丙酮尿症　　　　C. 无脑儿
   D. 多指/趾畸形　　　　 E. 先天性心脏病

4. 对无脑畸胎描述正确的是（　　）。
   A. 缺损几乎总是通连到一个颈部开放的脊髓
   B. 没有颅盖
   C. 没有颈部
   D. 缺少吞咽机制
   E. 母体妊娠最后两个月的特点是羊水过多

5. 环境致畸因子主要包括（　　）。
   A. 生物致畸因子　　　　B. 物理性致畸因子　　C. 致畸性药物
   D. 致畸性化学物质　　　E. 酗酒、大量吸烟、吸毒等其他致畸因子

6. 目前已经确定对人类有明显致畸作用的药物有（　　）。
   A. 甲氨蝶呤　　　　　　B. 敌枯双　　　　　　C. 碘化钾
   D. 过量酒精　　　　　　E. 胰岛素

7. 下列有明显致畸作用的病原体是（　　）。
   A. 风疹病毒　　　　　　B. 巨细胞病毒　　　　C. 流感病毒
   D. 弓形体　　　　　　　E. 梅毒螺旋体

8. 下列描述正确的是（　　）。
   A. 只要有致畸因子存在，就会致畸

B. 胎儿发育的不同阶段对致畸因子的感受性不同

C. 孕妇对致畸因子的感受性存在个体差异

D. 致畸因子的损伤与剂量无关

E. 致畸因子的作用后果取决于致畸因子、母体及胎儿胎盘的相互作用如何

9. 致畸剂诱发发育异常的机制包括（　　）。

A. 诱发基因突变和染色体改变

B. 致畸物的细胞毒性作用

C. 细胞分化过程的某一特定阶段、步骤或环节受到干扰

D. 母体及胎盘稳态的干扰

E. 非特异性发育毒性作用

三、问答题

1. 产前出生缺陷的诊断方法主要包括哪些？
2. 出生缺陷的发生因素有哪些？

参考答案

一、单项选择题

1. A 2. B 3. D 4. C 5. D 6. E 7. C 8. B

二、多项选择题

1. ABD 2. ACDE 3. AC 4. ABCDE 5. ABCDE
6. ACE 7. ABCDE 8. BCE 9. ABC

三、问答题

1. 答：产前出生缺陷的诊断方法主要包括：①通过羊膜囊穿刺吸取羊水分析胎儿的代谢状况、胎儿的染色体组成、基因是否有缺陷等；②通过绒毛膜活检分析胚体细胞的染色体组成；③在B超的引导下将胎儿镜插入羊膜腔中直接观察胎儿的体表是否发生畸形，并可以通过活检钳采集胎儿的皮肤组织和血液等样本做进一步检查；④B超检查可在荧光屏上清楚地看到胎儿的影像，不仅能诊断胎儿外部畸形，还可诊断某些明显的内脏畸形；⑤将水溶性造影剂注入羊膜腔，便可在X线荧屏上观察胎儿的大小和外部畸形，如果将某种脂溶性造影剂注入羊膜腔，使其吸附于胎儿体表，便可在X线下清楚地观察胎儿的外部畸形；⑥脐带穿刺抽取胎儿静脉血用于染色体或血液学各种检查。

2. 答：①遗传因素，包括亲代畸形的血缘传递及配子或胚体细胞的染色体畸变和基因突变。②环境因素有三个方面，即母体周围的外环境、母体的内环境和胚体周围的微环境。环境致畸因子主要有五类：生物致畸因子、物理性致畸因子、致畸性药物、致畸性化学物质（"三废"、农药、食品添加剂和防腐剂）、其他致畸因子（酗酒、大量吸烟、吸毒、缺氧、严重营养不良等）。③遗传和环境因素交互作用。

（黄彬红）

第十六章 肿瘤与遗传

> **学习目标**
>
> **1. 掌握** 肿瘤的遗传现象；癌基因的概念、功能分类和激活机制；抑癌基因的概念、功能分类和失活机制；肿瘤发生的三大遗传理论。
>
> **2. 熟悉** 遗传性肿瘤综合征和遗传性肿瘤的特征；染色体不稳定性与肿瘤发生的关系；抑癌基因的发现与研究途径；肿瘤的靶向治疗。
>
> **3. 了解** 肿瘤染色体不稳定性的类型；与肿瘤相关的细胞周期检查点；TP 53 和 RB 1 基因在肿瘤中的作用；细胞凋亡与肿瘤发生的关系；常见的肿瘤易感基因；肿瘤基因组学与靶向治疗。

> **内容精讲**

肿瘤（tumor）是细胞异常增殖所形成的细胞群，其发生发展是一个多因素、多基因参与的多阶段、多途径的复杂过程，受到环境因素和遗传基础的共同影响。

第一节 肿瘤发生的遗传因素

一、肿瘤的遗传现象

（一）家族聚集性

1. 癌家族

（1）概念　**癌家族**（cancer family）是指一个家系中多数成员患不同类型的肿瘤。

（2）特点　癌家族中患者的子女患癌的机会比一般人群高，且发病年龄较早，基本符合常染色体显性遗传方式。

2. 家族性癌

（1）概念　**家族性癌**（familial carcinoma）指一个家族内多个成员患同一类型的肿瘤，也表现为一定程度的肿瘤家族集聚现象，与家族成员对这些肿瘤的遗传易感性增高有关。

（2）特点　遗传方式不清，通常散发，但部分患者有明显的家族史，一级亲属发病率通常高于一般人群 3~4 倍。

（二）双生子发病一致性

1. 种类　包括双生子患同一肿瘤的发病率和发病部位的一致性。

2. 作用

（1）双生子肿瘤发生的一致性　提示肿瘤存在遗传因素影响。

（2）双生子肿瘤发生的不一致性　提示肿瘤存在环境因素影响。

（三）种族差异

某些肿瘤的发病率在不同种族中有显著差异，是由群体遗传背景的不同造成的，证明了遗传因素在肿瘤发生中起着重要作用。

二、遗传性肿瘤综合征

某些隐性遗传病患者的染色体容易断裂或对紫外线特别敏感，发生肿瘤的风险高，表明这些疾病与染色体不稳定性之间存在某种联系，将此类疾病统称为遗传性肿瘤综合征或染色体不稳定综合征。

这类综合征的共同特点是患者的体细胞染色体出现自发或诱发的畸变率明显高于正常人群。代表性的疾病包括 Fanconi 贫血、Bloom 综合征、毛细血管扩张性共济失调和着色性干皮病等。

三、遗传性肿瘤

一般以常染色体显性遗传方式传递，常为双侧性和单侧多发性，发病早于散发型，但发生率较散发性低。代表性的疾病如下。

（一）家族性结肠息肉

患者青少年时期表现为结直肠多发性息肉，继发性恶变为结肠癌，致病基因为 *FPC*。

（二）Ⅰ型神经纤维瘤

患者的躯干外周神经有多发的神经纤维瘤，致病基因为 *NF 1*。

（三）神经母细胞瘤

常见于儿童的恶性胚胎瘤，20% 为遗传型，呈常染色体显性遗传，发病早，致病基因为 *NBL 1*。

（四）Wilms 瘤

肾母细胞瘤，一种婴幼儿肾脏的恶性胚胎瘤。38% 为遗传型，呈常染色体显性遗传，发病早，双侧发病。该病存在遗传异质性，致病基因可为 *WT 1* 或 *H 19*。

第二节 基因组不稳定性与肿瘤发生

基因组不稳定性（genomic instability）是指因 DNA 复制异常所致的 DNA 序列改变和因染色体分离等异常所致的染色体畸变，前者称 DNA 序列不稳定性，后者称染色体不稳定性。

一、DNA 序列不稳定性与肿瘤发生

由 DNA 修复系统缺陷所致 DNA 序列异常，表现为碱基置换（点突变）、插入或缺失。

（一）肿瘤细胞 NER 相关不稳定性

核苷酸切除修复系统缺陷可引起肿瘤细胞发生点突变，称为 NER 相关不稳定性（NER-related instability，NI），属于点突变不稳定性（point mutation instability，PIN）。

（二）肿瘤细胞微卫星不稳定性

错配修复（mismatch repair，MMR）系统缺陷可致碱基插入或丢失，在肿瘤细胞中常表现为可变数目串联重复序列（VNTR）的插入或丢失，其中微卫星序列的插入或丢失称为微卫星不稳定性（micro-satellite instability，MSI）。当一个或几个 *MMR* 基因失活时，可致 MSI 发生，后者可引起相关区域抑癌基因的失活。

二、染色体不稳定性与肿瘤发生

染色体不稳定性（chromosome instability，CIN）是实体瘤中最常见的基因组不稳定性，包括染色体数目异常、结构畸变和端粒异常。

（一）肿瘤细胞染色体数目异常

大多数实体瘤表现为非整倍体，多为三倍体左右。染色体不分离是导致肿瘤细胞染色体数目异常的主要原因。

（二）肿瘤细胞染色体结构异常

各类染色体结构异常是肿瘤细胞染色体的基本结构特点，以易位和缺失最为常见。染色体结构异常是由于染色体在各种理化因素的作用下发生了断裂并易位重接，从而形成特殊结构的**标记染色体**（marker chromosome）所致。标记染色体可分为非特异和特异两种类型。非特异性染色体对肿瘤不具代表性。**特异性染色体**常见于某种肿瘤的大多数或全部细胞，如费城染色体。

费城染色体（Philadelphia chromosome，Ph染色体）是在慢性髓细胞白血病（chronic myelocytic leukemia，CML）患者细胞中发现一个小于G组的近端着丝粒染色体，由22号染色体长臂和9号染色体长臂末端相互易位所致。超过90%的CML患者具有Ph染色体，可作为该病的诊断依据，而且，Ph染色体先于临床症状出现，故可用于CML的早期诊断。

除染色体不分离外，DNA损伤修复异常、微生物感染、细胞周期调控相关基因功能以及端粒功能异常均可导致CIN的发生。

（三）肿瘤的端粒异常

端粒是真核细胞染色体末端的一种特殊结构。在肿瘤发生早期端粒缩短，引起端粒末端融合和重组事件发生，致染色体结构和数目异常。多种肿瘤细胞中端粒酶呈阳性，85%~90%的成熟转移癌具有不断更新的端粒酶活性，而在正常组织中却无端粒酶活性，是肿瘤细胞永生化必备的条件。这表明端粒酶可能是一个广泛的肿瘤标志物，可用于肿瘤的诊断。

第三节 肿瘤遗传基础与细胞增殖和凋亡

肿瘤细胞的基本特征是在正常细胞停止增殖的情况下仍然坚持地进行细胞分裂，这是调节细胞增殖的基因异常导致的结果。这些基因主要包括癌基因和抑癌基因。

一、癌基因

（一）癌基因的概念与功能分类

1. 癌基因的概念

（1）**原癌基因**（proto-oncogene） 正常细胞生长发育所必需的，并具有使细胞癌变潜能的基因。

（2）**癌基因**（oncogene） 泛指能够使细胞发生癌变的一类基因，具体而言，是指引起细胞无限增殖和恶性转化的被激活的原癌基因。

2. 癌基因编码产物的功能分类

（1）生长因子 分泌性生长因子，可刺激细胞生长。

（2）生长因子受体 与生长因子结合后被激活，启动细胞的系列信号转导。

（3）信号转导分子 多为蛋白和脂类激酶，影响细胞的生长、分化和凋亡等功能。

（4）DNA结合蛋白和转录因子 属于反式作用因子，调节相关基因的转录和复制，促进细胞增殖。

（5）细胞周期促进因子 如细胞周期蛋白和细胞周期蛋白依赖性激酶。

（6）凋亡抑制因子 介导凋亡通路抑制细胞凋亡。

（二）原癌基因激活机制

1. 遗传学水平激活机制

（1）**基因扩增**（gene amplification） 指原癌基因DNA序列拷贝数的增加，使得其过度表达激活成为癌基因。在细胞遗传学水平，基因扩增表现为双微体（double minutes，DMs）和均质染色区（homogeneously staining region，HSR）。

（2）启动子插入细胞癌基因附近 通过插入强大的启动子，癌基因也可被激活。

（3）点突变 在编码区和非编码区的点突变均可引起原癌基因的激活。

(4) 染色体易位与重排　发生在原癌基因座位或其附近，可形成融合基因或类似启动子插入形式，进而激活相应原癌基因。

2. 表观遗传水平激活机制　包括 DNA 去甲基化、非编码 RNA 调控异常、组蛋白乙酰化等。

二、抑癌基因

抑癌基因（tumor suppressor gene，TSG）是指在正常细胞中存在的对细胞增殖、分裂和分化等起负调控作用的一类基因。

（一）抑癌基因的发现和研究途径

(1) 细胞融合实验　H. Harris 的微细胞融合实验的结果提示正常染色体中含有存在抑制肿瘤细胞生长的基因即抑癌基因。

(2) 家族性视网膜母细胞瘤的研究　通过对家族性视网膜母细胞瘤患者的研究，发现肿瘤染色体缺失最小重叠区（smallest overlapping region，SOR）并初步定位抑癌基因 *RB 1*。

(3) 杂合性丢失研究　与同一个体的癌旁正常组织相比，肿瘤细胞的杂合性等位基因（或遗传多态标记）中的一个丢失，称为杂合性丢失，可以发现并精确定位抑癌基因。

（二）抑癌基因编码产物的功能分类

① 转录抑制因子。
② 错配修复蛋白。
③ 抑制性信号转导分子。
④ 细胞周期抑制因子。
⑤ 凋亡诱导因子。

（三）抑癌基因失活机制

1. 遗传学水平失活机制

① 点突变　发生在抑癌基因的编码或非编码区。
② 缺失突变　导致抑癌基因整个拷贝或部分序列的丢失，使其无法表达。
③ 碱基插入　使抑癌基因失活。

2. 表观遗传水平失活机制

① 抑癌基因启动子区高甲基化。
② 非编码 RNA 调控异常。
③ 组蛋白去乙酰化。

三、肿瘤发生与细胞周期调控

细胞周期检查点在肿瘤发生中发挥重要作用，很多抑癌基因在检查点的调控中起着核心作用，也是肿瘤细胞中最常见的异常基因。

（一）细胞周期检查点

(1) G1-S 检查点　主要控制细胞进入 S 期。
(2) G2-M 检查点　主要控制细胞进入 M 期。
(3) 纺锤体检查点　主要负责所有染色体正确地附着在纺锤丝上。

（二）*RB 1* 基因与细胞周期检查点

去磷酸化后激活的 RB1 结合细胞转录因子 E2F 并使其失活，而 E2F 具有促进细胞周期进展的作用。细胞要进入 S 期之前，RB1 需被磷酸化，解除其对 E2F 的抑制。

（三）*TP 53* 基因与细胞周期检查点

TP 53 的产物为 p53。当细胞 DNA 损伤后，p53 蛋白积聚，使 *P 21* 基因表达上调，阻滞细胞于 G1 期，在细胞进入 S 期前修复损伤的 DNA。*TP 53* 基因异常几乎见于人类的所有肿瘤。

第四节 肿瘤发生的遗传理论

一、单克隆起源理论

内涵：肿瘤最初产生于一个共同的突变细胞所形成的细胞克隆，通常情况下，在选择过程中有些细胞逐渐被淘汰，有些细胞则形成增殖优势，最终肿瘤由不同的突变细胞所形成的多细胞克隆构成，称为克隆演化（clone evolution）。

干系、旁系与众数：在一个肿瘤的多细胞克隆群体中，因克隆演化形成多克隆群，其中占主导地位的克隆，称为**干系**（stem line）。干系的染色体数目称为**众数**（modal number）。而占非主导地位的克隆称为**旁系**（side line）。

二、Knudson 二次打击理论

内涵：在遗传性肿瘤中，第一次打击发生在生殖细胞，第二次打击发生在体细胞；而在散发性肿瘤中，二次打击均发生在体细胞。

遗传性肿瘤与散发性肿瘤特点：
遗传性肿瘤特点：发病早、双侧发病、单侧多发等。
散发性肿瘤特点：发病晚、单侧发病、单侧单发等。
举例：视网膜母细胞瘤。

三、肿瘤发生的多阶段遗传物质损伤理论

内涵：大多数肿瘤经历了多阶段和多次遗传学打击事件。

举例：结肠癌的发生发展从正常上皮细胞开始，经历了异性增生（5号染色体长臂的杂合性丢失和 *APC* 基因突变）、早期腺瘤（DNA 甲基化）、中期腺瘤（*KRAS* 基因突变）、晚期腺瘤（15号染色体长臂的杂合性丢失和 *DCC* 基因突变）和癌（17号染色体短臂的杂合性丢失和 *P 53* 基因突变）等多个阶段的打击事件。

第五节 肿瘤的分子诊断与靶向治疗

一、肿瘤的遗传易感性与肿瘤分子诊断

肿瘤遗传易感性指的是具有某些遗传缺陷或某种基因多态性变异型的个体容易发生肿瘤的特性。对家族性肿瘤的研究，人们发现一系列肿瘤遗传易感基因，为预测癌症风险提供可能。除基因序列突变外，肿瘤易感基因异常还包括表观遗传学改变，因此在对肿瘤进行分子诊断时，需同时考虑遗传学和表观遗传学变异的筛查。

二、肿瘤的靶向治疗

（一）肿瘤基因组学与靶向治疗

肿瘤基因组学：在整个基因组水平研究肿瘤发生发展分子基础的快速发展的新兴学科，其最终目标是揭示各种肿瘤发生发展的分子机制，并为肿瘤个体化医学的建立和完善奠定基础。

每个肿瘤患者体细胞突变多达几十甚至上百种，其中多数突变是肿瘤发生发展过程中的伴发突变，称为"**乘客**"突变，仅有少数突变具有驱动和促进肿瘤发生发展的作用，称为"**驱动**"突变。已明确某种肿瘤发生发展分子机制及"驱动"基因突变，后者可作为肿瘤个性化治疗的分子靶标。

（二）肿瘤靶向治疗

1. 肿瘤蛋白水平的靶向治疗

（1）FDA 批准的首个肿瘤靶向药物——诺华格列卫（Gleevec） 激酶抑制剂，靶基因为

BCR/ABL，用于具有 BCR/ABL 融合基因的 CML 患者的靶向治疗。

（2）西妥昔单抗　靶基因为 $EGFR$，治疗晚期非小细胞肺癌。

2. 肿瘤核酸水平的靶向治疗

（1）DNA 的靶向治疗

① 人工杀伤肿瘤细胞：将编码某些毒素的基因或能增强药物敏感性的基因导入肿瘤细胞。

② 刺激肿瘤细胞的自身杀伤功能：将编码外源抗原或细胞激酶的基因导入肿瘤细胞以增强免疫系统抗肿瘤的能力。

③ 诱导正常组织产生抗肿瘤物质如干扰素等。

④ 用重组疫苗预防和治疗肿瘤。

（2）RNA 的靶向治疗　主要靶向 microRNA。例如，靶向 microRNA-21 治疗胶质母细胞瘤、靶向 let-7 治疗非小细胞肺癌。

同步练习

一、单项选择题

1. 以下描述符合癌家族的是（　　）。
   A. 一个家系中多数成员患不同类型的肿瘤
   B. 一个家族内多个成员患同一类型的肿瘤
   C. 一般发病年龄较晚
   D. 基本符合常染色体隐性遗传方式
   E. 遗传方式不清，常散发

2. 日本妇女患松果体瘤的概率是其他民族的 10 余倍，表明了肿瘤的（　　）。
   A. 家族聚集性　　　　　B. 双生子发病一致性　　C. 种族差异
   D. 发病的先天性　　　　E. 以上都不对

3. 不属于遗传性肿瘤综合征的是（　　）。
   A. Fanconi 贫血　　　　B. 脆性 X 染色体综合征　　C. Bloom 综合征
   D. 毛细血管扩张性共济失调　E. 着色性干皮病

4. 致病基因为 $NF1$ 基因的遗传性肿瘤是（　　）。
   A. 家族性结肠息肉　　　B. Ⅰ 型神经纤维瘤　　　　C. 神经母细胞瘤
   D. Wilms 瘤　　　　　　E. 恶性黑色素瘤

5. 能够体现肿瘤细胞遗传学基础的是（　　）。
   A. NER 相关不稳定性　　B. 点突变不稳定性　　　　C. 微卫星不稳定性
   D. DNA 序列不稳定性　　E. 染色体不稳定性

6. 导致肿瘤细胞染色体数目异常的主要原因是（　　）。
   A. 减数分裂中的染色体不分离　　　　B. 减数分裂中的染色体丢失
   C. 有丝分裂中的染色体不分离　　　　D. 有丝分裂中的染色体丢失
   E. 以上都不是

7. 费城染色体是（　　）的特异性标记染色体。
   A. 急性淋巴细胞白血病　B. 急性髓细胞白血病　　　C. 慢性淋巴细胞白血病
   D. 慢性髓细胞白血病　　E. Burkitt 淋巴瘤

8. 端粒的特点不包括（　　）。
   A. 位于真核细胞染色体末端　　　　　B. 由 DNA 和蛋白质组成
   C. DNA 序列是高度保守的重复序列　　D. 不同物种的端粒 DNA 序列是一样的

E. 端粒长度由端粒酶维持

9. 首个在细胞中鉴定的癌基因是（   ）。
   A. *BCL-2*　　　　　　　B. *RAS*　　　　　　　C. *EGF*
   D. *ERBB 1*　　　　　　E. *MYC*

10. BCL-2属于癌基因编码产物功能分类中的（   ）。
    A. 生长因子　　　　　　B. 生长因子受体　　　　C. 信号转导分子
    D. DNA结合蛋白和转录因子　E. 凋亡抑制因子

11. 以下原癌基因的产物能够促进细胞周期进程的是（   ）。
    A. EGF　　　　　　　　B. EGFR　　　　　　　C. PI3Ks
    D. CDK4　　　　　　　E. BCL-2

12. 费城染色体导致慢性髓细胞白血病过程激活原癌基因的机制是（   ）。
    A. 基因扩增　　　　　　B. 启动子插入细胞癌基因附近
    C. 点突变　　　　　　　D. 染色体易位与重排
    E. DNA去甲基化

13. 人类定位、克隆和鉴定的首个抑癌基因是（   ）。
    A. *TP 53*　　　　　　　B. *p 21*　　　　　　　C. *Rb*
    D. *PTEN*　　　　　　　E. *E 2F*

14. CDKI属于抑癌基因编码产物功能分类中的（   ）。
    A. 转录抑制因子　　　　B. DNA损伤修复蛋白　　C. 信号通路抑制因子
    D. 细胞周期抑制因子　　E. 凋亡诱导因子

15. 遗传性乳腺癌综合征的主要易感基因是（   ）。
    A. *BRCA 1*　　　　　　B. *BRCA 2*　　　　　　C. *RB*
    D. *BRCA 1*和*BRCA 2*　E. *BRCA 1*和*RB*

二、多项选择题

1. 初步判断某种疾病是否具有遗传因素的初始证据包括（   ）。
   A. 家族聚集性　　　　　　　　　　　　B. 发病的先天性
   C. 单卵双生子发病率一致性　　　　　　D. 二卵双生子发病部位一致性
   E. 种族差异

2. 与DNA序列不稳定性相关的DNA修复系统包括（   ）。
   A. 核苷酸切除修复　　　B. 光修复　　　　　　　C. 错配修复
   D. 重组修复　　　　　　E. SOS修复

3. 染色体不稳定性包括（   ）。
   A. 可变串联重复序列的插入或丢失　　　B. 染色体数目异常
   C. 小片段DNA序列的插入和缺失　　　　D. 染色体结构畸变
   E. 端粒异常

4. 导致染色体不稳定性的原因可以是（   ）。
   A. DNA损伤修复异常　　B. 微生物感染　　　　　C. 细胞周期调控相关基因功能异常
   D. 端粒功能异常　　　　E. 染色体不分离

5. 癌基因编码产物的功能分类包括（   ）。
   A. 生长因子　　　　　　B. 错配修复蛋白类　　　C. 细胞周期抑制因子
   D. DNA结合蛋白和转录因子　E. 凋亡诱导因子

6. 基因扩增在细胞遗传学水平表现为（   ）。
   A. 三价体　　　　　　　B. 四射体　　　　　　　C. 双微体

D. 均质染色区　　　　　　E. 四分体
7. 能够激活原癌基因的机制包括（　　）。
   A. 点突变　　　　　　B. DNA甲基化　　　　　C. 非编码RNA调控异常
   D. 染色体易位与重排　　E. 组蛋白去乙酰化

三、名词解释
1. 基因组不稳定性
2. 家族性癌
3. 原癌基因

四、问答题
1. 请简述三种肿瘤发生的遗传理论。
2. 抑癌基因的失活机制有哪些？

参考答案

一、单项选择题
1. A　2. C　3. B　4. B　5. E　6. C　7. D　8. D
9. B　10. E　11. D　12. D　13. C　14. D　15. D

二、多项选择题
1. ABCE　2. AC　3. BDE　4. ABCDE　5. AD
6. CD　7. ACD

三、名词解释
1. 基因组不稳定性：指因DNA复制异常所致的DNA序列改变和因染色体分离等异常所致的染色体畸变，前者称为DNA序列不稳定性，后者称为染色体不稳定性。

2. 家族性癌：指一个家族内多个成员患同一类型的肿瘤，也表现为一定程度的肿瘤家族集聚现象，与家族成员对这些肿瘤的遗传易感性增高有关。

3. 原癌基因：正常细胞生长发育所必需的，并具有使细胞癌变潜能的基因。

四、问答题
1. 答：①单克隆起源理论指的是肿瘤最初产生于一个共同的突变细胞所形成的细胞克隆，通常情况下，在选择过程中有些细胞逐渐被淘汰，有些细胞则形成增殖优势，最终肿瘤由不同的突变细胞所形成的多细胞克隆构成，称为克隆演化。在一个肿瘤的多细胞克隆群体中，因克隆演化形成多克隆群，其中占主导地位的克隆，称为干系。干系的染色体数目称为众数。而占非主导地位的克隆称为旁系。

②Knudson二次打击理论指的是在遗传性肿瘤中，第一次打击发生在生殖细胞，第二次打击发生在体细胞；而在散发性肿瘤中，二次打击均发生在体细胞。因此，遗传性肿瘤会表现出发病早、双侧发病、单侧多发等特点，而散发性肿瘤则表现为发病晚、单侧发病、单侧单发等特点。

③肿瘤发生的多阶段遗传物质损伤理论指的是大多数肿瘤经历了多阶段和多次遗传学打击事件，比如结肠癌的发生发展从正常上皮细胞开始，经历了异性增生、早期腺瘤、中期腺瘤、晚期腺瘤和癌等多个阶段，且每个阶段发生了不同的遗传学损伤（打击）事件。

2. 答：（1）遗传学水平失活机制　①点突变：发生在抑癌基因的编码或非编码区；②缺失突变：导致抑癌基因整个拷贝或部分序列的丢失，使其无法表达；③碱基插入：使抑癌基因失活。

（2）表观遗传水平失活机制　①抑癌基因启动子区高甲基化；②非编码RNA调控异常抑制抑癌基因的表达水平；③组蛋白去乙酰化抑制相关抑癌基因的表达。

（甘滔）

第十七章 表观遗传病

学习目标
1. **掌握** 表观遗传及调控机制，表观遗传综合征。
2. **熟悉** 代谢性疾病、肿瘤与表观遗传的关系。
3. **了解** 表观遗传进展。

表观遗传学（epigenetics）是研究无关 DNA 序列结构改变的基因表达遗传变化，涉及 DNA 甲基化、组蛋白修饰和非编码 RNA 调节等过程。表观遗传的异常可引起细胞表型的改变，导致机体结构和功能的异常，甚至诱导疾病的发生。

第一节 表观遗传机制

一、DNA 甲基化

DNA 甲基化（DNA methylation）是指基因组 DNA 上的胞嘧啶第 5 位碳原子和甲基基团间的共价结合，胞嘧啶由此被修饰为 5-甲基胞嘧啶（5-methylcytosine，5-mC）。哺乳动物基因组 DNA 中 5-mC 占胞嘧啶总量的 2%～7%，主要存在于 CpG 二联核苷酸。在结构基因的 5′端调控区域，CpG 二联核苷酸常以成簇串联形式排列，这种富含 CpG 二联核苷酸的区域称为 **CpG 岛**（CpG islands）。

基因调控元件（如启动子）所含 CpG 岛中的 5-mC 会阻碍转录因子复合体与 DNA 的结合，所以 **DNA 甲基化一般与基因沉默相关联；而非甲基化一般与基因的活化相关联；去甲基化往往与一个沉默基因的重新激活相关联**。

（一）DNA 甲基化修饰过程

DNA 的甲基化修饰依赖 **DNA 甲基转移酶**（DNA methyltransferases，DNMTs）催化完成。DNMT 可将 S-腺苷甲硫氨酸（S-adenosyl methionine，SAM）上的甲基转移至胞嘧啶核苷酸的第 5 位碳原子（5-mC）上。在哺乳动物细胞中，DNMTs 包括 3 个成员：DNMT1、DNMT3a 和 DNMT3b。

DNMT1 主要在 DNA 复制中维持 DNA 甲基化型的存在。DNMT3a 和 DNMT3b 则是不依赖半甲基化 DNA 分子中的甲基化模板链而新合成 5-mC 的甲基化酶。

DNMTs 及 DNA 去甲基化酶（DNA demethylase）在 DNA 甲基化型的建立、维持和改变中相互协调，是表观遗传调节基因表达的重要基础之一。

（二）基因组印迹

基因组印迹（genomic imprinting）是 DNA 甲基化介导的表观遗传调节形式，是指两个亲本等位基因的差异性甲基化造成了一个亲本等位基因的沉默，另一个亲本等位基因保持单等位基因活性。

在基因组特定区域有成簇排列的富含 CpG 岛的基因表达调控元件，称为**印迹中心**（imprinting centers，ICs），也称**印迹控制区**（imprinting control regions，ICRs）或**印迹控制元件**（imprinting control elements，ICEs）。

在父源和母源染色体上，这些调控元件的 CpG 岛呈现甲基化型的明显差异，称为**差异甲基化**，即父源和母源染色体上的 ICs 的甲基化呈现出分化状态。差异甲基化的 ICs 是该区段邻接基因表达的调控元件。

不同亲本来源的印记基因的 DNA 甲基化型都是在**生殖细胞成熟过程中建立的**。基因组印记是生殖细胞的一种表观遗传修饰，该修饰由一整套分布于染色体不同部位的印记中心来协调，印记中心直接介导了印记标记的建立及其在发育全过程中的维持和传递，并导致以亲本来源特异性方式优先表达两个亲本等位基因中的一个，而使另一个沉默。印记的去除过程发生在原始生殖细胞的早期阶段。

二、组蛋白修饰

组蛋白修饰（histone modification）是指构成核小体的组蛋白氨基端可以被多种酶进行各种修饰，其中组蛋白乙酰化和甲基化是最重要的修饰方式。组蛋白的这类修饰可以改变 DNA-组蛋白的相互作用，使染色质的构型发生改变，从而影响邻近基因的活性，称为**染色质重塑**（chromatin remodeling）。组蛋白中被修饰氨基酸的种类、位置和修饰类型被称为**组蛋白密码**（histone code），可被转录复合物识别。

三、非编码 RNA

真核细胞中存在一类 RNA 分子，既不被翻译成蛋白质，也缺乏 tRNA 和 rRNA 的功能，但可在各个水平参与基因表达调节，被称之为**非编码 RNA**（non-coding RNAs，ncRNAs）。

其中，**大约由 20～30 核苷酸（nt）构成的小 ncRNAs 分为三类**（表 17-1）：microRNA（miRNA）、short interfering RNA（siRNA）、piwi-interacting RNA（piRNA）。

大于 200nt 的 ncRNAs 称为 lncRNAs，是显著缺乏蛋白表达的功能转录子，具有 5′端的甲基化鸟苷帽，并常被剪接和多聚腺苷化修饰，主要存在细胞核内，平均表达水平较蛋白编码基因低。

表 17-1　表观遗传学中起主要调控作用的非编码 RNA

种类长度(nt)	来源	主要功能
siRNA：21～25	长双链 RNA	维护基因组完整
miRNA：21～25	含发卡结构的 pri-miRNA	内源性基因调节子
piRNA：21～25	长单链前体或起始转录产物等多途径	生殖细胞内转座子的沉默
lncRNA：>200	多种途径	基因组印迹和 X 染色体失活

lncRNA 对基因调节的方式有：①**自我转录干扰调节**，即 lncRNAs 通过转录调节序列（如启动子）阻止自身的功能。②**lncRNAs 通过顺式（cis）作用激活或沉默近邻基因的表达**。lncRNAs 可以进行等位基因特异的基因调节来差异控制一个细胞内同一个基因的两个拷贝。这种 lncRNAs 可以与募集的组蛋白修饰复合物相互作用进行基因调控。③**lncRNAs 反式调控远距离基因染色质状态去激活或沉默基因**，这些 lncRNAs 可结合相同的效应子染色质重塑复合物的其中一部分蛋白，但是可以靶向全基因组范围的位点。

举例来说，在雌性哺乳动物体细胞内，两条 X 染色体中的其中一条在发育过程中发生随机失活，这是一种重要的基因剂量补偿机制。此过程主要涉及两条 lncRNAs，即 17kb 长的 Xist（X-inactive specific transcript）和 40kb 长的反义转录子 Tsix。在分化前，Xist RNA 在雄性和雌性细胞内均呈现低表达，一旦细胞分化，Xist RNA 将包裹将要失活的 X 染色体，并促发强烈的组蛋白甲基化。而 Tsix 主要在未失活 X 染色体上限制 Xist 的活性。

第二节　表观遗传病

表观遗传修饰异常引起的表观遗传病主要可分两大类：一类是在发育的重新编程过程中造成的特定基因表观遗传修饰的异常，称为**表观突变**；另一类与表观遗传修饰的分子结构和功能相关的**蛋白质编码基因有关**，如 DNA 甲基转移酶基因或差异甲基化 CpG 岛结合蛋白 *CTCF* 基因的突变或表观突变等。

表观遗传病包括多种复杂的遗传性综合征、中枢神经系统发育和代谢紊乱以及癌症等。

一、综合征与表观遗传

（一）脆性 X 染色体综合征

脆性 X 染色体综合征（fragile X syndrome，FXS）是一种严重的**遗传性智力障碍**综合征，亦称 Martin-Bell 综合征。绝大多数**男性患者**的临床特征包括智力低下、出生时体重大、脸部长而窄、大头、前额凸出、大耳朵、唇厚、下唇突出、巨睾。大部分脆性 X 染色体综合征的患者都具有说话能力，但是他们常常重复同样的话题，吐字不清晰、口吃等。人格和行为障碍，好动，注意力不集中和性情孤僻，焦虑，运动幅度过大和喜模仿。70% 的女性携带者智力表现正常，仅有 30% 女性杂合子表现出不同程度的智力低下。

本病的致病基因是脆性 X 染色体智力低下基因（*FMR-1*），*FMR-1* 位于 Xq27.3 区的脆性部位，含 17 个外显子和 16 个内含子，全长 38kb。

在基因的 5′ 非翻译区存在一段数目可变的 $(CGG)_n$ 重复序列，正常人群 *FMR-1* 基因的 $(CGG)_n$ 重复次数在 5～50 拷贝之间。当 50～200 拷贝时称为**前突变**，200 拷贝以上称为**全突变**。$(CGG)_n$ 拷贝数的扩展是随着世代而不断进行的，被称为**动态突变**。这种重复序列扩展可造成上游 CpG 岛异常的高度甲基化，使得 *FMR 1* 基因沉默。

（二）Prader-Willi 综合征和 Angelman 综合征

Prader-Willi 综合征（PWS）和 Angelman 综合征（AS）均属于**遗传印记异常**导致的遗传疾病。

PWS 的临床特征是新生儿及婴儿期肌张力减小，呼吸困难；儿童期食欲旺盛易导致肥胖，身材矮小，并伴有智力低下以及由于促性腺激素分泌不足导致的性腺功能减退。**AS 的临床特征**是严重的运动及智力障碍、语言功能障碍、共济失调和以巨大下颌及张口吐舌为特征的特殊面容。

大约 70% 的 PWS 及 AS 患者为染色体 15q11-13 区域缺失，发病率约为 1/15000。如果染色体 15q11-13 区域缺失是发生在来自父源的 15 号染色体上，表现为 PWS；如果缺失发生在来自母源的 15 号染色体上，则表现为 AS。PWS 的发病原因是母源 *SNRPN* 基因印记，而父源 *SNRPN* 基因缺失的结果。此外，单亲二体性（uniparental disomy，UPD）也会导致 PWS 和 AS，PWS 和 AS 患者的两条 15 号染色体均正常，但 PWS 患者的两条 15 号染色体均来源自母亲，而 AS 患者的两条 15 号染色体均来源于父亲。另外，约 20% 无染色体缺失的 AS 患者中，存在 *UBE 3A* 的突变或失表达。

（三）Beckwith-Wiedemann 综合征

Beckwith-Wiedemann 综合征（Beckwith-Wiedemann syndrome，BWS）是一种**过度生长**的综合征，并伴随着儿童期癌症易感性增加。BWS 以新生儿低血糖、巨舌、巨内脏、腹壁缺损（脐疝、腹裂）为主要特点，部分 BWS 患儿也会出现不对称的肢体/面部/躯干一侧的过度生长，即偏侧增生。BWS 患儿伴有实体恶性肿瘤的趋势增高，常见肾母细胞瘤和肝母细胞瘤；如果早期发现，这两种肿瘤均可以有效治疗，所以定期筛查是治疗该疾病的重要环节。**致病基因**：定位于染色体 11p15.5 区段的部分基因异常所致。有些 BWS 患者，母源 *IGF 2*（胰岛素样生长因子的编码基因）发生印迹丢失而出现表达，其结果是 *IGF 2* 的表达量比正常多一倍，从而诱发 BWS 患者的过度生长特征。

（四）Rett 综合征

Rett 综合征（Rett syndrome）是一种**严重影响儿童精神运动发育**的疾病。患者主要累及女性，患病男孩很罕见，在女孩中的发病率为 1/15000～1/10000，多数散发，部分病例（0.5%～1%）有家族史，且同卵双胎发病具有高度一致性，因此被认为是遗传性疾病。通常患者在出生后的 6～18 个月就出现发育迟滞，头部生长迟缓，随后其体格发育明显减慢，精神运动显著倒退，并逐渐丧失已获得的精神运动技能，出现经典的手部刻板运动，语言能力丧失，部分患儿会出现惊厥发作。发病后期出现骨骼畸形、脊柱侧弯、肌肉萎缩、运动能力严重衰退等症状。

Rett 综合征是一种 X 连锁基因突变所致的遗传病。Rett 综合征的主要致病基因 *MECP 2* 位于染色体 Xq28，包含 4 个外显子和 3 个内含子，编码一种甲基结合蛋白 MeCP2。MeCP2 能专一性地识别甲基化 CpG 岛并与之结合。当 *MECP 2* 基因发生突变可使其编码的蛋白功能异常，导致了异常的甲基化，最终可能对神经系统的生长和发育造成损害。

（五）X 连锁 α-地中海贫血/智力发育迟滞综合征

X 连锁 α-地中海贫血/智力发育迟滞综合征（X-linked alpha-thalassemia/mental retardation syndrome，ATR-X）是一种 X 连锁疾病，患者同时表现地中海贫血和智力低下的症状，称为 *ATR-X* 基因突变。*ATR-X* 基因突变会引起特征性的发育异常，表现为严重的智力低下、面部变形、α-地中海贫血、泌尿生殖道畸形，甚至出现性反转表型。在 ATR-X 患者中发现一些高度重复序列的甲基化型发生了改变，包括编码核糖体 RNA 的 rDNA 重复序列，Y 染色体特异的卫星 DNA 和亚端粒区重复序列等。这些重复序列区域甲基化的严重减少，加上染色质重塑解旋酶 SNF-2 结构域的存在，提示 ATR-X 编码的蛋白质功能可能起着将 DNA 甲基化和染色质重塑这两类表观遗传修饰连接在一起的作用。

（六）ICF 综合征

ICF 综合征 1（immunodeficiency，centromeric region instability and facial anomalies syndrome 1，ICF1）是一种罕见的常染色体隐性遗传疾病。主要病症是不同程度的免疫缺陷，并伴有发育迟缓、面部畸形和智力低下、消化系统感染。ICF1 患者的 1、9、16 号染色体的环着丝粒区域的不稳定性明显增加，这些区域典型性卫星 DNA 序列发生了去甲基化。ICF1 的病原位点定位在染色体 20q11.21 区域，该区域包含 DNA 甲基转移酶 3B（*DNMT 3B*），大多数患者的 *DNMT 3B* 发生了纯合突变和复合杂合突变。因此 *DNMT 3B* 突变造成的异常的甲基化模式最终导致了 ICF1 综合征的发生。

二、代谢疾病与表观遗传

（一）表观遗传调控代谢

许多类型的细胞借由基因重组编程对环境产生差异性的应答，营养等环境因素可以影响细胞的代谢。例如，组蛋白乙酰转移酶（HAT）的乙酰化依赖于局部乙酰辅酶 A 的亚细胞浓度。

（二）表观遗传调控与 2 型糖尿病

DNA 甲基化机制影响 β 细胞的发育及功能。胰腺 β 细胞分泌的胰岛素是人体内唯一能够降低血糖水平的激素，维系着机体血糖稳态。研究表明，在 2 型糖尿病患者中胰腺 β 细胞的质量和体积减小了 30%～60%。因此，普遍认为 β 细胞在 2 型糖尿病的起始中起到了关键作用。β 细胞的表观基因组的异常改变，可通过损坏对已经分化并行使功能细胞的维系，而导致 β 细胞的功能不足。除了一些主要基因在胰腺α细胞及β细胞的分化中起到重要作用外，一些表观机制也影响发育阶段及成人阶段前体细胞的分化状态。因此，当诱导产生β细胞的基因表达，并且诱导产生α细胞的基因表达关闭时，β细胞数量增加，从而可以防止糖尿病的发生。

在人和小鼠的**胰腺中检测到 lncRNAs 的表达**，表明 lncRNAs 也参与了胰腺的发育和功能的调节。一些糖尿病患者的胰岛中也检测到 lncRNAs 异常表达的现象。通过调控相关 lncRNAs 的水平，可能有助于对 2 型糖尿病及其他代谢疾病的治疗。

PDX1（pancreatic and duodenal homeobox factor 1）**是调节胰岛素基因表达的主要转录因子**。当机体血糖浓度较高时，PDX1 通过募集 HAT p300 到胰岛素基因的启动子区域，通过对组蛋白 H4 的乙酰化修饰，实现对高血糖依赖性胰岛素基因表达的调节作用。相反，当机体处于低血糖的条件下，PDX1 通过与 HDACs（例如，HDAC1 和 HDAC2）的相互作用，从而抑制胰岛素基因转录。研究表明，表观遗传学在维持血糖稳态时，对胰岛素基因转录的动态调控起着关键性作用。

β 细胞的活性也可受到表观遗传修饰的影响。2 型糖尿病患者的胰岛中，位于 GLP1R 转录起始位点的 12 个 CpGs 的甲基化水平增加，导致 GLP1R 的表达抑制。

2 型糖尿病的发作可能涉及表观遗传隔代传递。

三、肿瘤的表观遗传

DNA 甲基化的丢失是肿瘤组织中最早观察到的表观遗传改变之一。DNA 甲基化异常既可以影响基因组的稳定性，又可以通过 DNA 甲基转移酶表达和关键基因 CpG 岛甲基化异常而诱导肿瘤的发生发展。

（一）肿瘤与 DNA 甲基化

在机体内，重复元件构成了基因组的 50%，正常时处于高度甲基化状态。而在肿瘤发生时，这些基因组区域，包括着丝粒串联重复序列、*Alu* 序列以及 *LINE-1* 序列等均处于低甲基化水平（5-mC 缺失）。

尽管整个肿瘤基因组显示低甲基化水平，但是基因组的某些区域仍处于高甲基化状态，其机制涉及 DNMT 酶的过表达。DNMT 在肿瘤细胞中 CpG 岛的超甲基化修饰和后续下游作用中非常关键。

肿瘤中超甲基化和低甲基化似乎是两种相反的力量，但这种模式确实可在同一肿瘤组织中共存，仅是发生在基因组不同区域而已。

（二）肿瘤与组蛋白修饰

组蛋白修饰是一个动态过程，牵涉到酶催化的共价修饰添加、修饰的去除以及对已有修饰标记的识别。这一类酶的每一个失调都可能与各种肿瘤的发生相关。

组蛋白的甲基化修饰调节着基因的转录，并且在组蛋白尾巴特殊位点的甲基化修饰关系到转录的激活或抑制。

（三）肿瘤与染色质重塑

核小体定位是核小体在 DNA 上特异性定位的现象。核小体核心 DNA 并不是随机的，其具备一定的定向特性。核小体内在定位机制是每个核小体被定位于特定的 DNA 片段；外在定位机制是指内在定位结束后，核小体以确定的长度特异性重复出现。核小体定位是 DNA 正确包装的条件，同时影响染色质功能。

（四）肿瘤与非编码 RNA

人类肿瘤中，miRNA 表达谱不同于正常组织，即使在不同类型的肿瘤之间也表现为特异的表达谱。

miRNA 既可以行使原癌基因的作用，又可具有肿瘤抑制子的作用，体现了在肿瘤发生中的关键潜在功能。具体来说，由于 miRNA 合成缺乏，人类肿瘤中 miRNA 表达谱呈现为下调趋势。

例如，miR-200 启动子 CpG 岛的超甲基化使得 miR-200 沉默，导致锌指 *ZEB 1*（E-box-binding homeobox 1）和 *ZEB 2* 转录抑制子上调，进而诱导 *ECDH 1*（E-cadherin）下调，从而可以促进肿瘤细胞上皮-间质转化。

从基因组超保守区域转录（transcribed from ultraconserved region，T-UCR）**的 lncRNA 异常表达也涉及肿瘤的发生。**主要涉及两个途径：一是改变与 miRNA 的相互作用；二是改变启动子 CpG 岛的超甲基化修饰。许多 T-UCRs 显示与 miRNAs 良好的互补性，提示可以被 miRNA 进行靶向调节。此外，在上皮癌细胞中，lncRNA-HOTAIR 表达增加可诱导基因组范围的多梳蛋白 PRC2 重新占位，并使 H3K27me3 涉及的靶基因沉默（如：编码 HOX 蛋白的 HOXD），这种改变进而增加肿瘤细胞的侵袭和转移。而当 HOTAIR 表达被抑制，癌症细胞的侵袭能力也降低。说明 HOTAIR 具有调节癌细胞表观遗传组和介导细胞转化的激活作用。

同步练习

一、单项选择题

1. Prader-Willi 综合征（PWS）和 Angelman 综合征（AS）的分子缺陷类别不包括以下哪项（   ）。
   A. 重组　　　　　　　　B. 缺失　　　　　　　　C. 单亲二体
   D. 印记突变　　　　　　E. *UBESA* 突变
2. 下列哪种改变不属于表观遗传学作用（   ）。
   A. 甲基化　　　　　　　B. 螺旋化　　　　　　　C. 基因组印迹
   D. RNA 干扰　　　　　　E. 组蛋白修饰
3. 哺乳动物体内 X 染色体的随机失活过程主要涉及（   ）。
   A. miRNA　　　　　　　B. siRNA　　　　　　　C. hnRNA
   D. lncRNA　　　　　　　E. piRNA

二、是非题

1. 遗传印记一般发生在哺乳动物的配子形成期，并且是可以逆转的。它不是一种突变，但在一个个体的一生中维持；也不是永久性的变化，在下一代配子形成时，经过不同性别而擦除旧的印记而重新发生与性别相应的新的印记。（   ）
2. 一个个体的同源染色体因分别来自其父方或母方，而表现出功能上的差异，当它们其一发生改变时，所形成的表型也有不同，这种现象称为遗传印记。（   ）
3. 表观遗传学是研究通过有丝分裂或减数分裂来传递的涉及 DNA 序列改变的基因表达和调控的可遗传变化的学科。（   ）

三、问答题

1. 何谓表观遗传学？表观遗传学的主要研究内容是什么？
2. 如何运用表观遗传策略对肿瘤进行诊断和治疗？
3. 什么是染色质重塑？诱导染色质重塑的表观遗传机制主要包括哪些方面？
4. 非编码小 RNA 分子主要包括哪几类？有什么功能？
5. 印记疾病涉及的表观遗传机制是什么？

参考答案

一、单项选择题

  1. A　2. B　3. D

二、是非题

  1. √　2. √　3. ×

三、问答题

1. 答：表观遗传学是研究无关 DNA 序列结构改变的基因表达遗传变化的学科，涉及 DNA 甲基化、组蛋白修饰和非编码 RNA 调节等过程。表观遗传效应维系着各种不同细胞的特异的基因表达谱。

2. 答：经典的遗传突变可以诱导肿瘤的发生，而表观遗传结合经典遗传的改变则协同决定着肿瘤的发生。表观遗传修饰对肿瘤的发生、诊断和治疗的意义重大。与肿瘤相关的表观遗传学过程主要包括：DNA 甲基化、组蛋白修饰、染色质重塑、非编码 RNA 的调控。

表观遗传学对于肿瘤治疗的应用：①肿瘤的诊断：许多 CpG 岛甲基化事件已被当作肿瘤的生物学标志，如 PTAN 在甲状腺肿瘤中处于高度甲基化状态。②肿瘤的治疗：肿瘤表观遗传方面研究的方向包括 DNMT 和靶向诱导 DNA 甲基化及 HDAC 抑制剂的研究等。靶向诱导 DNA 甲基化属于基因治疗范畴，对于低甲基化并高表达的肿瘤相关基因，通过特异性诱导其启动子的甲基化，使基因沉默。

3. 答：染色质重塑是指组蛋白的乙酰化修饰和甲基化等修饰可以改变 DNA-组蛋白的相互作用，使染色质的构型发生改变。

染色质结构具有重要的基本功能，不仅通过浓缩保护 DNA，而且维护着遗传信息和调控基因表达。诱导染色质重塑的机制有如下两个方面。

① 组蛋白的甲基化修饰与乙酰化修饰：组蛋白中不同氨基酸的乙酰化预示着开放的常染色质构型以及转录活性区域；而组蛋白的甲基化既与浓缩的异染色质以及基因转录有关，也可以与转录活性有关。

② 组蛋白的修饰之间的相互影响，并与 DNA 甲基化相互作用。组蛋白氨基端部分的大量修饰形成不同的组合，构成了可被转录复合物识别的组蛋白密码。

4. 答：非编码 RNA（ncRNA）包括小 ncRNA 和长链 RNA（lncRNA）。

小 ncRNA 大约由 20~30 个核苷酸（nt）构成，分为三类：miRNA、siRNA、piRNA。miRNA 主要行使内源性基因调节因子的作用；siRNA 则在维护基因组完整性方面起作用；piRNA 主要存在于动物体内，集中在生殖细胞中行使功能。

lncRNA 是指大于 200 个核苷酸并显著缺乏蛋白表达的功能转录子。lncRNA 也具有 5′端的甲基化鸟苷帽，并常被剪接和多聚腺苷化修饰。广义 lncRNA 可以来自不同类型 RNA 的转录子，包括增强子 RNAs、snoRNA、基因间转录子、同义或反义方向重叠的转录子等。在基因的表达调控起重要作用。

5. 答：涉及不同亲本来源的印记基因的 DNA 甲基化型都是在生殖细胞成熟过程中建立的。也就是说，基因组印迹是生殖细胞系的一种表观遗传修饰，这种修饰由一整套分布于染色体不同部位的印记中心来协调，印记中心直接介导了印记标记的建立及其在发育全过程中的维持和传递，并导致以亲本来源特异性方式优先表达两个亲本等位基因中的一个，而使另一个沉默。研究表明，在哺乳动物中相当数量的印记基因是与胎儿的生长发育和胎盘的功能密切相关的。这对于胚胎发育中胚胎和胎盘组织的基因表达调控非常关键。哺乳动物孤雌生殖的不可能，以及通过哺乳动物体细胞核移植来克隆动物的实验频频失败的原因之一，很可能是缺乏来自精子和卵细胞的大量印记基因之间的协调表达。

（钟佳宁）

第十八章 遗传病的诊断

 学习目标

1. **掌握** 遗传病的特殊诊断原理:染色体检查、基因分析、产前诊断。
2. **熟悉** 胚胎植入前诊断、无创产前诊断。

 内容精讲

遗传病的诊断是开展遗传病防治工作的基础,包括常规诊断和特殊诊断。**常规诊断**指与一般疾病相同的诊断方法;**特殊诊断**是利用遗传学方法进行诊断,如家系分析、染色体检查、基因诊断等。根据诊断时间的不同,分为**临症诊断**、**产前诊断**和**胚胎植入前遗传学诊断**。

第一节 临症诊断和症状前诊断

一、病史、症状和体征

(1) **病史** 主要是通过采集对象的主观描述和相关个体的病案查询来完成,同时还要收集家族史、婚姻生育史和患者发病时间等相关信息。

(2) **症状和体征** 大多数遗传病在婴儿或儿童期就有相应的体征和症状,除观察体貌特征外,还要注意其身体生长发育、智力发育、性器官和副性征的发育是否存在异常。

二、家系分析

① 根据对患者及家族成员发病情况的调查结果绘制系谱,便于区分遗传方式。

② 系谱分析中要特别注意可以影响单基因遗传病分析的诸多因素。

三、细胞遗传学检查

(1) **核型分析** 常用显带技术,高分辨染色体显带技术。

(2) **染色体原位杂交** 应用标记的 DNA 片段(探针),与玻片标本上的细胞、染色体,以及间期细胞的 DNA 或 RNA 杂交,对特定核酸片段进行分析,灵敏度高,特异性强。

(3) **染色体检查的指征** 有明显智力发育不全者;生长迟缓或伴有其他先天畸形者;夫妇之一有染色体异常;家族中已有染色体异常或先天畸形的个体;多发性流产妇女及其丈夫;原发性闭经和女性不孕者;无精子症和男性不育症者;两性内外生殖器畸形者;疑为 Down 综合征的患儿及其父母;智力低下伴大耳、大睾丸和多动症者;35 岁以上的高龄孕妇。

四、生化检查

主要对由于基因突变所引起的酶和蛋白质进行分析,对单基因病和先天性代谢病进行诊断。

五、基因诊断

(1) **基因诊断** 指利用分子生物学技术,检测 DNA、RNA 结构或基因表达水平变化,对疾病作出诊断的方法。

(2) **基因诊断的特点** ①特异性强;②灵敏度高;③应用广泛;④样品获得便利。

（3）基因诊断常用的检测方法　包括 RFLP、PCR、DNA 芯片、变性高效液相色谱、DNA 测序。

第二节　产前诊断

产前诊断（prenatal diagnosis）又称**宫内诊断**、**出生前诊断**，是指对可能罹患遗传病的个体在其出生以前，利用各种方法予以确诊的技术。

一、产前诊断的对象

适应证：①夫妇之一有染色体畸变，或生育过染色体病患儿的夫妇；②35 岁以上的孕妇；③夫妇之一有开放性神经管畸形，或生育过这种畸形患儿的孕妇；④夫妇之一有先天性代谢缺陷，或生育过这种患儿的孕妇；⑤X 连锁遗传病致病基因携带者孕妇；⑥有习惯性流产史的孕妇；⑦羊水过多的孕妇；⑧有致畸因素接触史的孕妇；⑨有遗传病家族史，且近亲结婚的孕妇。

出现先兆流产、妊娠时间过长、有出血倾向的孕妇**不宜**做产前诊断。

二、产前诊断的方法

1. B 超　首选的诊断方法，能检查胎儿的外部形态和内部结构，对多种遗传性疾病和畸形进行早期诊断。

2. X 线检查　在妊娠 24 周后使用诊断剂量的 X 线，可诊断无脑儿、脑积水、脊柱裂等骨骼畸形。

3. 有创产前诊断

（1）**羊膜穿刺法**　在 B 超监护与引导下，无菌抽取胎儿羊水，对羊水中的胎儿脱落细胞培养，进行染色体、基因和生化分析。一般在妊娠的 15～17 周进行操作。

（2）**绒毛取样法**　一般于妊娠 10～11 周进行。在 B 超监护下从孕妇体内吸取绒毛。该技术的缺点是样本易被污染、流产的风险高。

（3）**脐带穿刺术**　在 B 超的监护下，用细针经腹壁、子宫壁进入胎儿脐带抽取血液样本进行诊断，一般于妊娠 18 周进行。

（4）**胎儿镜检查**　通过宫腔镜进入羊膜腔后，观察胎儿畸形、性别和发育状况，同时还能够抽取羊水或胎儿血样进行检查，并可宫内治疗。诊断的最佳时间是妊娠 18～20 周。

4. 无创产前诊断　非侵入性诊断方式，降低孕妇流产风险。

三、胚胎植入前诊断（pre-implantation genetic diagnosis，PGD）

从种植前的早期胚胎中，取出部分细胞进行遗传学检测，筛选出正常的胚胎进行宫腔内移植，避免选择性的流产，降低遗传病发生率、控制遗传病患儿出生。

检测时间：体外受精胚胎发育到 4～8 细胞期，取单个卵裂球进行检测。

检测方法：单细胞 PCR、FISH 技术、比较基因组杂交、基因芯片等。

检查内容：染色体检查、特定基因检测、性别鉴定等。

四、无创产前诊断（non-invasive prenatal testing，NIPT）

母体血循环中胚胎滋养层细胞的发现使得无创产前诊断成为可能。通过分离胎儿有核红细胞可进行某些单基因遗传病、非整倍体染色体病的遗传学分析。

胎儿 DNA 可以进入外周血循环，并以游离 DNA 的形式稳定存在。胎儿游离 DNA 含量相对高，在孕早期便可检出，可快速发展为可用于临床的大样本高通量检测方法。

同步练习

一、单项选择题

1. 以下产前诊断方法中不能取样进行生化检测的是（　　）。
   A. 羊膜穿刺法　　　B. 绒毛取样法　　　C. 脐带穿刺法
   D. B超　　　　　　E. 胎儿镜检查

2. 羊膜穿刺操作一般在妊娠（　　）进行。
   A. 10～11周　　　　B. 15～17周　　　　C. 18周
   D. 18～20周　　　　E. 25周以后

3. 基因诊断的优点不包括（　　）。
   A. 特异性好　　　　B. 灵敏度高　　　　C. 早期检测
   D. 样品范围广　　　E. 可以对整个染色体组进行分析

4. 产前诊断的对象不包括（　　）。
   A. 夫妇之一携带有平衡易位　B. 35岁以上的高龄产妇　C. 有习惯性流产史的孕妇
   D. 妊娠时间过长的孕妇　　　E. 有致畸物接触史的孕妇

5. 以下不属于细胞遗传学检查的是（　　）。
   A. 核型分析　　　　B. 性染色质检查　　C. 染色体荧光原位杂交
   D. 基因诊断　　　　E. 染色体检查

6. 下列哪种疾病应该进行染色体检查（　　）。
   A. Down综合征　　　B. 苯丙酮尿症　　　C. 白化病
   D. 地中海贫血　　　E. 糖尿病

7. 对孕妇及胎儿损伤最小的产前诊断方法是（　　）。
   A. 羊膜穿刺法　　　B. 胎儿镜检查　　　C. B超
   D. 绒毛取样法　　　E. 脐带穿刺法

8. 对由基因突变引起的酶进行定量和定性分析属于诊断方法中的（　　）。
   A. 症状和体征检查　B. 家系分析　　　　C. 细胞遗传学检查
   D. 生化检查　　　　E. 基因诊断

9. 会使用到标记的DNA探针的技术是（　　）。
   A. 显带核型分析　　B. 非显带核型分析　C. 染色体原位杂交
   D. 生化检查　　　　E. 家系分析

10. 以下方法不属于基因诊断的是（　　）。
    A. DNA测序　　　　B. DNA芯片　　　　C. 变性高效液相色谱
    D. PCR　　　　　　E. FISH

11. 以下产前诊断方法集观察、取样检验和治疗三大功能于一身的是（　　）。
    A. 绒毛取样法　　　B. B超　　　　　　C. 羊膜穿刺法
    D. 胎儿镜检查　　　E. 脐带穿刺法

12. 以下产前诊断方法适用于妊娠10～11周的是（　　）。
    A. 绒毛取样法　　　B. 羊膜穿刺法　　　C. 脐带穿刺法
    D. 胎儿镜检查　　　E. X线检查

13. 能够避免选择性流产的遗传病诊断方法是（　　）。
    A. 羊膜穿刺法　　　B. 无创产前诊断　　C. 胚胎植入前诊断
    D. B超检查　　　　E. 胎儿镜检查

14. PGD技术一般取体外受精的胚胎发育到（　　）细胞期的单个卵裂球进行检测。
   A. 4～8　　　　　　　　B. 1～2　　　　　　　　C. 8～16
   D. 16～32　　　　　　　E. 32个细胞以后

15. 关于无创产前检查（NIPT）描述正确的是（　　）。
   A. 使用的是母体外周血胎儿有核红细胞
   B. 对胎儿及母体具有一定的风险与损伤
   C. 为侵入性的诊断方式
   D. 使得孕妇流产的风险大为降级
   E. 需要抽取胎儿的外周血

二、多项选择题

1. 需要进行染色体检查的指征包括（　　）。
   A. 明显智力障碍者　　　B. 伴有先天畸形者　　　C. 多发性流产妇女及其丈夫
   D. 25岁以下的孕妇　　　E. 原发性闭经和女性不育者

2. 以下产前诊断方法属于无创的是（　　）。
   A. NIPT　　　　　　　　B. B超　　　　　　　　C. 羊膜穿刺法
   D. 胎儿镜检查　　　　　E. X线检查

3. 应该进行产前诊断的对象包括（　　）。
   A. 夫妇之一有染色体畸变　　B. 35岁以下的孕妇　　C. 夫妇之一有先天性代谢缺陷
   D. 随机婚配的夫妇　　　　　E. 出现过一次流产的孕妇

4. PGD技术可以进行的快速遗传学检查包括（　　）。
   A. 染色体检测　　　　　B. 颅面畸形检查　　　　C. 特定基因检测
   D. 性别鉴定　　　　　　E. 神经管缺陷检查

参考答案

一、单项选择题
1. D　2. B　3. E　4. D　5. D　6. A　7. C　8. D
9. C　10. E　11. D　12. A　13. C　14. A　15. D

二、多项选择题
1. ABCE　2. ABE　3. AC　4. ACD

（甘滔）

第十九章　遗传病的治疗

 学习目标

1. **掌握**　遗传病治疗的原则；基因治疗的策略。
2. **熟悉**　手术治疗、药物和饮食治疗的原则及适应证；基因治疗的技术路径；基因治疗的临床应用。
3. **了解**　基因治疗面临的问题。

内容精讲

第一节　遗传病治疗的原则

一、遗传病的个性化治疗

① 不同的遗传病由不同的基因突变导致。
② 同一种遗传病，不同个体的缺陷基因也是不一样的。
③ 同一个基因的突变，不同突变类型也有不同的治疗策略。

二、遗传病疗效的长期评估

① 早期效果良好，长期效果欠佳，如苯丙酮尿症。
② 早期效果良好，长期出现其他器官问题，如半乳糖血症、胱氨酸病。
③ 长期用药导致的副作用，如地中海贫血的输血治疗、肝豆状核变性的金属螯合剂治疗。

三、杂合子和症状前患者的治疗

对这类患者的治疗取决于**症状的严重程度、治疗的近期和远期效果、药物不良反应的大小、伦理问题的考虑**等。

四、遗传病治疗的策略

①针对突变基因的体细胞基因的修饰与改善；②针对突变基因转录的基因表达调控；③蛋白质功能改善；④代谢水平的控制；⑤临床水平的内、外科治疗及心理治疗等。

第二节　手术治疗

一、手术矫正治疗

① 遗传病造成的畸形，如唇裂、腭裂等。
② 手术调整体内某些物质的生化水平，如采用回肠-空肠旁路手术减少肠道胆固醇吸收。
③ 胎儿的宫内手术治疗，如采用子宫内脑室引流术治疗脑积水症。

二、器官和组织移植

① 遗传病累及的主要器官移植，如多囊肾、肝豆状核变性。
② 血液系统遗传病和免疫缺陷患者的骨髓移植，如地中海贫血。
③ 成功的同种异体移植可以持续提供所缺乏的酶或蛋白质，可对某些先天性代谢病进行器

官移植而达到治疗目的，也称为**酶移植**。

第三节　药物和饮食治疗

药物及饮食控制治疗的主要原则是"**禁其所忌**""**去其所余**""**补齐所缺**"等，实施过程可分为**出生前治疗**、**症状前治疗**和**临症患者治疗**。

一、禁其所忌

（1）苯丙酮尿症患者的饮食控制治疗　低苯丙氨酸的饮食治疗。
（2）半乳糖血症患者的饮食控制治疗　禁止服用母乳及牛乳等乳制品，可用大豆水解蛋白等替代。
（3）G6PD缺乏症患者的饮食和药物禁忌　禁止食用蚕豆、磺胺类氧化性较强的食物及药物。

二、去其所余

（1）应用螯合剂　如用青霉胺治疗肝豆状核变性。
（2）应用促排泄剂　如口服考来烯胺治疗高胆固醇血症。
（3）利用代谢抑制剂　如用别嘌呤醇治疗原发性痛风。
（4）血浆置换或血浆过滤　如重症高胆固醇血症的治疗。
（5）平衡清除　如溶酶体贮积病的治疗。

三、补其所缺

（1）激素补充　如用生长激素治疗垂体性侏儒症。
（2）代谢底物补充　如尿苷补充治疗乳清酸尿症。
（3）蛋白补充　如用丙种球蛋白制剂治疗先天性无丙种球蛋白。

四、酶疗法

（1）酶诱导治疗　如用苯巴比妥诱导葡萄糖醛酸尿苷转移酶等。
（2）酶补充疗法　如脑苷脂病补充β-葡萄糖苷酶等。

五、维生素疗法

叶酸补充增强酶活性治疗同型胱氨酸尿症等。

第四节　基因治疗

一、基因治疗的策略

1. 基因修复　通过特定的方法如同源重组或靶向突变对缺陷DNA进行原位修复或者置换，使细胞内的DNA完全恢复到正常状态。

2. 基因增强　外源目的基因的表达产物可以补偿缺陷细胞的功能或使原有的功能得到加强。

3. 基因失活　反义技术通过碱基互补配对的方式在转录或者翻译水平抑制某些特定基因的表达。包括反义寡核苷酸技术、三链形成寡核苷酸技术及RNA干扰技术等。

4. 其他策略　"自杀基因"的应用、免疫基因治疗、基因抑制、耐药基因治疗。

二、基因治疗的技术路径

（一）靶细胞的选择

靶细胞类型：分为生殖细胞、早期胚胎和体细胞基因治疗。生殖细胞的基因治疗仍为禁区。靶细胞的选择需考虑细胞的**寿命**、**可增殖性**、**易获得性**等因素。理想的靶细胞：骨髓细胞、干细胞或前体细胞、诱导性多能干细胞等。

（二）目的基因表达载体的构建

理想的基因治疗表达载体首先是安全的，能有效表达目的基因，并带有合适的表达调控元件；另外，表达载体应易导入靶细胞。非病毒载体主要是质粒，还包括人工染色体。病毒载体包括反转录病毒、腺病毒、腺相关病毒等 DNA 病毒。

（三）目的基因的转移

基因转移是实现目标基因进入靶细胞的策略和方法，包括转移途径和转移方法。转移途径有 *in vivo*（直接活体转移）和 *ex vivo*（回体转移）两类。转移方法可分为物理法、化学法、生物法等方法。

三、适于基因治疗的遗传病

成功的**基因治疗必备的条件**：①选择合适的疾病；②掌握该病分子缺陷的本质；③矫正遗传病的治疗（或正常）基因得到克隆；④克隆基因的有效表达；⑤克隆基因的有效调节；⑥可利用的动物模型。

基因治疗的评估需考虑：①人群的发病率；②疾病对患者的危害；③疾病对家庭和社会的影响；④其他治疗方面的可用性。

四、基因治疗的临床应用

（一）单基因遗传病

① 腺苷脱氨酶缺乏症。
② 脂蛋白脂肪酶缺乏症。
③ 囊性纤维化。

（二）肿瘤的基因治疗

（1）对正常细胞的修饰　包括：①转入基因提高正常细胞对化疗药物的耐受；②免疫细胞转入免疫因子基因扩大抗肿瘤效应；③嵌合抗原受体 T 细胞免疫疗法（CAR-T）。

（2）对肿瘤细胞的修饰　包括：①转入基因野生型抑癌基因，"重组腺病毒-p53 抗癌注射液"成为世界上第一个获准上市的基因治疗药；②导入酶药物前体形成肿瘤特异敏感性；③导入目的基因增强肿瘤的免疫原性。

（三）艾滋病的基因治疗

（1）抗病毒治疗　RNA 干扰或反义核酸技术干扰病毒的复制和增殖。

（2）宿主细胞修饰　基因编辑技术修饰宿主 T 细胞或造血干细胞病毒感染相关的基因，如 CCR5。

五、基因治疗面临的安全和伦理的问题

（一）安全问题

① 载体源性蛋白的免疫反应。
② 病毒载体在基因组整合。
③ 基因编辑技术的安全考虑。

（二）伦理问题

基因治疗技术能够改变人类的基因。伦理问题主要表现在两方面：①部分宗教信仰者、人权团体认为基因治疗技术违反人类发展的自然规律；②一些政治家及法律人士对基因工作的合法性产生怀疑。

同步练习

一、单项选择题

1. 由于成功的同种异体移植可以持续提供所缺乏的酶或蛋白质，因此，对于某些先天性代谢病进行器官移植而达到治疗目的，这种移植又称（　　）。
   A. 器官移植　　　　B. 组织移植　　　　C. 细胞移植
   D. 蛋白移植　　　　E. 酶移植

2. 目前能采用症状前药物治疗的疾病是（　　）。
   A. 甲状腺功能低下　　B. 苯丙酮尿症
   C. 枫糖尿症　　　　D. 同型胱氨酸尿症或半乳糖血症
   E. 以上都是

3. 目前，遗传病的手术疗法主要包括（　　）。
   A. 手术矫正和器官移植　　B. 器官组织细胞修复　　C. 克隆技术
   D. 推拿疗法　　　　E. 手术的剖析

4. 目前，饮食疗法治疗遗传病的基本原则是（　　）。
   A. 少食　　　　B. 多食肉类　　　　C. 口服维生素
   D. 禁其所忌　　E. 素食治疗

5. 通过特定的方法如同源重组或靶向突变等对突变的 DNA 进行原位修复，将致病基因的突变碱基序列纠正，而正常部分予以保留，就称其为（　　）。
   A. 基因修复　　　　B. 基因转移　　　　C. 基因添加
   D. 基因复制　　　　E. 基因突变

6. 将目的基因导入病变细胞或其他细胞，目的基因的表达产物可以补偿缺陷细胞的功能或使原有的功能得到加强的基因治疗方法称为（　　）。
   A. 基因失活　　　　B. 基因转移　　　　C. 基因增强
   D. 基因复制　　　　E. 基因突变

7. 对于缺陷型遗传病患者进行体细胞基因治疗，可以采用的方法为（　　）。
   A. SSCP　　　　B. 基因添加　　　　C. 三螺旋 DNA 技术
   D. 反义技术　　E. cDNA 杂交

8. 治疗苯丙酮尿症患儿的主要方法是（　　）。
   A. 早期治疗　　　　B. 服用低苯丙氨酸奶粉　　C. 服用苯丙氨酸氨基水解酶的胶囊
   D. 低苯丙氨酸饮食法　　E. 以上都是

9. 对有些遗传病是因为某些酶缺乏而不能形成机体所必需的代谢产物，如给予补充，即可使症状得到明显的改善，达到治疗目的，即称为（　　）。
   A. 添加　　　　B. 补其所缺　　　　C. 基因突变
   D. 基因修正　　E. cDNA

10. 将正常基因转移到患者的生殖细胞中而使之发育成一个正常的个体称为（　　）。
    A. 体细胞基因治疗　　B. 生殖细胞基因治疗　　C. 胚胎细胞的基因治疗
    D. 胚胎组织细胞基因治疗　　E. 胎儿的基因治疗

11. 对患有半乳糖血症风险的胎儿，在孕妇的饮食中限制摄入量的成分是（　　）。
    A. 水解蛋白　　　　B. 乳糖和半乳糖　　　　C. 葡萄糖
    D. 淀粉　　　　E. 蔗糖

12. 下列哪种病症，如能通过筛查在症状出现前作出诊断、及时治疗可获得最佳效果（　　）

A. 白化病　　　　　　　B. 糖原贮积症　　　　　　C. 苯丙酮尿症
　　D. 血红蛋白病　　　　　E. 甲状腺肿瘤
13. 补其所缺临床治疗方法是（　　）。
　　A. 应用螯合剂　　　　　B. 应用促排泄剂　　　　　C. 应用酶制剂
　　D. 血浆置换或血浆过滤　E. 平衡清除法
14. 雄激素用于α1-抗胰蛋白酶缺乏症的治疗的方法属于（　　）。
　　A. 酶补充疗法　　　　　B. 激素疗法　　　　　　　C. 酶活化疗法
　　D. 酶诱导治疗　　　　　E. 激素补充疗法
15. 基因治疗的策略不包括（　　）。
　　A. 基因修正　　　　　　B. 基因替代　　　　　　　C. 基因增强
　　D. 基因缺失　　　　　　E. 基因抑制和基因失活
16. 用青霉胺治疗肝豆状核变性（Wilson病）的方法属于（　　）。
　　A. 螯合剂应用　　　　　B. 促排泄剂应用　　　　　C. 代谢抑制剂利用
　　D. 平衡清除法　　　　　E. 血浆置换
17. 基因失活是（　　）。
　　A. 导入外源基因去干扰　B. 抑制基因表达　　　　　C. 导入蛋白质基因
　　D. 导入原核细胞　　　　E. 抑制有害的基因表达
18. 目前进行的基因治疗属于（　　）。
　　A. 生殖细胞基因治疗　　B. 原核细胞基因治疗　　　C. cDNA基因治疗
　　D. 体细胞基因治疗　　　E. 胎儿基因治疗
19. 转基因治疗的技术考虑不包括（　　）。
　　A. 靶细胞选择
　　B. 临床实践
　　C. 载体选择
　　D. 被转基因在靶细胞中具有适当的表达效率
　　E. 被转基因的表达必须受到严格调控等
20. 不属于遗传病的治疗方法是（　　）。
　　A. 外科治疗　　　　　　B. 内科治疗　　　　　　　C. 基因治疗
　　D. 饮食治疗　　　　　　E. 组织胚胎治疗
21. 用别嘌呤醇治疗原发性痛风和自毁容貌综合征的方法属于（　　）。
　　A. 螯合剂应用　　　　　B. 促排泄剂应用　　　　　C. 代谢抑制剂利用
　　D. 平衡清除法　　　　　E. 血浆置换
22. 由于酶活性过高所造成的生产过剩病，可用（　　）。
　　A. 促排泄剂　　　　　　B. 代谢抑制剂　　　　　　C. 螯合剂
　　D. 纯化酶制剂　　　　　E. 维生素
23. 在某些情况下，酶活性不足不是结构基因的缺失，而是其表达功能"关闭"，可使用药物、激素和营养物质使其"开启"，诱导其合成相应的酶。这种疗法称为（　　）。
　　A. 酶补充疗法　　　　　B. 酶诱导治疗　　　　　　C. 酶介导治疗
　　D. 酶转移治疗　　　　　E. 酶导入治疗
24. 口服考来烯胺对于家族性高胆固醇血症的治疗方法属于（　　）。
　　A. 螯合剂应用　　　　　B. 促排泄剂应用　　　　　C. 代谢抑制剂利用
　　D. 平衡清除法　　　　　E. 血浆置换
25. 肝豆状核变性（Wilson病）是一种铜代谢障碍性疾病，应用一些药物与铜离子能形成螯合物的原理，给患者服用（　　）。
A. 青霉素　　　　　B. 青霉胺　　　　　C. 维生素 B_{12}
D. 硫酸镁　　　　　E. 去铁胺 B

26. 药物治疗的时间可以在（　　）。
A. 症状出现后　　　B. 胎儿出生前　　　C. 症状出现前
D. 出生后　　　　　E. 以上都是

27. 对于某一疾病进行基因治疗的价值需要进行的估价包括（　　）。
A. 人群中的发病率　　B. 疾病对患者的危害性　　C. 患者对家庭和社会的影响
D. 其他治疗方面的可用性　　E. 以上都是

28. 对重型β地中海贫血和某些遗传性免疫缺陷患者治疗的有效方法是施行（　　）。
A. 骨髓移植术　　　B. 肝细胞移植术　　C. 红细胞移植术
D. 白细胞移植术　　E. 成纤维细胞移植

29. 对家族性多囊肾、遗传性肾炎治疗的有效方法是（　　）。
A. 药物治疗　　　　B. 基因治疗　　　　C. 手术治疗
D. 肾移植　　　　　E. 饮食治疗

30. 对唇裂、腭裂的手术治疗的方法是（　　）。
A. 矫正　　　　　　B. 修补　　　　　　C. 替换
D. 切除　　　　　　E. 移植

二、问答题

1. 遗传病的治疗有哪些策略？
2. 传统的遗传病的治疗方法有哪些？怎样选择应用？
3. 去其所余是药物治疗的原则之一，简述其方法并举例说明。

参考答案

一、单项选择题

1. E　2. E　3. A　4. D　5. A　6. C　7. B　8. E
9. B　10. B　11. B　12. C　13. C　14. D　15. D
16. A　17. E　18. D　19. B　20. E　21. C　22. B
23. B　24. B　25. B　26. E　27. E　28. A　29. D
30. B

二、问答题

1. 答：从基因突变到临床表现的出现，这其间涉及许多过程，每一过程都可能成为遗传病治疗的着眼点。遗传病治疗的策略包括5个方面：①针对突变基因的体细胞基因的修饰与改善；②针对突变基因转录的基因表达调控；③蛋白质功能的改善；④在代谢水平上对代谢底物或产物的控制；⑤临床水平的内、外科治疗以及心理治疗等。

2. 答：遗传病的传统治疗方法大致上可分外科治疗、内科治疗和饮食治疗。①外科治疗：当遗传病发展到已出现各种临床症状尤其是器官组织已出现了损伤，应用外科手术的方法对病损器官进行切除、修补或替换，可有效地减轻或改善症状。手术疗法主要包括手术矫正和器官移植两方面。②内科治疗：若在出生后，当遗传病发展到各种症状已经出现，机体器官已经受到损害，这时治疗的作用就仅限于对症。治疗原则是补其所缺、禁其所忌和去其所余。③饮食疗法：饮食疗法治疗遗传病的原则是禁其所忌，即对因酶缺乏而造成的底物或中间产物堆积的患者，制定特殊的食谱或配以药物，以控制底物或中间产物的摄入，减少代谢产物的堆积，达到治疗目的。包括产前治疗和现症患者治疗。

3. 答：对于一些因酶促反应障碍，导致体内贮积过多的代谢产物，可使用各种理化方法将过多的毒物排除或抑制其生成，使患者的症状得到明显的改善，称为去其所余。主要方法包括：①应用螯合剂：如肝豆状核变性是一种铜代谢障碍性疾病，应用青霉胺与铜离子能形成螯合物的原理，给患者服用青霉胺，可除去患者体内细胞中堆积的铜离子；②应用促排泄剂：对于家族性高胆固醇血症患者可口服考来烯胺治疗；③利用代谢抑制剂：由于酶活性过高所造成的生产过剩病，可用代谢抑制剂抑制酶活性，以降低代谢率。例如，用别嘌呤醇治疗原发性痛风；④血浆置换或血浆过滤：血浆置换可除去大量含有毒物的血液，如家族性高胆固醇血症的治疗，使患者血中的低密度脂蛋白在体外与肝素等形成难以通过滤器的不溶性复合物，当回输时不能通过过滤器进入患者体内，可使患者胆固醇水平下降；⑤平衡清除法：对于某些溶酶体贮积症，由于其沉积物可弥散入血，并保持血与组织之间的动态平衡，如果把一定的酶制剂注入血液以清除底物，则平衡被打破，组织中沉积物可不断进入血液而被清除，周而复始，以达到逐渐去除"毒物"的目的。

（宋涛）

第二十章 遗传咨询

学习目标

1. **掌握** 遗传咨询的主要步骤及遗传病再发风险率估计。
2. **熟悉** 遗传咨询的种类及内容；遗传病的群体筛查。
3. **了解** 遗传伦理。

内容精讲

第一节 遗传咨询的基本内容

遗传咨询（genetic counseling）又称"**遗传商谈**"，它应用遗传学和临床医学的基本原理和技术，与遗传病患者及其亲属以及有关社会服务人员讨论遗传病的**发病原因**、**遗传方式**、**诊断**、**治疗和预后**等问题，解答来访者所提出的有关遗传学方面的问题，并在权衡对个人、家庭、社会的利弊基础上，给予婚姻、生育、防治、预防等方面的医学指导。

遗传咨询的目的是确定遗传病患者和携带者，并对其后代患病的危险率进行预测，以便商谈应采取的预防措施，减少遗传病患儿的出生，降低遗传病的发病率，提高人群遗传素质和人口质量。

一、一些常见的遗传咨询问题

（一）遗传咨询的种类及内容

1. 婚前咨询 ①本人或对方家属中的某种遗传病对婚姻的影响及后代健康估测；②男、女双方有一定的亲属关系，能否结婚，结婚对后代的影响有多大；③双方中有一方患某种疾病，能否结婚，若结婚后是否传给后代。

2. 产前咨询 ①双方中一方或家属为遗传病患者，生育子女是否会得病，得病机会大小；②曾生育过遗传病患儿，再妊娠是否会生育同样患儿；③双方之一有致畸因素接触史，会不会影响胎儿健康。

3. 一般咨询 ①本人有遗传病家族史，这种病是否会累及本人或子女；②习惯性流产是否有遗传方面原因，多年不孕的原因及生育指导；③有致畸因素接触史，是否会影响后代；④某些畸形是否与遗传有关；⑤已诊断的遗传病能否治疗等等。

（二）遗传咨询门诊和咨询医师

遗传咨询医师应该： ①对遗传学的基本理论、原理、基本知识有全面的认识与理解；②掌握诊断各种遗传病的基本技术；③能熟悉地运用遗传学理论对各种遗传病进行病因分析，确定遗传方式，并能区分出是遗传而来还是新发的突变；对各种遗传病进行再发风险的计算等；④需要掌握某些遗传病的群体资料，包括群体发病率、基因频率、携带者频率和突变率，才能正确估计复发风险；⑤对遗传病患者及其家属在咨询商谈的过程中热情、耐心，具有同情心，进行详细的检查、正确的诊断，尽可能给予必要的诊疗。

（三）有一定条件的实验室和辅助检查手段

除一般医院常规化验外，还应有细胞遗传学、生化遗传学及分子遗传学等方面的检测手段；必要的辅助性检查手段。

（四）有各种辅助性工作基础

① 病案登记，特别是婚姻史、生育史、家族史（包括绘制系谱图）的记录和管理。
② 产前诊断必需的绒毛、羊水、胎血采集技术的配合。
③ 处理阶段所需的避孕、流产、绝育、人工授精等手段。

二、遗传咨询的主要步骤

（一）准确诊断

遗传病的诊断主要通过病史特征、系谱分析、染色体核型分析、生化与基因诊断、杂合子筛查、皮纹检查及辅助性器械检查等方法，明确诊断是否为遗传病。

（二）确定遗传方式

对于已知遗传方式的遗传性疾病，确诊后即可了解该病的遗传方式。对于有**表型模拟**和**遗传异质性**的疾病，需要通过家系调查，分析遗传方式。

（三）对再发风险的估计

不同种类的遗传病，其子代的再发风险与各自独特性的规律有关，详见第二节。

（四）提出对策和措施

根据实际情况提出对策和措施，包括：①产前诊断；②冒险再次生育；③不再生育；④过继或认领；⑤人工授精；⑥借卵怀胎。

（五）随访和扩大咨询

为了证实咨询者所提供信息的可靠性，观察遗传咨询效果；或为了降低发病率，追溯患者家庭成员的患病情况，查明携带者，需要进行随访和扩大家庭遗传咨询。

第二节　遗传病再发风险率的估计

一、遗传病再发风险率的一般估计

（一）染色体病

染色体病一般为散发、无家族史，其畸变主要发生在亲代生殖细胞的形成过程中，再发风险率按照群体发生率进行估计。

如双亲之一为平衡易位携带者或嵌合体，子代有较高的再发风险率。

大多数三体综合征的发生与母龄呈正相关，即随着母亲年龄增大，三体综合征的再发风险率也随之增大。

（二）常染色体显性遗传病

常染色体显性遗传病患者多为杂合子，常染色体显性遗传病遗传子女的再发风险率为50%。但再发风险率估计时应注意：**外显率**、**新发突变**。

（三）常染色体隐性遗传病

父母双方均为携带者时，子女有25%的概率患病。近亲婚配子女发病率显著上升。

一般在小家系中呈散发性，大家系中可见到同时患病的同胞，患者的子女一般不发病，在少数情况下可能发病，取决于患者子女的配偶。另需要注意**遗传异质性**。

(四) X 连锁隐性遗传病

杂合子女性与正常男性婚配，后代中男孩有 1/2 可能患病，女孩不发病，但有 1/2 为携带者。正常女性与男性患者婚配，后代中男孩均不患病，女孩均为携带者。

(五) X 连锁显性遗传病

X 连锁显性遗传病较少见，发病率女性大于男性，但女性患者症状轻。

男性患者与正常女性婚配所生子女中，男孩均正常，女孩全部发病。女性患者（杂合子）与正常男性婚配所生子女各有 1/2 发病可能。

(六) 多基因病

一般采用经验再发风险 (empirical recurrence risk)。

二、Bayes 定理在遗传病再发风险率评估中的应用

Bayes 定理 (Bayes theorem) 是条件概率中的基本定理之一，又称逆概率定律，即后概率等于单项前概率乘以条件概率除以各单项前概率乘以条件概率的总和。

前概率根据孟德尔分离律或系谱特点得出的理论概率。**条件概率**指从家系中提供的遗传信息来确定的概率。**联合概率**指在某一种基因型前提下，前概率和条件概率之积。**后概率**指每一事件的联合概率除以各事件联合概率之和，即联合概率的相对概率。

后概率 = 某一事件的联合概率/各事件联合概率之和

Bayes 定理在遗传咨询中的应用：主要是在双亲之一或双方的基因型未知的情况下，估计未发病子女或以后出生子女的再发风险率，从而使遗传咨询结果更为准确。

第三节 遗传病的群体筛查

一、新生儿筛查

新生儿筛查 (neonatal screening) 是对已出生的新生儿进行某些遗传病的症状前的诊断，是出生后预防和治疗某些遗传病的有效方法。新生儿筛查一般是用**静脉血**或**尿**作为材料，我国列入筛查的疾病有 PKU（细菌抑制法筛查苯丙酮尿症）、家族性甲状腺肿（血斑滤纸的提取液筛查）、G6PD 缺乏症（南方地区）、半乳糖血症（嗜菌体抗性检测法）等。

二、杂合子筛查

杂合子 (heterozygote) 是指表型正常，但带有致病遗传物质（致病基因或染色体畸变），能传递给后代使之患病的个体，也称为**携带者** (carrier)。一般包括：带有隐性致病基因的个体（杂合子）、带有平衡易位（或倒位）染色体的个体、带有显性致病基因而暂时表现正常的顿挫型或迟发外显者。

三、产前诊断

见第十八章。

第四节 遗传伦理

遗传伦理学 (genethics) 是运用伦理学方法研究和评估由于遗传学发展所产生的伦理问题的一门新兴学科，也称基因伦理学。**医学伦理学应遵循的 4 项基本原则**：尊重个体自主权原则 (respect for autonomy)、有利原则 (beneficence)、无害原则 (non-maleficence)、公平原则 (justice)。

一、临床中的伦理问题

(一) 遗传检测的伦理难题

(1) **产前遗传检测** 遵循患者利益第一和尊重患者自主选择这两个最基本原则。

(2) **疾病易感性的遗传检测** 遵循尊重个体自主性、仁爱和医疗保密原则。

(3) **无症状儿童的遗传检测** 遵循尊重个体自主权和有益原则。

(4) **WES和WGS所产生的偶见突变或次见突变** 未形成统一规范的准则。

(二) 新生儿疾病筛查中的伦理问题

1. 新生儿疾病筛查中的伦理问题

为了提高新生儿疾病筛查率而采取强制手段是否符合伦理学要求？新生儿的样本、资料和基因组DNA，是否被严格管理而不用于其他目的？新生儿及家长的个人信息、病历资料及相关遗传性疾病等隐私问题是否被保密？

2. 新生儿疾病筛查应遵循的原则

遵循自愿和知情选择的原则；保护患儿隐私，遵循医疗保密原则；追踪随访原则。

二、遗传隐私

(一) 遗传信息的隐私权

个人对其自身的遗传信息享有一种非自愿情况下不为他人知晓的权利，称为**遗传信息的隐私权**（privacy of genetic information）。**基本内容有：** 个体有对自己的遗传信息进行隐瞒，不为他人知晓的权利；个体有对自己的遗传信息进行合理利用，满足精神和物质等方面需要的权利；个体有权按自己的意愿进行支配的权利。

(二) 家族史阳性的家族成员的个人隐私权

家族史阳性的患者有自主权向医生提供完整的家族史或家庭状况。

(三) 发出预告的职责和许可

当医学上确定患者家族对某一种疾病具有易感性，且会出现严重的、不可避免的疾病时，应该解除保密，告知当事家族。

(四) 雇主和保险业使用遗传信息的情况

公民不能因为遗传特征不同而影响其就业、保险等权利——2008年美国通过了《反遗传信息歧视法》。目前法律规定保险公司不得询问被保险人基因状况，只能基于一般的健康资料确定保费。

同步练习

一、单项选择题

1. 不属于正确的遗传咨询行动的是（   ）。

   A. 获得并解释个人和家庭的病史、发育史与生育史

   B. 分析出遗传方式以及遗传疾病和先天缺陷的发生风险与再发生风险

   C. 解释遗传疾病的病因、病史、诊断与应对措施

   D. 为了优生指示曾育过出生缺陷患儿的夫妇别再生育了

   E. 说明并解释基因检测结果与其他诊断依据

2. 以下不是遗传咨询目的是（   ）。

   A. 及时确定遗传性疾病患者　　　　　　　B. 减少遗传病儿出生

   C. 控制人口数量　　　　　　　　　　　　D. 降低遗传性疾病发生率

E. 及时确定遗传性疾病携带者

3. 李某怀孕期间到医院进行产前检查，此时医生如果发现一些情况存在，就会提出终止妊娠的医学意见，这些情况中不包括（　　）。
   A. 李某有致畸物质接触史
   B. 胎儿有严重缺陷
   C. 胎儿患严重遗传性疾病
   D. 李某患严重高血压，继续妊娠会危及其生命
   E. 李某患严重糖尿病，继续妊娠会严重危害其健康

4. 遗传咨询和产前诊断的对象，不包括以下哪项（　　）。
   A. 不明原因反复自然流产者
   B. 既往分娩智力低下或畸形儿者
   C. 年龄超过35岁的高龄产妇
   D. 已有先兆流产表现的孕妇
   E. 孕期接受放射线照射者

5. 医学伦理学原则应遵循的四项基本原则不包括下面哪一项（　　）。
   A. 尊重个体自主权
   B. 有利原则
   C. 公开原则
   D. 公平原则
   E. 无害原则

6. 现测得一位未成年少女带有 BCRA 1 基因突变，在未来患乳腺癌或卵巢癌的风险很高，但也有15%的可能不得这些癌症。你认为下列哪一项做法最符合医学伦理原则（　　）。
   A. 现在就告知这位少女
   B. 以后等少女成年后心智成熟时再告知
   C. 现在告知其监护人，待其成年后心智成熟时再转告之
   D. 因后果并非百分百肯定，不宜告知
   E. 告诉保险公司，拒绝投保

7. 对一些危害严重、致残的遗传病，目前尚无有效疗法，也不能进行产前诊断，再次生育时的再发风险很高，宜采取的对策是（　　）。
   A. 遗传咨询
   B. 药物控制
   C. 人工授精
   D. 不再生育
   E. 辅助生殖

8. 我国目前列入新生儿筛查的疾病有（　　）。
   A. PKU
   B. SARS
   C. 甲状腺炎
   D. DMD
   E. 唇裂

9. 苯丙酮尿症筛查的方法是（　　）。
   A. 细菌抑制法
   B. 嗜菌体抗性检测法
   C. 血斑滤纸的提取液测法
   D. 酶活性测定
   E. 基因检测

10. 在先证者所患遗传病较严重且难于治疗，再发风险高，但患儿父母又迫切希望有一个健康的孩子的情况下，可选择的措施是（　　）。
    A. 人工授精
    B. 不再生育
    C. 借卵怀胎
    D. 产前诊断
    E. 药物控制

11. 一对夫妇婚后生出了严重的常染色体遗传病患儿，或丈夫患严重的常染色体遗传病，或丈夫为染色体易位的携带者，而且已生出了遗传病患儿，再次生育时再发风险高，又无产前诊断方法。这时可采取对策是（　　）。
    A. 借卵怀胎
    B. 过继或认领
    C. 不再生育
    D. 人工授精
    E. 冒险生育

12. 不属于遗传咨询范围的种类是（　　）。
    A. 婚前咨询
    B. 一般咨询
    C. 有心理障碍的咨询

D. 产前咨询 　　　　　　E. 遗传病再发风险的咨询

二、问答题
1. 什么是遗传信息的隐私权？包括哪些内容？
2. 医学伦理学应遵循的原则有哪些？

三、遗传咨询问题举例

1. 一对夫妇生出一个智力低下的孩子，前来进行咨询，担心再生孩子还会患智力低下？也关心对这个患儿能否治疗？如何治疗？

2. 小王是一位20多岁的女青年。她的父亲和姑姑得了一种叫做Huntington舞蹈症（Huntington Disease，HD）的遗传病。最近她的姐姐也得了这个病。症状是不自主的上肢和头部的舞蹈样动作，进行性痴呆。小王模糊地记得她的祖母是在50多岁时去世的。由于HD在家庭中传递，所以她也存在着遗传到这一疾病的风险。小王非常害怕自己也会像祖母那样。现在她在你的咨询室，慌乱地描述了这一切。之后，她急切地问：“我会得这个病吗？"现在请为小王提供咨询服务。

3. 这是一个家族性结肠息肉病（familial adenomatous polyposis，FAP）的家系。小宋是一个22岁的男青年。他的父亲和姑妈分别在33岁和29岁时因结肠癌而去世。小宋记得医生说过在他父亲的肠道中"满是肿块"。小宋怀疑自己也遗传了这种可以导致结肠癌的遗传基础。因此他决定到遗传门诊就诊。医生建议他收集详细的家族史。于是他打电话给他爷爷，详细询问关于这个家庭的患病情况。爷爷在电话中告诉小宋，他的奶奶在42岁时也死于结肠癌，其他的家庭成员没有发现患有这种肿瘤。由于小宋注意到几代人中多个成员受累于结肠癌，且发病年龄早，因此他非常担心他和他的弟弟、妹妹有较高的风险罹患结肠癌。于是他和弟弟、妹妹一同来到遗传咨询门诊就诊。弟弟20岁，妹妹18岁。

给弟弟妹妹做了结肠镜的检查。弟弟的结肠镜报告未见异常。妹妹的结肠镜报告结果如下。结肠镜报告：循腔进镜达回肠末端，进镜顺利，肠腔清洁度可。回肠末端、阑尾开口未见异常。退镜观察升结肠、横结肠、降结肠可见黏膜光滑，结肠袋存，蠕动好，乙状结肠以下可见多个大小不等黏膜隆起，表面光滑。肛管黏膜光滑。诊断：乙状结肠、直肠多发息肉。

现在请同学们以咨询师的身份对这一家系进行咨询。

相关资料：

家族性结肠息肉病简介：这是一种常染色体显性遗传性疾病，全结肠与直肠均可有多发性腺瘤，多数腺瘤有带，数目从一百左右到数千个不等，自黄豆大小至直径数厘米，常密集排列，有时成串，其组织结构与一般腺瘤无异。

家族性结肠息肉病多在20～30岁时在结肠内出现息肉，随着年龄的增长息肉数目逐渐增多并出现症状。子女中有50%的机会发病，男女发病机会均等。

本病患者大多数可无症状，最早的症状为腹泻，常有黏液血便，也可有腹部绞痛、贫血和肠梗阻。常在青春期或青年期发病，好发年龄为20～40岁。根据其临床表现、经纤维结肠镜及活组织检查一般可确诊。

研究发现，本病息肉并不限于大肠。发现伴有小肠息肉、十二指肠息肉，同时还发现有半数患者伴有骨骼发育异常，少数患者有软组织肿瘤。

对本病的治疗，应尽早行全结肠切除术与回肠-肛管吻合术或回肠-直肠吻合术。术后仍需定期作直肠镜检查。

4. 李琼结婚后发生连续三次自然流产，现在第四次怀孕了。她很兴奋但又很担心。因为她的妈妈在结婚后首先经历了两次自然流产，在24岁时生育了李琼的姐姐李娜。之后又一次发生流产。27岁时生育了李琼。李娜从小就表现出智力发育上的障碍。李娜的染色体检查结果为，46，XX，−14，+t(14q21q)。李琼很担心自己也会发生流产或者生育一个智力发育障碍的孩子。这天李琼和丈夫一起到医院检查。她向医生流露出了自己的忧虑。医生建议她到遗传咨询门诊咨询。于是李琼在怀孕3个月时来到遗传咨询门诊，希望得到帮助。

参考答案

一、单项选择题

1. D 2. C 3. A 4. D 5. C 6. C 7. D 8. A
9. A 10. D 11. C 12. C

二、问答题

1. 答：遗传信息的隐私权是指个人对其自身的遗传信息享有一种非自愿情况下不为他人知晓的权利。其基本内容包含：个体有对自己的遗传信息进行隐瞒，不为他人知晓的权利；个体对自己的遗传信息进行有积极的合理利用，满足精神和物质等方面的需要，即有权利按自己的意愿进行支配的权利。

2. 答：医学伦理学应遵循的四项基本原则：①尊重个体自主权；②有利原则；③无害原则；④公平原则。

三、遗传咨询问题举例

1. 答：这是咨询医生在门诊遗传咨询中经常遇到的问题，几乎占咨询患者的1/2以上。智力低下形成的原因是多方面的，有先天遗传因素方面的作用，也有后天疾病及环境等多方面的作用。在遗传咨询中要确定智能发育不全（智力低下）的复发风险率，首先要明确原因，要了解产前及围生期史、家族史，然后对患者进行体格检查及智能测验，并根据需要进行染色体检查或生化检查，以明确智力损伤的程度、并发的异常及引起智力低下的原因。引起智力低下的原因很多，大致可以分为以下几种类型：染色体异常、单基因病、多基因病和环境因素。染色体异常引起的或单基因疾病导致的智力低下可按染色体病及单基因病复发风险估算。多基因病引起的智力低下的复发风险估算，主要依据家系中的患病人数及病情的严重程度来估算：①双亲智力正常，患儿为同胞中唯一患者，则下次妊娠的复发风险＜5%；②如已有两个患儿，或患儿为同胞中唯一患者，但父（母）亲同胞中有一名患者，则患儿同胞的复发风险＞10%；③如患者双亲之一为智力低下，则患儿同胞的复发风险率为25%；④双亲中如一方为智力低下，如患者为男方，则子代发病风险＜10%，如患者为女方，则子代发病风险＞10%；⑤双亲都为智力低下者，则子代的复发风险率大为增加，＞40%。环境因素引起的智力低下不包括胚胎期的宫内感染、X线照射、母亲的全身疾病、母亲的营养缺乏及分娩及出生后的因素，如分娩产伤、产程缺氧、出生后感染等。

2. 答：根据题目意思，绘制家系图如下：

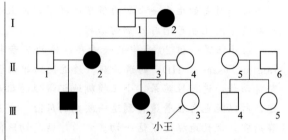

Huntington舞蹈症系谱图

HD 的表达率

检测年龄	HD的表达率	检测年龄	HD的表达率
20岁	10%	25岁	20%
30岁	30%	35岁	50%
40岁	70%	45岁	80%
50岁	85%	55岁	90%
60岁	92%	65岁	95%
70岁	98%		

该病为染色体明显延迟性遗传病，它的发生与年龄有一定关系，所以无法确定其是纯合子还是杂合子，需用Bayes定律计算其杂合子概率：

概率	杂合子(Aa)	纯合子(aa)
前概率	1/2	1/2
条件概率	1−0.1=0.9	1
联合概率	0.5×0.9=0.45	0.5×1=0.5
后概率	0.45/(0.45+0.5) 47.4%	0.5/(0.45+0.5) 52.6%

所以小王目前的发病概率为 10%×47.4%＝4.74%，同理可算出小王其他年龄的发病。

3. 答：此病为常染色体显性遗传，小宋和弟弟为杂合子的概率，使用Bayes定律计算。

概率	杂合子	纯合子
前概率	1/2	1/2
条件概率	1/2	1
联合概率	1/2×1/2=1/4	1/2×1=1/2
后概率	1/4/(1/4+1/2)=1/3	1/2(1/4+1/2)=2/3

所以小宋和弟弟目前的发病率为 $1/2 \times 1/3 = 1/6$，由于其妹妹已经检查出乙状结肠、直肠多发性息肉，故其患此病的概率更大。

4.答：李琼的核型为 14/21，易位可产生六种配子，与正常个体婚配后产生六种核型受精卵，包括正常染色体核型，易位携带者正常核型，21 三体综合征型，14 三体致死型，14 单体致死性，21 单体致死型（后三者出现自然流产），故而生出正常孩子的概率为 2/3，生出先天愚型的概率为 1/3，自然流产概率为 1/2，所以建议其做产前诊断胎儿核型检查，若为正常核型则可直接生育，若为 21 三体愚型则不鼓励生育。

（宋涛）

模拟试卷

模拟试卷（一）

一、**A 型选择题**（最佳选择题，请从以下 5 个备选答案中，选出一个你认为最合适的选项。共 60 小题，每小题 1 分，共 60 分）

1. 下列哪种疾病不属于遗传病（　　）。
   A. 多指　　　　　　　B. 哮喘　　　　　　　C. 肿瘤
   D. 伤寒　　　　　　　E. Turner 综合征

2. 环境因素诱导发病的单基因病为（　　）。
   A. Huntington 舞蹈病　B. 蚕豆病　　　　　　C. 白化病
   D. 血友病 A　　　　　E. 镰状细胞贫血症

3. 库鲁病的传播表现了遗传病的（　　）。
   A. 规律性　　　　　　B. 先天性　　　　　　C. 家族性
   D. 传染性　　　　　　E. 发散性

4. 以下疾病完全由遗传因素决定的是（　　）。
   A. 脊柱裂　　　　　　B. 高血压　　　　　　C. 精神分裂症
   D. 血友病　　　　　　E. 哮喘

5. 动态突变的发生机制是（　　）。
   A. 基因缺失　　　　　B. 基因突变　　　　　C. 基因重复
   D. 移码突变　　　　　E. 核苷酸重复序列的扩增

6. 由于 DNA 修复系统缺陷而引起的疾病是（　　）。
   A. 白化病　　　　　　B. 半乳糖血症　　　　C. 黏多糖贮积症
   D. 苯丙酮尿症　　　　E. 着色性干皮病

7. 环境致畸因子不包括（　　）。
   A. 弓形虫感染　　　　B. 用于治疗的 X 射线　C. 黄曲霉素
   D. 维生素　　　　　　E. 紫外线

8. 人类 ABO 血型系统在同一基因座上有 I^A、I^B 和 i 三种等位基因，这体现了基因突变（　　）的特性。
   A. 多向性　　　　　　B. 有害性　　　　　　C. 随机性
   D. 可逆性　　　　　　E. 稀有性

9. 双亲的血型分别为 A 型和 B 型，子女中可能出现的血型是（　　）。
   A. A 型和 O 型　　　　B. B 型和 O 型　　　　C. AB 型和 O 型
   D. A 型和 B 型　　　　E. A 型、B 型、AB 型和 O 型

10. 遗传病中，当父亲是某病患者时，无论母亲是否有病，他们子女中的女孩全部患此病，这种遗传病最可能是（　　）。
    A. 常染色体显性遗传病　B. 常染色体隐性遗传病　C. X 连锁显性遗传病
    D. X 连锁隐性遗传病　　E. Y 连锁遗传

11. 在一定环境条件下，群体中筛查出 Aa 基因型个体 320 人，其中只有 240 人表现出显性基因 A 的表型，这种现象称为（　　）。
    A. 完全外显　　　　　　B. 不完全外显　　　　　C. 完全确认
    D. 不完全确认　　　　　E. 选择偏倚

12. 一对夫妇表型正常，妻子的弟弟为白化病（AR）患者，假设白化病基因在人群中为携带者的频率为 1/60，这对夫妇生育白化病患儿的概率为（　　）。
    A. 1/4　　　　　　　　B. 1/360　　　　　　　C. 1/240
    D. 1/120　　　　　　　E. 1/480

13. 患者正常、同胞有 2/3 为携带者的遗传病为（　　）。
    A. 常染色体显性遗传　　B. 常染色体隐性遗传　　C. X 连锁显性遗传
    D. X 连锁隐性遗传　　　E. Y 连锁遗传母亲为红绿

14. 一个表型正常的人，其舅舅患苯丙酮尿症（AR），他如果与表型正常的姨表妹婚配，后代中患该病的风险是（　　）。
    A. 1/32　　　　　　　　B. 1/36　　　　　　　　C. 1/48
    D. 1/64　　　　　　　　E. 1/96

15. 对于 X 连锁隐性遗传病的男性患者来说，其兄弟、舅父、姨表兄弟和外孙都有发病风险是因为（　　）。
    A. 垂直遗传　　　　　　B. 水平遗传　　　　　　C. 交叉遗传
    D. 反向遗传　　　　　　E. 扩散遗传

16. 小明和他的爷爷是多指患者，但他的父母均表型正常，最可能是因为（　　）。
    A. 多指是常染色体隐性遗传病　　　　　　　B. 多指是伴 X 染色体隐性遗传病
    C. 小明的父亲是顿挫型个体　　　　　　　　D. 小明的父母不携带致病基因
    E. 小明是多指基因突变所导致

17. 秃发是（　　）的一种。
    A. 从性遗传　　　　　　B. 限性遗传　　　　　　C. 遗传早现
    D. 遗传印记　　　　　　E. 不规则遗传

18. 下列疾病中不属于多基因遗传病的是（　　）。
    A. 精神分裂症　　　　　B. 糖尿病　　　　　　　C. 先天性幽门狭窄
    D. 唇裂　　　　　　　　E. 软骨发育不全

19. 先天性幽门狭窄是多基因病，男性发病率 0.5%，女性发病率为 0.1%，则下列说法对的是（　　）。
    A. 男性患者阈值高，则其子女的复发风险相对女性较高
    B. 男性患者阈值低，其生儿子患该病的风险高于女儿
    C. 女性患者阈值高，则其子女的复发风险相对男性较低
    D. 女性患者阈值低，则其子女的复发风险相对男性较高
    E. 女性患者阈值低，其生儿子患该病的风险高于女儿

20. 无脑儿的群体发病率为 0.36%，遗传度为 72%，某表型正常夫妇婚后生育第一胎为无脑儿患儿，那么他们再生一胎仍然为患儿的风险是（　　）。
    A. 0　　　　　　　　　B. 0.125%　　　　　　C. 0.36%
    D. 60%　　　　　　　　E. 6%

21. 下列哪项不是微效基因所具备的特点（　　）。
    A. 基因之间是共显性　　B. 每对基因作用是微小的　　C. 彼此之间有累加作用
    D. 是 2 对或 2 对以上　　E. 相对基因之间是显隐性关系

22. 小明是一名高血压患者,那么以下选项中患高血压风险最低的是(　　)。
    A. 小明同卵双生的弟弟　　B. 小明的儿子　　C. 小明的侄子
    D. 小明的表兄弟　　E. 小明的外甥女
23. 以下属于质量性状的是(　　)。
    A. 苯硫脲尝味能力　　B. 血压的高低　　C. 智力的高低
    D. 肤色的深浅　　E. 体重
24. 对某多基因遗传病的调查表明,在50对一卵双生中,共同发病的有30对;在40对异卵双生中,共同发病的有10对,那么该病的遗传率约为(　　)。
    A. 47%　　B. 65%　　C. 78%
    D. 85%　　E. 50%
25. 以下是线粒体疾病的是(　　)。
    A. 糖尿病　　B. 肿瘤　　C. Leber 遗传性视神经病
    D. 猫叫综合征　　E. Edward 综合征
26. 常染色质是指间期细胞核中(　　)。
    A. 螺旋化程度高,有转录活性的染色质
    B. 螺旋化程度低,有转录活性的染色质
    C. 螺旋化程度低,无转录活性的染色质
    D. 螺旋化程度高,无转录活性的染色质
    E. 螺旋化程度低,很少有转录活性的染色质
27. 关于线粒体基因组描述正确的是(　　)。
    A. 全长 16569kb　　B. 与组蛋白结合
    C. 为开环双链 DNA　　D. 根据转录产物的不同分为重链和轻链
    E. 有多个启动子和内含子
28. 在线粒体疾病的遗传中,对于 OXPHOS 缺陷阈值最低的是(　　)。
    A. 肝脏　　B. 心脏　　C. 中枢神经系统
    D. 骨骼肌　　E. 肾脏
29. 对某地区的一项调查,108名软骨发育不全侏儒育有27个孩子,患者的457名正常同胞育有582个孩子,那么软骨发育不全症的适合度为(　　)。
    A. 0　　B. 0.1　　C. 0.2
    D. 0.4　　E. 0.5
30. 小明的家族有遗传性的白化病(AR),如果小明与他的姑表妹结婚则近婚系数为(　　)。
    A. 1/2　　B. 1/4　　C. 1/8
    D. 1/16　　E. 1/32
31. 假设黑尿病(AR)的群体发病率是1:2500,那群体中携带者频率为(　　)。
    A. 1/10　　B. 1/25　　C. 1/50
    D. 1/100　　E. 1/200
32. 某个群体中 M 血型(MM)的人有500个,MN 血型(MN)的人有250个,N 血型(NN)的人有50个,那么这个群体中 M 基因的频率是(　　)。
    A. 0.45　　B. 0.63　　C. 0.78
    D. 0.89　　E. 0.87
33. 基因频率在小群体中的随机增减现象称为(　　)。
    A. 基因的迁移　　B. 突变负荷　　C. 分离负荷
    D. 遗传漂变　　E. 基因流

34. 非洲流行恶性疟疾的地区，带有镰状细胞突变基因的人（Aa）很多，频率也很稳定，对此现象的合理解释是（　　）。
   A. 杂合子不易感染疟疾，显性纯合子易感染疟疾
   B. 杂合子易感染疟疾，显性纯合子也易感染疟疾
   C. 杂合子不易感染疟疾，显性纯合子也不易感染疟疾
   D. 杂合子易感染疟疾，显性纯合子也不易感染疟疾
   E. 基因型与疟疾感染无关

35. 核型为48，XXXY的个体，其X、Y染色质的数目为（　　）。
   A. X染色质1　Y染色质1
   B. X染色质2　Y染色质1
   C. X染色质3　Y染色质1
   D. X染色质1　Y染色质0
   E. X染色质2　Y染色质0

36. 人类染色体分组中属于近端染色体的两组是（　　）。
   A. A组和C组
   B. C组和G组
   C. D组和E组
   D. D组和G组
   E. F组和G组

37. 关于X染色体失活描述不正确的是（　　）。
   A. X染色体上的所有基因都将被失活
   B. 失活是永久的和克隆式繁殖的
   C. 失活发生在胚胎发育的早期
   D. 只有一条X染色体有活性
   E. 一般情况下，失活在父本和母本来源X染色体之间的选择是随机的

38. 14q21.32中的3指的是（　　）。
   A. 染色体序号
   B. 区的序号
   C. 带的序号
   D. 亚带的序号
   E. 次亚带的序号

39. N显带用于观察染色体的（　　）。
   A. 端粒
   B. 着丝粒
   C. NOR区
   D. 全部区域
   E. 次缢痕区

40. 四倍体的形成原因可能是（　　）。
   A. 双雌受精
   B. 双雄受精
   C. 核内复制
   D. 不等交换
   E. 染色体不分离

41. 近端着丝粒染色体之间通过着丝粒融合而形成的易位称为（　　）。
   A. 单方易位
   B. 串联易位
   C. 罗伯逊易位
   D. 复杂易位
   E. 不平衡易位

42. 46，XY，t（4；6）（q35；q21）表示（　　）。
   A. 女性细胞内发生了染色体的插入
   B. 男性细胞内发生了染色体的易位
   C. 男性细胞带有等臂染色体
   D. 女性细胞内带有易位型的畸变染色体
   E. 男性细胞含有缺失型的畸变染色体

43. 核型为46，XX，inv（1）（p22q34）的个体在减数分裂过程中会形成（　　）。
   A. 四分体
   B. 四射体
   C. 倒位环
   D. 易位圈
   E. 染色体桥

44. 以下染色体畸变不能稳定遗传的是（　　）。
   A. 缺失
   B. 倒位
   C. 等臂染色体

D. 双着丝粒染色体　　　　　E. 重复

45. 发生在减数分裂 I 期的染色体不分离，形成的配子的结果可能是（　　）。
    A. 1/2 单体；1/2 三体　　　　　　　　B. 1/4 单体；1/4 三体；1/2 正常
    C. 含 2 个核型的嵌合体　　　　　　　　D. 含 3 个核型的嵌合体
    E. 1/2 正常；1/2 三体

46. 5 岁女孩，门诊诊断为 Down 综合征，核型分析为 46，XX，t(14q21q)，那么最可能属于下列（　　）染色体畸变所致。
    A. 环状染色体　　　　B. 染色体缺失　　　　C. 染色体易位
    D. 染色体倒位　　　　E. 等臂染色体

47. 小明是某种常染色体显性遗传病的患者，这种疾病的外显率为 50%。小明基因型为 Aa，如果他与一个表型正常的女性婚配，其后代的再发风险约为（　　）。
    A. 50%　　　　　　　B. 40%　　　　　　　C. 35%
    D. 25%　　　　　　　E. 10%

48. 羊膜穿刺技术的最佳时间为（　　）。
    A. 孕 10~11 周　　　　B. 孕 15~17 周　　　　C. 孕 18~20 周
    D. 孕 20~24 周　　　　E. 孕 28~32 周

49. 以下产前诊断方法中不能取样进行生化检测的是（　　）。
    A. 羊膜囊穿刺　　　　B. 绒毛膜活检　　　　C. 脐带穿刺
    D. B 超　　　　　　　E. 胎儿镜检查

50. 细胞遗传学检查不包括（　　）。
    A. 基因诊断　　　　　B. 高分辨显带染色体　　C. 核型分析
    D. 性染色质检查　　　E. 染色体荧光原位杂交

51. 原发性损害是指（　　）。
    A. 突变改变了蛋白质的一级结构，使其失去正常功能
    B. 突变改变了糖原的结构，使糖原利用障碍
    C. 突变改变了脂肪的分子结构，使脂肪动员受阻
    D. 突变改变了核酸的分子结构，使其不能传给下一代
    E. 突变主要使蛋白质的亚基不能聚合

52. 由于基因突变导致酶缺陷，使代谢物堆积所引起的疾病是（　　）。
    A. 白化病　　　　　　B. 半乳糖血症　　　　C. 血友病
    D. DMD　　　　　　　E. Wilson 病

53. 白化病 I 型患者体内缺乏（　　）。
    A. 葡萄糖-6-磷酸脱氢酶　　B. 苯丙氨酸羟化酶　　C. 半乳糖激酶
    D. 酪氨酸酶　　　　　　　E. 葡萄糖-6-磷酸酶

54. DiGeorge 综合征属于（　　）。
    A. B 细胞缺陷病　　　B. T 细胞缺陷病　　　C. 补体缺陷病
    D. 联合免疫缺陷病　　E. 吞噬细胞缺陷病

55. 最常见的选择性 Ig 缺陷是（　　）。
    A. 选择性 IgG 缺陷　　B. 选择性 IgM 缺陷　　C. 选择性 IgA 缺陷
    D. 选择性 IgE 缺陷　　E. 选择性 IgD 缺陷

56. 血清中免疫球蛋白的含量缺乏需考虑哪种疾病（　　）。
    A. 自身免疫病　　　　B. 免疫缺陷病　　　　C. 轻链病
    D. 重链病　　　　　　E. 甲状腺功能亢进症（Graves 病）

57. 可用于出生缺陷的诊断包括（   ）。
    A. 羊膜囊穿刺　　　　　B. 绒毛膜活检　　　　　C. 胎儿镜检查
    D. 脐带穿刺术　　　　　E. 以上方法皆可
58. 弓形虫感染主要引起（   ）的疾患。
    A. 心脏　　　　　　　　B. 神经管　　　　　　　C. 眼
    D. 四肢　　　　　　　　E. 肾脏
59. 导致肿瘤细胞染色体数目异常的主要原因是（   ）。
    A. 减数分裂中的染色体不分离　　　　　B. 减数分裂中的染色体丢失
    C. 有丝分裂中的染色体不分离　　　　　D. 有丝分裂中的染色体丢失
    E. 以上都不是
60. 费城染色体是（   ）的特异性标记染色体。
    A. 急性淋巴细胞白血病　B. 急性髓细胞白血病　　C. 慢性淋巴细胞白血病
    D. 慢性髓细胞白血病　　E. Burkitt 淋巴瘤

二、**B型选择题**（配伍选择题，以下题目共用备选答案，根据题意选出最合适的备选答案，每题只有一个备选答案，备选答案不可重复选用。共12题，每小题1分，共12分）

1~3题
    A. 错义突变　　　　　　B. 无义突变　　　　　　C. 终止密码突变
    D. 移码突变　　　　　　E. 同义突变
1. 由于突变使密码子形成终止密码，此突变为（   ）。
2. 不改变氨基酸编码的基因突变为（   ）。
3. 因为碱基的替换使DNA分子中某一终止密码变成了具有氨基酸编码功能的遗传密码子（   ）。

4~7题
    A. Turner 综合征　　　　B. Klinefelter 综合征　　C. 超雌综合征
    D. 超雄综合征　　　　　E. Patau 综合征
4. 间期细胞内会出现两个或以上X染色质的是（   ）。
5. 临床表现为男性但性情体态均呈女性化趋势的是（   ）。
6. 临床典型特征为女性，身材矮小，具有蹼颈的疾病是（   ）。
7. 不属于性染色体数目异常疾病的是（   ）。

8~10题
    A. 单倍体　　　　　　　B. 三倍体　　　　　　　C. 单体型
    D. 三体型　　　　　　　E. 嵌合体
8. 如果染色体的数目在二倍体的基础上减少一条则形成（   ）。
9. 一个个体中含有不同染色体数目的三个细胞系，这种情况称为（   ）。
10. 如果在某体细胞中染色体的数目在二倍体的基础上增加一组可形成（   ）。

11~12题
    A. 单基因病　　　　　　B. 多基因疾病　　　　　C. 染色体病
    D. 线粒体遗传病　　　　E. 体细胞遗传病
11. 最常见、最多发的遗传病是（   ）。
12. 具有母系遗传特点的遗传性疾病是（   ）。

三、**C型选择题**（案例选择题，仔细阅读下述的案例，并根据问题选出最合适的选项。共8题，每小题1分，共8分）

案例一：1~4
    小明出生不久被确诊为患有某遗传性疾病。该病临床表现主要为，智力低下、精神神经症状、湿疹、皮肤抓痕征及色素脱失、毛发发黄和体液有鼠气味等、脑电图异常。但是，因为小明发现得早，经过积极的治疗，并没有出现上述的临床表现。

1. 从上述的临床表现，小明可能患有的遗传性疾病是什么（　　）。
   A. 白化病　　　　　　B. Down 综合征　　　　C. 苯丙酮尿症
   D. 外胚层发育不全　　E. 半乳糖血症

2. 假设该病的遗传方式是常染色体隐性遗传（AR），问小明如果与他的侄女小红结婚，他们生出患儿的风险是多大（　　）。
   A. 1/4　　　　　　　B. 1/12　　　　　　　C. 1/36
   D. 1/6　　　　　　　E. 1/64

3. 已知小明所患疾病的致病基因在群体中的频率为 1/200，那么小明与随机正常人婚配，其后代的再发风险是多少（　　）。
   A. 1/100　　　　　　B. 1/200　　　　　　C. 1/300
   D. 1/400　　　　　　E. 1/800

4. 假如此类患者的治疗是通过控制底物的摄入来达到治疗的目的，问此类疗法是遵循遗传病治疗当中的什么原则（　　）。
   A. 禁其所忌　　　　　B. 补其所缺　　　　　C. 去其所余
   D. 酶疗法　　　　　　E. 以上都不是

案例二：5~8
小红因为其姐姐是 21 三体患者，因此在婚前进行了遗传学检查。核型分析的结果显示小红的核型为 45，XX，-14，-21，+t(14q21q)。问：

5. 下列症状中，小红的姐姐不太可能出现（　　）。
   A. 智力低下　　　　　B. 通贯手　　　　　　C. 特殊面容
   D. atd 角减小　　　　E. 趾间距宽

6. 小红姐姐最可能的核型是（　　）。
   A. 47，XX，+21　　　　　　　　　　　　B. 46，XX/47，XX，+21
   C. 45，XX，-14，-21，+t(14q21q)　　　D. 46，XX，-14，+t(14q21q)
   E. 46，XX，-21，+t(14q21q)

7. 小红如果和核型正常男性婚配的话，则其后代患 Down 综合征的风险理论上是多少（　　）。
   A. 100%　　　　　　B. 1/4　　　　　　　C. 1/3
   D. 0　　　　　　　　E. 1/6

8. 小红怀孕 18 周时，医生开了生化检查，以进行 Down 综合征的三联筛查，这种筛查的对象包括（　　）。
   A. AFP（甲胎蛋白）、UE3（游离雌三醇）、过氧化物歧化酶（SOD-1）
   B. UE3（游离雌三醇）、AFP（甲胎蛋白）、HCG（促绒毛膜性腺激素）
   C. HCG（促绒毛膜性腺激素）、过氧化物歧化酶（SOD-1）、碱性磷酸酶
   D. UE3（游离雌三醇）、过氧化物歧化酶（SOD-1）、碱性磷酸酶
   E. AFP（甲胎蛋白）、HCG（促绒毛膜性腺激素）、碱性磷酸酶

四、填空题（本大题共 7 小题，12 空，每空 1 分，共 12 分）

1. 染色体异常携带者主要分为＿＿＿＿和＿＿＿＿两大类。
2. 20 万个出生人口有 42 人患并指，且患者均为杂合子，其中两名患者的父母同为并指患者，则并指致病基因的突变率为＿＿＿＿。
3. 群体中复等位基因的存在主要是由于基因突变的＿＿＿＿和＿＿＿＿特性形成的。
4. 当适合度为＿＿＿＿时，表示遗传性致死，即无生育力，当适合度为＿＿＿＿时，则生育力

正常。

5. 多基因遗传病的再发风险与家庭中_____以及_____呈正相关。
6. 遗传率越高的疾病，单卵双生的患病一致率与双卵双生的患病一致率差别越_____。
7. 遗传病的药物治疗原则是_____和_____。

五、问答题（本大题共 2 小题，每小题 4 分，共 8 分）

1. 请简述线粒体基因组突变率高的原因。
2. 一对夫妇听力正常，生育 1 个先天聋哑的孩子；另一对夫妇皆为先天聋哑，他们所生 3 个孩子都正常。请根据你所学的遗传学知识，解释为何出现两种遗传现象？（不考虑环境因素造成的影响，如药物或病毒感染等）

模拟试卷（一）参考答案

一、A 型选择题

1. D 2. B 3. D 4. D 5. E 6. E 7. D 8. A
9. E 10. C 11. C 12. B 13. B 14. B 15. C
16. C 17. A 18. E 19. B 20. E 21. E 22. D
23. A 24. A 25. C 26. B 27. D 28. E 29. C
30. D 31. B 32. C 33. D 34. A 35. B 36. D
37. A 38. D 39. C 40. C 41. C 42. B 43. C
44. D 45. A 46. C 47. D 48. B 49. D 50. A
51. A 52. B 53. D 54. B 55. C 56. B 57. E
58. C 59. C 60. D

二、B 型选择题

1. B 2. E 3. C 4. C 5. B 6. A 7. E 8. C
9. E 10. B 11. B 12. D

三、C 型选择题

1. C 2. D 3. B 4. A 5. D 6. D 7. C 8. B

四、填空题

1. 倒位 易位（位置可以互换）
2. 1/10000
3. 多向性 重复性（位置可以互换）
4. 0 1（位置不可以互换）
5. 患者人数 病情严重程度（位置可以互换）
6. 大
7. 补其所缺 去其所余（位置可以互换）

五、问答题

1. 答：① mtDNA 中基因排列紧凑，任何 mtDNA 的突变都可能会影响到其基因组内的某一重要功能区域。（1 分）

② mtDNA 是裸露的分子，不与组蛋白结合，缺乏组蛋白的保护。（1 分）

③ mtDNA 位于线粒体内膜附近，直接暴露于呼吸链代谢产生的超氧粒子和电子传递产生的羟自由基中，极易受氧化损伤。（1 分）

④ mtDNA 复制频率极高，复制时不对称。（1 分）

⑤ 缺乏有效的 DNA 损伤修复能力。（4 分，答到任意四点均给分）

2. 答：先天聋哑的遗传方式主要是常染色体隐性遗传（AR），所以第一对夫妇听力正常，但他们都是致病基因的携带者（Aa），所以生育了一个先天聋哑的孩子（aa）（2 分）。但是，先天聋哑也是遗传异质性较高的一种疾病，如果一对夫妇是由不同的致病基因所引起的聋哑 aaBB×AAbb，则所生的每个孩子都有可能正常。（2 分）

（宋涛）

模拟试卷（二）

一、A型选择题（最佳选择题，请从以下5个备选答案中，选出一个你认为最合适的选项。共60小题，每小题1分，共60分）

1. 不是医学遗传学研究技术和方法是哪一项（　　）。
   A. 系谱分析　　　　B. 群体筛选　　　　C. 家系调查
   D. 血型鉴定　　　　E. 核型分析

2. 遗传病最基本的特征是（　　）。
   A. 先天性　　　　　B. 家族性　　　　　C. 遗传物质改变
   D. 罕见性　　　　　E. 不治之症

3. 以下疾病中完全由遗传因素决定的是（　　）。
   A. 哮喘　　　　　　B. 苯丙酮尿症　　　C. 精神分裂症
   D. 烧伤　　　　　　E. 消化性溃疡

4. 一段正常的氨基酸序列 Glu-Cys-Met-Phe-Trp-Asp 代表了蛋白质的一部分，如果碱基发生了突变，编码氨基酸序列仍为 Glu-Cys-Met-Phe-Trp-Asp，那么此突变为（　　）。
   A. 同义突变　　　　B. 错义突变　　　　C. 无义突变
   D. 移码突变　　　　E. 终止密码突变

5. 含有嘧啶二聚体的DNA仍可进行复制，当复制到损伤部位时，DNA子链中与损伤部位相对应的部位出现缺口，然后通过以下哪种方式进行修复（　　）。
   A. 慢修复　　　　　B. 光修复　　　　　C. 切除修复
   D. SOS修复　　　　E. 重组修复

6. 紫外线照射容易诱导双链间形成的二聚体是（　　）。
   A. A-A　　　　　　B. T-T　　　　　　C. C-C
   D. G-G　　　　　　E. U-U

7. 三核苷酸重复扩增病不包括（　　）。
   A. Huntingdon舞蹈病　　B. 脆性X染色体综合征　　C. 囊性纤维变性
   D. 脊髓小脑共济失调　　E. 强直性肌营养不良

8. 父母都是B血型，生育了一个O血型的女孩，他们再生育的孩子可能的血型及概率（　　）。
   A. 全为B型　　　　　B. 全为O型　　　　　C. O型占3/4
   D. O型1/4、B型3/4　　E. B型和O型各占1/2

9. 对于X连锁隐性遗传，下列哪项说法不对（　　）。
   A. 男患者多于女患者　　　　　　　　B. 女儿有病父亲必定有病
   C. 有交叉遗传　　　　　　　　　　　D. 双亲无病，女儿一定不会发病
   E. 双亲无病，儿子一定不会发病

10. 两个聋哑人有时所生子女为正常的个体，这是一种（　　）的表现。
    A. 遗传印记　　　　B. 遗传异质性　　　C. 早现遗传
    D. DNA甲基化　　　E. 延迟显性遗传

11. 遗传性舞蹈病是一种延迟显性遗传病，一个男人的母亲（40岁）患此病，他未发病，按分离律计算，其与正常女性婚配后所生子女的发病风险是（　　）。
    A. 1/2　　　　　　B. 1/4　　　　　　C. 1/8
    D. 1/16　　　　　 E. 0

12. 引起不规则显性的原因为（　　）。

A. 性别   B. 外显率   C. 表现度
D. 外显率和表现度   E. 性别和外显率

13. 属于不规则显性的遗传病为（　　）。
    A. 软骨发育不全   B. 短指症   C. 多指症
    D. Huntington 舞蹈病   E. 早秃

14. 父亲并指患者（AD），母亲表型正常，婚后生了一个白化病（AR）孩子，这对夫妇再生这两种病都不患的孩子的可能性（　　）。
    A. 1/2   B. 3/4   C. 1/8
    D. 3/8   E. 1/4

15. 已知某伴 X 隐性遗传病的男性发病率为 1/20，请问女性携带者的频率为（　　）。
    A. 4.25%   B. 9.5%   C. 19%
    D. 0.25%   E. 50%

16. 某常染色体隐性遗传病在人群中携带者的频率是 1/50，请问同胞兄妹婚配生出患儿的概率是（　　）。
    A. 1/200   B. 1/400   C. 1/800
    D. 1/10000   E. 1/300

17. 王先生是一个视网膜母细胞瘤（AD）患者，如果该病外显率为 90%，问王先生与一表型正常女性结婚，后代患该病的概率约为（　　）。
    A. 50%   B. 45%   C. 75%
    D. 1   E. 10%

18. X 连锁显性遗传病女性患者的病情往往较男性患者更轻，这是因为（　　）。
    A. 男性是半合子
    B. 女性携带了两个致病基因
    C. 女性患者多为杂合子，且存在 X 染色体失活
    D. 男性个体中致病基因表达量更高
    E. 发病的阈值存在性别差异

19. 在调查一群体多趾症中，推测具有该致病基因的个数为 25，实际具有该表型的为 20，则下列说法不正确的是（　　）。
    A. 外显率是 80%   B. 表现度较低   C. 辅以 X 线检查则外显率有所增加
    D. 该现象称为外显不全   E. 是不规则显性遗传

20. 关于遗传率的描述不正确的是（　　）。
    A. 针对特定人群，不适用于其他人群   B. 是群体统计量，不适用于个体
    C. 适用于遗传异质性疾病   D. 有多种计算方法
    E. 不适用于有主基因效应的疾病

21. 小明和他的妹妹小红都是先天性幽门狭窄患者，已知先天性幽门狭窄群体中男性发病率为 0.5%，女性发病率为 0.1%，那么后代发病风险最高的是（　　）。
    A. 小明的儿子   B. 小明的女儿   C. 小红的儿子
    D. 小红的女儿   E. 同胞兄妹，子女风险无差别

22. 已知某地区高血压的群体发病率是 0.25%，遗传率为 75%，则患者一级亲属发病率为（　　）。
    A. 10%   B. 5%   C. 1%
    D. 0.5%   E. 50%

23. 以下唇裂患者同胞发病风险最高的是（　　）。
    A. 单侧唇裂患者   B. 双侧唇裂患者   C. 单侧唇裂＋腭裂患者

D. 双侧唇裂+腭裂患者　　　E. 同一疾病，再发风险无差别

24. 线粒体基因组中的 D-环区不包括（　　）。
    A. 重链复制起点　　　B. 重链启动子　　　C. 轻链启动子
    D. 四个保守序列　　　E. 轻链复制起点

25. 发病机制不涉及线粒体基因突变的疾病是（　　）。
    A. 帕金森病　　　B. 老年痴呆　　　C. 糖尿病
    D. 镰状细胞贫血症　　　E. Leber 视神经病

26. 线粒体 DNA 转录的特点不包括（　　）。
    A. 两条链均有编码功能
    B. 转录的产物是多顺反子
    C. 成熟的 mRNA 有 5′帽结构和 3′polyA 尾巴
    D. 所使用的遗传密码与核 DNA 不完全相同
    E. 线粒体中的 tRNA 兼用性较强

27. Leber 视神经病是（　　）。
    A. 单基因病　　　B. 多基因病　　　C. 染色体病
    D. 线粒体病　　　E. 体细胞病

28. 对苯硫脲的尝味缺陷个体在欧洲、西亚人群占 36%，在宁夏回族中占 20%，在汉族中占 9%，这一现象体现了（　　）对遗传平衡的影响。
    A. 自然选择　　　B. 突变　　　C. 遗传漂变
    D. 群体数量　　　E. 基因流

29. 216 名软骨发育不全侏儒育有 54 个孩子，患者的 914 名正常同胞育有 1164 个孩子，此病的适合度为（　　）。
    A. 0　　　B. 0.2　　　C. 0.4
    D. 0.8　　　E. 1

30. 下列群体，哪一个是遗传平衡群体（　　）。
    A. AA60%　Aa40%　aa0%　　　B. AA49%　Aa15%　aa36%
    C. AA16%　Aa48%　aa36%　　　D. AA25%　Aa25%　aa50%
    E. AA50%　Aa25%　aa25%

31. 正常男性的间期体细胞应存在（　　）。
    A. 一个 Y 染色质　　　B. 二个 Y 染色质　　　C. X、Y 染色质各一个
    D. 一个 X 染色质　　　E. X、Y 染色质均无

32. 下列哪种情况不属于染色体的多态性（　　）。
    A. 大 Y 和小 Y　　　B. 5 号染色体短臂的长短
    C. D 组的染色体随体的有无　　　D. 9 号染色体的次缢痕的长短
    E. G 组的染色体随体的缺失

33. T 显带用于观察染色体的（　　）。
    A. 端粒　　　B. 着丝粒　　　C. NOR 区
    D. 次缢痕　　　E. 全部区域

34. 双雄受精可能形成的核型为（　　）。
    A. 69，XXY　　　B. 69，XYY　　　C. 69，YYY
    D. A 和 B　　　E. B 和 C

35. 嵌合体形成的原因可能是（　　）。
    A. 卵裂过程中发生了同源染色体的错误配对

B. 卵裂过程中发生了联会的同源染色体不分离

C. 生殖细胞形成过程中发生了染色体的丢失

D. 生殖细胞形成过程中发生了染色体的不分离

E. 卵裂过程中发生了染色体丢失

36. 核型46，X，i（X）（pter->cen->pter）代表的是（　　）。
    A. X染色体的环状染色体　　　　　　　　　　B. X染色体长臂的等臂染色体
    C. X染色体短臂的等臂染色体　　　　　　　　D. X染色体的双着丝粒染色体
    E. X染色体的臂间倒位

37. 以下染色体畸变涉及两条染色体的是（　　）。
    A. 缺失　　　　　　　B. 倒位　　　　　　　C. 环状染色体
    D. 等臂染色体　　　　E. 易位

38. 染色体数目异常形成的可能原因是（　　）。
    A. 染色体断裂和倒位　　　　　　　　　　　　B. 染色体断裂和丢失
    C. 染色体复制和着丝粒不分离　　　　　　　　D. 染色体不分离和丢失
    E. 染色体断裂和重排

39. 染色体异常综合征的特征不包括（　　）。
    A. 先天性多发畸形　　　B. 特殊面容　　　　　C. 特殊皮肤纹理
    D. 有明显的家族史　　　E. 某些染色体畸变的携带者表型正常

40. 以下核型个体临床表现不为Turner综合征的是（　　）。
    A. 45，X　　　　　　　B. 45，X/46，XX　　　C. 45，X，i（Xq）
    D. 48，XXXX　　　　　E. 46，XXp-

41. 核型为45，XX，t（14q；21q）的个体其生下Down综合征患者后代理论上的概率是（　　）。
    A. 0　　　　　　　　　B. 1/2　　　　　　　　C. 1/4
    D. 1/8　　　　　　　　E. 1/3

42. 一妇女发生习惯性流产，细胞遗传学检查发现其9号染色体短臂2区1带和长臂3区1带之间的片段发生倒位，该妇女的核型正确表示方法为（　　）。
    A. 46，XX，del（9）（p21q31）　　　　　　　B. 46，XX，rcp（9）（p21q31）
    C. 46，XX，inv（9）（p21q31）　　　　　　　D. 46，XX，rea（9）(p21q31)
    E. 46，XX，dic（9）（p21q31）

43. 以下不属于染色体数目异常疾病的是（　　）。
    A. Edward综合征　　　B. 超雌综合征　　　　C. Turner综合征
    D. 猫叫综合征　　　　E. Klinfelter综合征

44. 下列那些疾病应该进行染色体检查（　　）。
    A. Down综合征　　　　B. 苯丙酮尿症　　　　C. 白化病
    D. 地中海贫血　　　　E. 糖尿病

45. 有创产前诊断不包括（　　）。
    A. B超　　　　　　　　B. 羊膜穿刺法　　　　C. 绒毛取样法
    D. 脐带穿刺术　　　　E. 胎儿镜检查

46. 基因诊断的优点不包括（　　）。
    A. 特异性好　　　　　B. 灵敏度高　　　　　C. 晚期检测
    D. 检测样品获得便利　E. 应用广泛

47. 从怀孕期开始每天摄入足量的（　　）能够有效地预防神经管缺陷。
    A. 叶酸　　　　　　　B. 视黄酸　　　　　　C. 氨基酸

D. 丙酮酸　　　　　　　　　　E. 维生素

48. 以下产前诊断方法中不能取样进行生化检测的是（　　）。
   A. 羊膜囊穿刺　　　　B. 绒毛膜活检　　　　C. 脐带穿刺
   D. B超　　　　　　　E. 胎儿镜

49. 遗传咨询的主要步骤为（　　）。
   A. 准确诊断　　　　　B. 确定遗传方式　　　C. 对再发风险的估计
   D. 提出对策和措施　　E. 以上都是

50. 不属于遗传咨询范围的种类是（　　）。
   A. 婚前咨询　　　　　B. 孕期咨询　　　　　C. 有心理障碍的咨询
   D. 产前咨询　　　　　E. 一般咨询

51. 下列有关基因突变与染色体畸变所引起的分子细胞生物学效应不正确的是（　　）。
   A. 基因突变改变了该基因所编码的多肽链的数量和质量
   B. 染色体畸变改变了相应基因所编码的多肽链的数量和质量
   C. 基因突变和染色体畸变所引发的分子细胞生物学效应是完全相同的
   D. 基因突变所引发的分子细胞生物学效应涉及面小
   E. 染色体畸变所引发的分子细胞生物学效应涉及面大

52. 下列有关苯丙酮尿症的描述不符合的是（　　）。
   A. 患者智力低下　　　　　　　　　　B. 患者毛发和肤色较浅
   C. 患者尿液有特殊臭味　　　　　　　D. 患者尿液含大量的苯丙氨酸
   E. 患者汗液也有特殊臭味

53. 白化病的发病机制是酪氨酸缺乏导致（　　）。
   A. 代谢底物堆积　　　B. 代谢旁路产物堆积　C. 代谢中间产物堆积
   D. 代谢终产物缺乏　　E. 代谢终产物堆积

54. 免疫缺陷病按发病原因机制可分为（　　）。
   A. T细胞缺陷、B细胞缺陷　　　　　　B. 补体缺陷、吞噬细胞缺陷
   C. 联合免疫缺陷、补体固有成分缺陷　　D. 原发性免疫缺陷、继发性免疫缺陷
   E. 白细胞黏附缺陷、慢性肉芽肿病

55. 以下哪类疾病是由于 TAP 基因突变引起的（　　）。
   A. MHC-Ⅰ类分子缺陷病　B. MHC-Ⅱ类分子缺陷病　C. ZAP-70 缺陷病
   D. 白细胞黏附缺陷病　　E. 选择性 IgA 缺陷病

56. 孕妇叶酸缺乏最易导致（　　）。
   A. 先天性心脏病　　　B. 唇腭裂　　　　　　C. 神经管畸形
   D. 牙釉缺损　　　　　E. 畸形足

57. 以下属于关联征典型代表的是（　　）。
   A. Potter 序列征　　　B. 房间隔缺损　　　　C. 骨骼发育异常
   D. VATER 关联征　　　E. van der Woude 综合征Ⅰ

58. 致病基因为 NF 1 基因的遗传性肿瘤是（　　）。
   A. 家族性结肠息肉　　B. Ⅰ型神经纤维瘤　　C. 神经母细胞瘤
   D. Wilms 瘤　　　　　E. 恶性黑色素瘤

59. 能够体现肿瘤细胞遗传学基础的是（　　）。
   A. NER 相关不稳定性　B. 点突变不稳定性　　C. 微卫星不稳定性
   D. DNA 序列不稳定性　E. 染色体不稳定性

60. 遗传性乳腺癌综合征的主要易感基因是（　　）。

A. BRCA 1　　　　　　B. BRCA 2　　　　　　C. RB
D. BRCA 1 和 BRCA 2　　E. BRCA 1 和 RB

二、**B 型选择题**（配伍选择题，以下题目共用备选答案，根据题意选出最合适的备选答案，每题只有一个备选答案，备选答案不可重复选用。共 12 题，每小题 1 分，共 12 分）

1~3 题
A. 常染色体显性遗传（AD）　　　　B. 常染色体隐性遗传（AR）
C. X 连锁显性遗传（XD）　　　　　 D. X 连锁隐性遗传（XR）
E. Y 连锁遗传

1. 近亲婚配会明显增加后代发病风险的是（　　）。
2. 女性发病率约为男性 2 倍的遗传病有（　　）。
3. 男性患者多于女性，由于交叉遗传，患者的舅舅、外公也可能患病的是（　　）。

4~6 题
A. 阈值低　　　　　B. 群体易患性平均值高　　　　C. 再发风险高
D. 群体发病率低　　E. 遗传度高

4. 群体易患性平均值与阈值相距较远，则（　　）。
5. 在多基因遗传病中，发病率高的性别，（　　）。
6. 某种多基因遗传病男性发病率高于女性发病率，女性患者生育的后代（　　）。

7~9 题
A. 基因修正　　　B. 基因转移　　　C. 基因添加
D. 基因替代　　　E. 基因突变

7. 假如在基因治疗时仅仅将正常的 DNA 导入细胞而不替换掉有缺陷的基因，从而使细胞的功能恢复正常，就称其为（　　）。
8. 通过特定的方法如同源重组或靶向突变等对突变的 DNA 进行原位修复，将致病基因的突变碱基序列纠正，而正常部分予以保留，就称其为（　　）。
9. 去除整个变异基因，用有功能的正常基因取代之，使致病基因得到永久地更正的策略称为（　　）。

10~12 题
A. Klinefelter 综合征　　B. Patau 综合征　　　C. Edward 综合征
D. 5P-综合征　　　　　　E. Down 综合征

10. 临床表现为男性但性情体态均呈女性化趋势的是（　　）。
11. "特殊握拳状"表型是（　　）的临床表现之一。
12. 因患儿具特有的猫叫样哭声的疾病是（　　）。

三、**C 型选择题**（案例选择题，仔细阅读下述的案例，并根据问题选出最合适的选项。共 8 题，每小题 1 分，共 8 分）

案例一：1~4 题

脆性 X 染色体综合征的基因突变发生在 X 染色体长臂 q27.3 内的一段重复序列（CGG）n 中。正常个体中重复次数一般在 6~60；而患者中这段序列的重复次数一般超过 60 次可多达数百次。

1. 脆性 X 染色体综合征中基因突变所属于下述哪种类型（　　）。
   A. 点突变　　　　　B. 插入突变　　　C. 缺失突变
   D. 移码突变　　　　E. 动态突变

2. 小明是一名脆性 X 染色体综合征的男性患者，基因检测他体内 Xq27.3（CGG）的重复次数是 200。假设小明与一名完全正常（不携带致病基因）的女性小红结婚，请问其后代患脆性 X 染色体综合征的风险如何（　　）。
A. 0　　　　　　　　　　　　　　　　　B. 1/2
C. 1/4　　　　　　　　　　　　　　　　D. 子：0；女儿：100%携带者
E. 子：100%；女：0

3. 小明与小红婚后育有一女，其女与正常男性婚配生育了一名患脆性X染色体综合征的男孩，如果对这个男孩体内的Xq27.3（CGG）的重复次数进行检测，其结果将如何（　　）。
A. 250　　　　　　B. 150　　　　　　C. 100
D. 0　　　　　　　E. 60

4. 小红的女儿再次怀孕，如果你是遗传医师，你会优先用哪种方法进行产前诊断呢（　　）。
A. B超检查性别　　　　B. CT/X线检查　　　　C. 羊水生化检查
D. 羊水基因诊断　　　　E. 羊水染色质检查

案例二：5~8题
  王女士生下一个21三体综合征患者的女儿，因此进行了相关遗传学检查。核型分析的结果显示王女士的核型为45，XX，-21，-21，+t(21q21q)，其丈夫的核型为46，XY。问：

5. 王女士的女儿不太可能出现的临床症状是（　　）。
A. 智力低下　　　　B. 通贯手　　　　　C. 特殊面容
D. atd角减小　　　E. 趾间距宽

6. 王女士的女儿最可能的核型是（　　）。
A. 47，XX，+21　　　　　　　　　　　B. 46，XX/47，XX，+21
C. 45，XX，-21，-21，+t(21q21q)　　　D. 46，XX，-14，+t(21q21q)
E. 46，XX，-21，+t(21q21q)

7. 王女士如果再次生育，则其后代患21三体综合征的风险理论上是多少（　　）。
A. 100%　　　　　　B. 1/2　　　　　　C. 1/3
D. 0　　　　　　　　E. 1/4

8. 王女士夫妇迫切希望有一个健康的孩子的情况下，可选择的措施是（　　）。
A. 植入前诊断　　　B. 借卵怀胎　　　C. 冒险再次生育
D. 产前诊断　　　　E. 他精受精

四、填空题（本大题共7小题，12空，每空1分，共12分）

1. 血友病A（XR）在某地男性发病率为1/100，那么当地女性携带者的比率是_____。
2. 染色体制备过程中须加入_____以获得大量分裂象细胞。
3. 常染色体隐性遗传病患者的正常同胞中有_____可能为携带者。
4. 非整倍体的形成原因有_____和_____两种。
5. 卵细胞成熟过程中线粒体DNA数量剧减的现象称为_____。
6. 遗传负荷有_____和_____两种负荷组成。
7. 迁居所引起的基因频率大小改变与迁入群和接受群的_____差异和_____有关。
8. 由于DS胎儿的孕妇血清的_____及_____低于平均水平，HCG（绒毛膜促性腺激素）高于平均水平，因此可对孕中期孕妇进行DS胎儿血清标记物筛查，即所谓的"三联筛查"。

五、问答题（本大题共2小题，共8分）

1. 在《红楼梦》第九十七回"林黛玉焚稿断痴情 薛宝钗出闺成大礼"中，薛宝钗代替林黛玉嫁给了贾宝玉，其中薛宝钗是贾宝玉姨妈的女儿，而林黛玉是贾宝玉姑妈贾敏的女儿。请问：
   ① 两种婚配方式（贾宝玉-薛宝钗和贾宝玉-林黛玉）的近婚系数分别是多少？（4分）
   ② 如果你是贾家家长，从遗传学的角度会选择哪一位女子作为贾宝玉的婚配对象？（1分）

2. 请列出三种可以修复紫外线照射引发DNA损伤的方法。（3分）

模拟试卷（二）参考答案

一、A型选择题

1. D 2. C 3. B 4. A 5. E 6. B 7. C 8. D
9. E 10. B 11. B 12. D 13. C 14. D 15. B
16. B 17. B 18. C 19. B 20. C 21. C 22. B
23. D 24. E 25. D 26. C 27. D 28. E 29. B
30. C 31. A 32. B 33. A 34. D 35. E 36. C
37. E 38. D 39. D 40. D 41. E 42. C 43. D
44. A 45. A 46. C 47. A 48. D 49. E 50. C
51. C 52. D 53. C 54. D 55. A 56. C 57. C
58. B 59. E 60. D

二、B型选择题

1. B 2. C 3. D 4. D 5. A 6. C 7. C 8. A
9. D 10. A 11. C 12. D

三、C型选择题

1. E 2. D 3. A 4. D 5. D 6. E 7. A 8. B

四、填空题

1. 1/50（或者 198/10000）

2. 秋水仙素

3. 2/3

4. 染色体不分离 染色体丢失（位置可以互换）

5. 遗传瓶颈效应

6. 突变负荷 分离负荷（位置可以互换）

7. 人群数量 基因频率差异（位置可以互换）

8. 甲胎蛋白 游离雌三醇（位置可以互换）

五、问答题

1. 答：①从常染色体的近婚系数来看，贾宝玉和薛宝钗、林黛玉都是三级亲属，因此亲缘系数相同，近婚系数也相同，均为1/16。（2分）

从X连锁的近婚系数来看，贾宝玉和薛宝钗是姨表兄妹，近婚系数为3/16；贾宝玉和林黛玉是姑表兄妹，近婚系数为0。（2分）

②仅从遗传学角度来看，选林黛玉。（1分）

2. 答：光修复、切除修复、重组修复。（3分）

（宋涛）